全国中医药行业高等教育"十二五"规划教材
全国高等中医药院校规划教材（第九版）

中医耳鼻咽喉科学

（新世纪第三版）

（供中医学、针灸推拿学专业用）

主　编　熊大经（成都中医药大学）
　　　　刘　蓬（广州中医药大学）
副主编　李凡成（湖南中医药大学）
　　　　谢　强（江西中医学院）
　　　　丛　品（浙江中医药大学）
　　　　忻耀杰（上海中医药大学）
　　　　王汉明（湖北中医药大学附属医院）

U0308207

中国中医药出版社
·北　京·

图书在版编目（CIP）数据

中医耳鼻咽喉科学/熊大经，刘蓬主编．—3 版．—北京：中国中医药出版社，2012. 8
（2019.7重印）

全国中医药行业高等教育"十二五"规划教材

ISBN 978 - 7 - 5132 - 0963 - 2

Ⅰ. ①中… Ⅱ. ①熊… ②刘… Ⅲ. ①中医五官科学 - 耳鼻咽喉科学 - 中医药院校 - 教材
Ⅳ. ①R276. 1

中国版本图书馆 CIP 数据核字（2012）第 111750 号

中 国 中 医 药 出 版 社 出 版

北京经济技术开发区科创十三街 31 号院二区 8 号楼

邮政编码　100176

传真　010 64405750

赵县文教彩印厂印刷

各地新华书店经销

*

开本 787×1092　1/16　印张 19.75　彩插 0.375　字数 449 千字

2012 年 8 月第 3 版　2019 年 7 月第 7 次印刷

书　号　ISBN 978 - 7 - 5132 - 0963 - 2

*

定价　55. 00 元

网址　www. cptcm. com

全国中医药行业高等教育"十二五"规划教材
全国高等中医药院校规划教材（第九版）
专家指导委员会

李连达（中国中医科学院研究员　中国工程院院士）

李金田（甘肃中医学院院长　教授）

吴以岭（中国工程院院士）

吴咸中（天津中西医结合医院主任医师　中国工程院院士）

吴勉华（南京中医药大学校长　教授）

肖培根（中国医学科学院研究员　中国工程院院士）

陈可冀（中国中医科学院研究员　中国科学院院士）

陈立典（福建中医药大学校长　教授）

陈明人（江西中医药大学校长　教授）

范永升（浙江中医药大学校长　教授）

欧阳兵（山东中医药大学校长　教授）

周　然（山西中医学院院长　教授）

周永学（陕西中医学院院长　教授）

周仲瑛（南京中医药大学教授　国医大师）

郑玉玲（河南中医学院院长　教授）

胡之璧（上海中医药大学教授　中国工程院院士）

耿　直（新疆医科大学副校长　教授）

徐安龙（北京中医药大学校长　教授）

唐　农（广西中医药大学校长　教授）

梁繁荣（成都中医药大学校长　教授）

程莘农（中国中医科学院研究员　中国工程院院士）

谢建群（上海中医药大学常务副校长　教授）

路志正（中国中医科学院研究员　国医大师）

廖端芳（湖南中医药大学校长　教授）

颜德馨（上海铁路医院主任医师　国医大师）

秘 书 长　王　键（安徽中医药大学校长　教授）

洪　净（国家中医药管理局人事教育司巡视员）

王国辰（国家中医药管理局教材办公室主任
　　　　全国中医药高等教育学会教材建设研究会秘书长
　　　　中国中医药出版社社长）

办 公 室 主 任　周　杰（国家中医药管理局科技司　副司长）

林超岱（国家中医药管理局教材办公室副主任
　　　　中国中医药出版社副社长）

李秀明（中国中医药出版社副社长）

办公室副主任　王淑珍（全国中医药高等教育学会教材建设研究会副秘书长
　　　　中国中医药出版社教材编辑部主任）

全国中医药行业高等教育"十二五"规划教材
全国高等中医药院校规划教材（第九版）

《中医耳鼻咽喉科学》编委会

前　言

　　"全国中医药行业高等教育'十二五'规划教材"（以下简称："十二五"行规教材）是为贯彻落实《国家中长期教育改革和发展规划纲要（2010—2020）》《教育部关于"十二五"普通高等教育本科教材建设的若干意见》和《中医药事业发展"十二五"规划》的精神，依据行业人才培养和需求，以及全国各高等中医药院校教育教学改革新发展，在国家中医药管理局人事教育司的主持下，由国家中医药管理局教材办公室、全国中医药高等教育学会教材建设研究会，采用"政府指导，学会主办，院校联办，出版社协办"的运作机制，在总结历版中医药行业教材的成功经验，特别是新世纪全国高等中医药院校规划教材成功经验的基础上，统一规划、统一设计、全国公开招标、专家委员会严格遴选主编、各院校专家积极参与编写的行业规划教材。鉴于由中医药行业主管部门主持编写的"全国高等中医药院校教材"（六版以前称"统编教材"），进入2000年后，已陆续出版第七版、第八版行规教材，故本套"十二五"行规教材为第九版。

　　本套教材坚持以育人为本，重视发挥教材在人才培养中的基础性作用，充分展现我国中医药教育、医疗、保健、科研、产业、文化等方面取得的新成就，力争成为符合教育规律和中医药人才成长规律，并具有科学性、先进性、适用性的优秀教材。

　　本套教材具有以下主要特色：

　　1. 坚持采用"政府指导，学会主办，院校联办，出版社协办"的运作机制

　　2001年，在规划全国中医药行业高等教育"十五"规划教材时，国家中医药管理局制定了"政府指导，学会主办，院校联办，出版社协办"的运作机制。经过两版教材的实践，证明该运作机制科学、合理、高效，符合新时期教育部关于高等教育教材建设的精神，是适应新形势下高水平中医药人才培养的教材建设机制，能够有效解决中医药事业人才培养日益紧迫的需求。因此，本套教材坚持采用这个运作机制。

　　2. 整体规划，优化结构，强化特色

　　"'十二五'行规教材"，对高等中医药院校3个层次（研究生、七年制、五年制）、多个专业（全覆盖目前各中医药院校所设置专业）的必修课程进行了全面规划。在数量上较"十五"（第七版）、"十一五"（第八版）明显增加，专业门类齐全，能满足各院校教学需求。特别是在"十五""十一五"优秀教材基础上，进一步优化教材结构，强化特色，重点建设主干基础课程、专业核心课程，增加实验实践类教材，推出部分数字化教材。

　　3. 公开招标，专家评议，健全主编遴选制度

　　本套教材坚持公开招标、公平竞争、公正遴选主编的原则。国家中医药管理局教材办公室和全国中医药高等教育学会教材建设研究会，制订了主编遴选评分标准，排除各种可能影响公正的因素。经过专家评审委员会严格评议，遴选出一批教学名师、教学一线资深教师担任主编。实行主编负责制，强化主编在教材中的责任感和使命感，为教材质量提供保证。

　　4. 进一步发挥高等中医药院校在教材建设中的主体作用

　　各高等中医药院校既是教材编写的主体，又是教材的主要使用单位。"'十二五'行规教材"，得到各院校积极支持，教学名师、优秀学科带头人、一线优秀教师积极参加，凡被选中参编的教师都以高涨的热情、高度负责、严肃认真的态度完成了本套教材的编写任务。

5. 继续发挥教材在执业医师和职称考试中的标杆作用

我国实行中医、中西医结合执业医师资格考试认证准入制度，以及全国中医药行业职称考试制度。2004 年，国家中医药管理局组织全国专家，对"十五"（第七版）中医药行业规划教材，进行了严格的审议、评估和论证，认为"十五"行业规划教材，较历版教材的质量都有显著提高，与时俱进，故决定以此作为中医、中西医结合执业医师考试和职称考试的蓝本教材。"十五"（第七版）行规教材、"十一五"（第八版）行规教材，均在 2004 年以后的历年上述考试中发挥了权威标杆作用。"十二五"（第九版）行业规划教材，已经并继续在行业的各种考试中发挥标杆作用。

6. 分批进行，注重质量

为保证教材质量，"十二五"行规教材采取分批启动方式。第一批于 2011 年 4 月，启动了中医学、中药学、针灸推拿学、中西医临床医学、护理学、针刀医学 6 个本科专业 112 种规划教材，于 2012 年陆续出版，已全面进入各院校教学中。2013 年 11 月，启动了第二批"'十二五'行规教材"，包括：研究生教材、中医学专业骨伤方向教材（七年制、五年制共用）、卫生事业管理类专业教材、中西医临床医学专业基础类教材、非计算机专业用计算机教材，共 64 种。

7. 锤炼精品，改革创新

"'十二五'行规教材"着力提高教材质量，锤炼精品，在继承与发扬、传统与现代、理论与实践的结合上体现了中医药教材的特色；学科定位更准确，理论阐述更系统，概念表述更为规范，结构设计更为合理；教材的科学性、继承性、先进性、启发性、教学适应性较前八版有不同程度提高。同时紧密结合学科专业发展和教育教学改革，更新内容，丰富形式，不断完善，将各学科的新知识、新技术、新成果写入教材，形成"十二五"期间反映时代特点、与时俱进的教材体系，确保优质教材进课堂。为提高中医药高等教育教学质量和人才培养质量提供有力保障。同时，"十二五"行规教材还特别注重教材内容在传授知识的同时，传授获取知识和创造知识的方法。

综上所述，"十二五"行规教材由国家中医药管理局宏观指导，全国中医药高等教育学会教材建设研究会倾力主办，全国各高等中医药院校高水平专家联合编写，中国中医药出版社积极协办，整个运作机制协调有序，环环紧扣，为整套教材质量的提高提供了保障，打造"十二五"期间全国高等中医药教育的主流教材，使其成为提高中医药高等教育教学质量和人才培养质量最权威的教材体系。

"十二五"行规教材在继承的基础上进行了改革和创新，但在探索的过程中，难免有不足之处，敬请各教学单位、教学人员及广大学生在使用中发现问题及时提出，以便在重印或再版时予以修正，使教材质量不断提升。

国家中医药管理局教材办公室

全国中医药高等教育学会教材建设研究会

中国中医药出版社

2014 年 12 月

编写说明

作为全国中医药行业高等教育"十二五"规划教材（新世纪第三版）之一，《中医耳鼻咽喉科学》由成都中医药大学、广州中医药大学等23所高等中医药院校集体编写而成。供中医学、针灸推拿专业用。

本教材在普通高等教育"十一五"国家级规划教材的基础上，根据临床及教学实际略有调整。全书共分为总论、各论和附篇三部分。总论包括第一至第六章。第一章对中医耳鼻喉科学的概念及发展简史作了一简要介绍；第二至第六章，分别论述耳鼻咽喉口齿的生理功能及特点、与脏腑经络的关系、病因病机及其辨证要点、常见治法。各论包括第七至第十一章，分别论述耳、鼻、咽喉、口齿科的常见疾病，仍采用概述、病因病机、诊断、辨证及治疗、预防与调护、预后及转归等项讨论。其中，第十一章简要论述中医耳鼻咽喉口齿科的常见肿瘤。将耳鼻咽喉口齿的应用解剖、常用检查法及常用治疗操作均放入附篇。

随着疾病谱的变化，本着突出中医优势病种的原则，本教材在"十一五"国家级规划教材的基础上，略有增删。耳科部分删除大疱性鼓膜炎、耳胀耳闭、耳鸣耳聋、耳带状疱疹，新增耳胀、耳鸣、耳聋、耳带疮等；鼻科部分增加杨梅鼻烂；咽喉科部分删除咽喉损伤，增加喉咳、杨梅喉痹、声疲等。将鼻痰包、鼻菌、咽喉瘤、咽喉菌、鼻咽癌等归入中医耳鼻咽喉口齿科常见肿瘤。本书在总论、附篇的相应章节增加口齿的相关内容，同时在各论里，增加了口疮、口糜、唇风等八个常见口齿疾病。所有疾病的定义均根据最新的中医病名定义规范界定，涵盖病因、病位、临床表现三要素。另外，针对旧版教材中提法有争议或欠妥之处进行了仔细查阅及修正。

本教材在主编的主持下，由编委会成员分工进行编写：总论由熊大经、李凡成、忻耀杰、谢强、王汉明、谢慧负责编写；耳部疾病由刘蓬、何伟平、王仁忠、孙海波、郭树繁、韩梅、李莉负责编写；鼻部疾病由熊大经、谢慧、青淑元、李彦华、常林、周凌、朱镐美负责编写；咽喉部疾病由谢强、丛品、谢慧、周家璇、陈隆晖、何建北、张勉、郑日新、周凌负责编写；口齿部疾病由熊大经、王汉明、谢慧负责编写；耳鼻咽喉口齿科常见肿瘤由李凡成、刘建华负责编写；附篇部分由刘蓬、王汉明负责编写。初稿完成后，又前后召开编委审稿会、定稿会，集中讨论、修改，最后由主编单位统一审定。

在教材编审过程中先后得到广州中医药大学、成都中医药大学、湖北省中医院等单位为编委会提供的良好条件，同时得到各编委所在中医院校领导的大力支持，另外，各位编委的助手或研究生等也曾予以热情帮助，谨在此一并表示感谢。

由于本教材编写时间较仓促，缺点、疏漏之处在所难免，恳请各院校师生在使用过程中提出宝贵意见，以便今后进一步修订、完善。

《中医耳鼻咽喉科学》编委会

2012 年 8 月

目　录

总　论

各　论

附篇　相关知识

总 论

第一章 绪 论

一、中医耳鼻咽喉科学的定义和特点

中医耳鼻咽喉科学是运用中医基本理论和中医思维方法研究人体耳、鼻、咽、喉、口齿的生理、病理及其疾病防治规律的一门临床学科。

中医学认为，人体是一个有机的整体，耳、鼻、咽、喉、口齿虽位居人体头颈部，为外在的独立器官，但其通过经络的沟通与内在的五脏六腑发生着密切的联系。由于耳、鼻、咽、喉、口齿具有孔小洞深的特点，必须借助于专科器械才能观察，这一切决定了中医耳鼻咽喉科学既具有中医学的一般共同特点，又具有自己的专科特点：它以中医整体观念为指导思想，以脏腑经络学说为理论基础，吸取了现代先进的诊疗技术与方法，强调辨病与辨证相结合，局部辨证与整体辨证相结合，内治与外治相结合。因此，学习中医耳鼻咽喉科学，必须具备扎实的中医理论基础，同时，还必须具备中医内科学和外科学等相关学科的知识。

二、中医耳鼻咽喉科学发展简史

中医耳鼻咽喉科学是一门古老而新兴的学科。

夏商时期（约公元前 21 世纪 - 前 1066 年），人们对耳鼻咽喉口齿的生理和疾病已有了初步的认识，如在殷墟甲骨卜辞中就有"疾耳"、"疾言"、"贞旨自疾"（"自"，即鼻之意）、"贞病舌"、"贞病口"等记载。从文字结构及其意义上看，当时已经知道耳听声音、鼻嗅气味的功能，并有耳鼻咽喉口齿病证的初步记录。牙齿的疾病也有记载，如"🦷"字，即表示牙齿上的窟窿，或牙齿被蛀空有洞，类似后世所称的龋病，这应该是世界上关于龋齿的最早记载，较之古代埃及、印度、希腊等国的类似记载至少早数百年至一千年。

西周时期（约公元前 1066 - 前 770 年），人们在长期与疾病作斗争的实践中，进一步认识到疾病与自然环境和气候异常变化的密切关系。如《礼记·月令》记载"季秋行夏令，则其国大水，冬藏殃败，民多鼽嚏"，认为气候的异常变化是鼻鼽发病的重要原因。

春秋战国时期（公元前 770 - 前 221 年），社会的变革促进了经济文化的巨大发展，出现了"诸子蜂起，百家争鸣"的局面。随着医疗活动的不断增多，防病治病的经验逐渐积累，医药有了很大的发展，对于耳鼻咽喉口齿疾病的认识亦逐步深入。如《山海经》中载有元龟、白䳌等多种防治耳病、喉病的药物。《左传·僖公二十四年》提出"耳不听五声之和为聋"，这是关于耳聋的最早定义。1973 年长沙马王堆出土的帛书《五十二病方》是我国现存最早的医籍之一（成书于公元前 6 - 前 4 世纪），其中涉及耳鼻咽喉口齿方面的内容有多处，包括：聋、耳疆（耳郭冻伤）、鼻肌、鼻抉（鼻损伤）、嗌痛等，还涉及有关耳鼻咽喉口齿的生理、病理和医方。

这一时期产生了系统总结先秦时期医学实践经验的巨著《黄帝内经》，它奠定了中医学的理论基础，其中关于耳鼻咽喉口齿方面的论述亦是相当丰富的。它首次提出：五官是五脏的外候，五脏通过经络联系将五官与全身连为一个整体。如《灵枢·五阅五使》指出："鼻者，肺之官也；目者，肝之官也；口唇者，脾之官也；舌者，心之官也；耳者，肾之官也。"《灵枢·脉度》谓："肺气通于鼻，肺和则鼻能知香臭矣；心气通于舌，心和则舌能知五味矣……肾气通于耳，肾和则耳能闻五音矣。"脏腑的病理变化，可循经反映于五官，因此五官的功能活动在一定程度上反映了五脏的生理功能和病理变化，如《灵枢·本神》谓"肺气虚，则鼻塞不利少气"，《素问·气厥论》谓："胆移热于脑，则辛頞鼻渊，鼻渊者，浊涕下不止也"。《内经》中所记载的耳鼻咽喉口齿之病证有多种，并总结了一系列重要的治疗原则和方法，还记载了不少针刺治疗耳鼻咽喉口齿疾病的方法。《灵枢·刺节真邪》谓："刺邪，以手坚按其两鼻窍，而疾偃，其声必应于针也。"这是类似咽鼓管自行吹张法的最早记载。《内经》中的脏腑与官窍相关学说及有关耳鼻咽喉口齿生理病理的论述为后世耳鼻咽喉口齿科学的发展奠定了坚实的理论基础。《难经》在《内经》的基础上，对耳、鼻、咽喉、口齿等部的解剖也作了全面而详细的论述，尤其是对咽喉的解剖作了进一步的补充，如《难经·四十二难》："咽门重十两，广二寸半，至胃长一尺六寸"；"喉咙重十二两，广二寸，长一尺二寸，九节"。

《史记·扁鹊仓公列传》谓："（扁鹊）过雒阳，闻周人爱老人，即为耳目痹医"，因此，约生存于公元前 5 世纪的名医扁鹊可称为世界上最早的五官科医生。

秦汉时期（公元前 221 - 公元 220 年），我国医学进一步向前发展，医学分为九科，其中有口齿科，咽喉科也包括在内。《淮南子·记论训》记载："喉中有病，无害于息，不可凿也。"说明当时已有手术方法治疗喉病，且有严格的适应证和禁忌证。《神农本草经》汇集了汉代以前的药物知识，载药 365 种，其中论及治疗耳鼻咽喉口齿疾病的药物 50 余种，这些药物大多沿用至今。张仲景著《伤寒杂病论》，以六经论伤寒，以脏腑论杂病，创立了包括理、法、方、药在内的辨证论治原则，对耳鼻咽喉口齿科疾病的治疗也有很大的影响。如《伤寒论》对少阴咽痛证进行辨证论治，运用猪肤汤、甘草汤、桔梗汤、苦酒汤、半夏散及汤等不同方药治疗不同的咽喉病，确有成效，成为后人治疗咽喉诸病的常用方法。《金匮要略》最先描述"妇人咽中如有炙脔"一症，即后世所称"梅核气"，所创立的半夏厚朴汤一直沿用至今。又如《金匮要略》中有用皂荚末吹入鼻内及用薤汁灌入鼻内或耳中以抢救危重病患者的方法，可说是吹鼻法、滴鼻法及滴耳法的最早记载。

晋代（公元 317 - 420 年），葛洪所著的《肘后备急方》记载了百虫入耳及气道异物、食道异物之处理方法，例如用韭菜取食道鱼骨等，还提出了用药液（或药末）滴耳治疗耳部疾病。皇甫谧所著之《针灸甲乙经》对于耳鼻咽喉口齿疾病的针灸治疗也有不少记载。这一时期首次有了关于拔牙术的记载。《晋书·温峤传》说："峤先有齿疾，至是拔之。"至于唇裂及其修补术，在这一时期也有记载。《晋书·魏泳之传》说："魏泳之生而兔缺，年十八……医曰：可割而补之，但须百日进粥，不得笑话……泳之遂闭口不语唯食薄粥……及差。"在牙齿的卫生保健方面，也得到高度的重视，并提出了一些有效的方法和方药。南北朝时期的文学家刘峻在《类苑》中记载用猪牙皂角、生姜、升麻、地黄、旱莲、槐角子、细辛、荷叶、青盐等烧、烙、研熬，用以揩牙，可使牙齿牢固。

隋代（公元 581 - 618 年），巢元方等人所著之《诸病源候论》，设专卷论述耳鼻咽喉口齿疾病之病因并注意到小儿的生理特点，对小儿耳鼻咽喉口齿疾病设专卷论述。全书论及耳鼻咽喉口齿疾病共 130 余候，共 40 余种疾病，特别提出了脓耳误治或失治所致之脓耳变证等危候。

唐代（公元 618 - 907 年），随着社会经济的不断发展，医药也不断发展完善。公元 624 年由唐政府设立之太医署，可算是世界上最早的高等医科学校，它既是培养医学人才的机构，又是医疗单位。太医署设立体疗、疮肿、少小、耳目口齿、角法等 5 种专科，可见当时"耳目口齿科"（颇类今之五官科）已初具规模，开始形成一个独立的专科，这在耳鼻咽喉科学的发展史上是一件大事。唐代医家辈出，孙思邈在所著之《备急千金要方》《千金翼方》中将鼻、口、舌、唇、齿、喉、耳病归为七窍病，收集治法甚多，列方 291 首，列有通九窍药品、衄血药品、耳聋药品、口干舌燥药品等；除内治外，还广泛地采用药物外治、手术、针灸、砭法、导引、食疗等，如提出用烧灼法治疗咽喉疾病。王焘所著之《外台秘要》中记载的治疗耳鼻咽喉口齿疾病方药不下 400 首，其中提到用柳枝蘸药揩齿法，"每朝杨柳拉咬头软，点取药揩齿，香而光亮"，这大概是世界上关于刷牙的最早记载。

宋代（公元 960 - 1279 年），医学设十三科，其中有口齿兼咽喉科。由政府所主持编撰的《太平圣惠方》《圣济总录》《太平惠民和剂局方》等对耳鼻咽喉口齿疾病及治疗均有十分丰富的记载，其中《太平圣惠方》记载耳鼻咽喉口齿内容共 4 卷。《圣济总录》首次将咽与喉分属不同之脏腑："咽门者，胃气之道路；喉咙者，肺气之往来，一身之中，气之升降出入，莫急乎是。"其耳鼻咽喉口齿内容达 12 卷，颇类一部耳鼻咽喉口齿专科书。陈无择《三因极一病证方论》对耳鼻咽喉口齿疾病发生的内外因素也有详尽的论述。《苏沈良方》是继《难经》之后又一篇详细记载了咽喉解剖的文献。沈括所著之《梦溪笔谈》记载："世人以竹木牙骨之类为叫子，置入喉中，吹之能作人言，谓之颡叫子。尝有病瘖者，为人所苦，烦冤无以自言，所讼者试取叫子，令颡之作声，如傀儡子，粗能辨其一二，其冤获申。"其颡叫子，颇类今之人工喉。严用和《济生方》中所载之苍耳子散，至今仍广泛用于治疗鼻科疾病。

金元时期（公元 1115 – 1368 年），医学学术自由争鸣，医学理论及临床实践均有所发展，口齿科与咽喉科分开，说明其分科更精细。张从正《儒门事亲》对于咽、喉及会厌的功能作了生动的描述："咽与喉，会厌与舌，此四者同在一门……会厌与喉，上下以司开阖，食下则吸而掩，气上则呼而出，是以舌抵上腭，则会厌能闭其咽矣。四者相交为用，阙一则饮食废而死矣。"其记载之用纸卷成筒，放入口内，再用筷子缚小钩取异物的方法，已具今之内腔镜下取异物之雏形。刘完素《素问玄机原病式》对鼻鼽之认识，与现代变应性鼻炎等病颇相似，认为"鼽者，鼻出清涕也"，同时刘氏在《素问病机气宜保命集》中还提出了"耳聋治肺"的观点，对后世有很深的影响。朱丹溪所著《丹溪心法》对眩晕发作时的症状进行了生动的描述："眩者，言其黑运转旋，其状目闭眼暗，身转耳鸣，如立舟船之上，起则欲倒。"对其病因病机则提出"无痰不作眩"的观点。该书还首次提出用棉签清洗外耳道再用药之方法："绵缠竹签拭耳，换棉蘸药入耳。"李东垣提出的益气升阳法，为耳鼻咽喉口齿疾病的内治法提供了一个广阔的途径。窦材所辑《扁鹊心书》及窦汉卿著《疮疡全书》有用切开排脓的方法治疗咽喉脓肿及牙痛的记载。《洪氏集验方》有应用压迫颈外动脉以止鼻衄的报道。《世医得效方》把过去有关口齿咽喉病的理论和效方作了一次删芜存精的大整理，并把《儒门事亲》首创的"喉风八证"补充为"喉风十八证"，对后世关于喉风的分类有很大影响。

明代（公元 1368 – 1644 年），由于手工业、商业有较大的发展，对外贸易发达，促进了中外医学的交流，在耳鼻咽喉口齿病的防治方面也有不少新的成果。薛己编撰《口齿类要》，论述喉舌口齿诸病，并附有多则病案，是传至今日的咽喉口齿科专书中较早的一本。不少耳鼻咽喉口齿科疾病，在此时期首次论及，是我国现存最早的咽喉口齿科专著。书中论述了茧唇、口疮、齿痛、舌症、喉痹、喉间杂症等十二类咽喉口齿科疾病，并附若干辨证验案。对口齿各科疾病的认识颇有见地，如其论茧唇病时，强调"若患者忽略，治者不察，妄用清热清毒药，或用药线结去，反为翻花败症矣"。由此看出，薛己在当时对唇癌一病已有较明确的认识。作者认为，虽病在咽喉口齿，亦应从整体上进行论治，因此所载 60 多首方剂多供内服。《解围元薮》是关于喉麻风的第一篇论著，《红炉点雪》首论喉结核，《景岳全书》首载咽喉的梅毒及瘟疫病。此时治病的经验不断丰富，治疗方法越来越多，如陈实功的《外科正宗》载有鼻息肉摘除方法："取鼻痔秘法：先用茴香草散连吹二次，次用铜筋二根，筋头钻一小孔，用丝线穿孔内，二筋相离五分许，以二筋头直入鼻痔根上，将筋线绞紧，向下一拔，其痔自然拔落，置水中观其大小。预用胎发烧灰同象牙末等分吹鼻内，其血自止。戒口不发。"现代采用的鼻息肉圈套摘除的手术方法实际上是在此基础上发展完善的。又如对咽部及食道异物（如铁针刺入）使用乱麻团以线系之，吞入咽中，针刺入麻，徐徐牵出。《景岳全书·卷二十七》记载了鼓膜按摩法："凡耳窍或损或塞，或震伤，以致暴聋，或鸣不止者，即宜以手中指于耳窍中轻轻按捺，随捺随放，随放随捺，或轻轻摇动，以引其气。捺之数次，其气必至，气至则窍自通矣。"曹士珩《保生秘要》详细论述导引、运功治病之法，对于耳鼻咽喉口齿疾病的导引法也搜集甚多，如治耳重（即耳内胀塞）："定息以坐，塞兑，咬紧牙关，以脾肠二指捏紧鼻孔，睁二目，使气串耳通窍内，觉哄哄然有声，行之二三日，通窍为度"。此即今之咽鼓管自行吹张法。李时珍在《本草纲目》中载有800余味药用于治疗耳鼻咽喉口齿疾病，并对口齿病证的治疗作了较详细的论述，如外治法中的噙漱、擦、揩、掺、咬、洗、浸、烙、贴、封龈、含舌下、充填齿孔等治疗方法，有的至今仍为临床所常用。王肯堂《证治准绳》中列有耳病、鼻病、咽喉病、口病、齿病、唇病等七类，说明其分科辨证论治更为精细，并记载喉、耳、唇等外伤之缝合术。

清代（公元1644－1911年）的医事制度又分九科，咽喉科再次与口齿科合并，至于民间的实际情况，则咽喉大多独立成科，称喉科。吴谦等人编著《医宗金鉴》，整理前人的医疗经验，内容丰富，其中载有耳鼻咽喉口齿唇舌的疾病约50余种，并附有绘图，便于明了患病的部位，还初次出现了耳痔、耳挺、耳蕈等病的记载。此外，在清代的不少医书中，对于脓耳的分类及辨证也更为详尽，说明当时对于耳部疾患有了更进一步的认识。

据不完全统计，从乾隆十二年（公元1744年）到光绪二十八年（公元1902年）中，白喉、烂喉痧等疫喉先后四次大流行，对人民生命危害极大，促进了医家们对喉病进行研究和防治，积累了不少经验，因此喉科有较快的发展，专著陆续问世，如《喉科指掌》《尤氏喉科秘书》《咽喉经验秘传》《重楼玉钥》《经验喉科紫珍集》等40多种。其中，张宗良《喉科指掌》中首次记载运用压舌板检查咽喉，《喉科秘钥》中有利用光学知识检查咽喉的方法，《重楼玉钥》首先提出用养阴清肺汤治疗白喉。此外还有专论疫喉的，如《喉白阐微》《疫痧草》《白喉全生集》《白喉治法忌表抉微》《痧喉正义》《白喉条辨》等30多种，至此对疫喉有了比较完善的治法。

鸦片战争打开了中国闭关自守的大门，西方医学传了进来，中医事业却备受摧残，以致奄奄一息。

新中国成立后，在党的中医政策指引下，一批中医研究机构、中医院校及中医医院相继建立。1956年，在北京、上海、广州、成都成立第一批中医学院，此后全国大部分省市相继开办了中医学院，培养高级中医中药人才。1958年开始，部分中医学院（如广州、北京等）成立喉科教研室，其附属的中医院亦开设喉科，诊治咽喉、口齿疾病。随着临床的发展及中西医的相互渗透，中医喉科逐渐扩展为中医耳鼻喉科，而口齿疾病则由独立的口腔科诊治。为了教学的需要，1960年及1964年由广州中医学院主编了全国中医院校试用教材《中医喉科学讲义》（第一、二版），1975年出版了第三版教材《五官科学》（其中分眼科学、耳鼻咽喉科学两个部分）。1980年出版的第四版教材首次使用"中医耳鼻喉科学"作为学科名称，系统总结了中医学在耳、鼻、咽喉、口齿科方面的理论以及中医对耳鼻咽喉口齿科常见疾病的辨证施治原则，标志着中医耳鼻喉科学正式作为一门独立的临床学科而诞生。1985 年，在第四版教材的基础上又编写出版了第五版教材《中医耳鼻喉科学》。随着中医教育的深入发展，中医耳鼻咽喉科学的教材从无到有，初具规模。同时，有关专家先后撰写出版了高等中医院校教学参考书《中医耳鼻喉科学》《中国医学百科全书·中医耳鼻咽喉口腔科学》《中医大辞典·外科骨伤五官科分册》等参考书，对中医耳鼻咽喉科教学走向系统化、正规化起到了积极的作用。

随着中医耳鼻咽喉科的不断发展，为适应专科教学的需要，1974～1988 年，卫生部先后委托广州、上海、南京中医学院举办了十期全国中医耳鼻咽喉科师资培训班，极大地提高了本学科的师资水平，培养了一批业务骨干，推动了全国各地中医耳鼻咽喉科的迅速发展。

1978 年恢复研究生招生制度以来，先后有广州、上海、湖南、成都等中医学院招收中医耳鼻喉科专业硕士研究生，培养了一批高层次的专业人才，有力推动了本学科的科学研究。1982 年，天津卫生干部进修学院在卫生部直接领导下，开办了三年制的中医五官科专业班。1988 年，国家教委又批准广州、成都中医学院设立五官专业（眼耳鼻喉），首次招收五年制本科五官专业学生，以后又有湖南、河南等中医学院相继开设五官专业本科班，培养了大批专科人才，使学术队伍不断壮大。1998 年后，相继有成都、湖南、广州等中医药大学开始招收中医耳鼻喉科专业博士研究生。

1978 年，上海市成立了"全国中医学会上海分会耳鼻咽喉科学组"，这是中医耳鼻咽喉科有史以来第一次有了自己的学术组织。1982 年，广东省也成立了中医耳鼻咽喉科学组。1984 年，两者都改"学组"为"研究委员会"，此后，四川、江西、山西、湖南等省也相继成立了同样的机构。1987 年 9 月，"中华全国中医学会耳鼻咽喉科学会"成立，2006 年"世界中医药学会联合会耳鼻喉口腔科专业委员会"成立。专业学会的成立进一步促进了中医耳鼻咽喉口腔科的学术交流和发展。

第二章　耳鼻咽喉口齿的生理功能及特点

耳、鼻、咽、喉、口齿是人体不可分割的重要部分，位于人体上部之头颈，是清阳流行交汇之所，皆为清窍，功能不同，以通为用，各有所司。

第一节　耳的生理功能及特点

耳位于头面两侧，为肾之窍，肾之官，宗脉之所聚。耳为清阳之窍，喜通恶滞，以通畅为用，通则耳聪而能闻声。耳性属水，《医碥·卷三》曾言："水喜宁静而恶动扰，宁静则清明内持，动扰则散乱昏惑。"故耳喜清虚而恶实浊，喜静谧而恶躁动。清虚静谧则能感音纳声，听觉聪敏，实浊壅滞，听闻蒙混，听觉失聪，躁动则耳鸣头晕为病。耳的功能有二：司听觉，闻五音；主平衡，辨体位。

一、司听觉，闻五音

耳郭如喇叭，感知声源方向，收集五音，内传于耳以司听。《管子·心术上》说："耳目者，视听之官也。"

耳司听觉的功能，与心肾关系最为密切。肾气通于耳，肾主藏精，肾精充沛，则听觉聪敏。《严氏济生方·耳论治》说："夫耳者，肾之所候。肾者，精之所藏，肾气实则精气上通，闻五音而聪矣。"心为君主之官，主神明，人体生理机能活动皆受心之支配。《素问·金匮真言论》："南方赤色，入通于心，开窍于耳。"《灵枢识·五癃津液别篇·卷四》："心总五脏六腑为精神之主，故耳目肺肝脾肾皆听于心，是以耳之听、目之视，无不由乎心也。"《管子·心术上》说："心处其道，九窍循理心而无与于视听之事，则官得守其分矣。夫心有欲物者，物过而目不见，声至而耳不闻也。"心主血脉藏神，寄窍于耳。《医贯·卷五》说："盖心窍本在舌，以舌无孔窍，因寄窍于耳。"此外，肺、脾诸脏及经络的功能正常与否和耳的听觉亦密切相关，如肺主宣发，肺主气，气灌于耳而为听。《医学入门·卷四》："肺主气，一身之气贯于耳，故能听声。"脾主升清，肺脾健旺，气血充沛，上奉于耳，则听觉聪敏。《难经·四十难》说："耳者肾之候，而反闻声，其意何也？然……肾者北方水，水生于申，申者西方金也，金者肺，肺主声，故令耳闻声。"《灵枢·邪气脏腑病形》说："十二经脉，三百六十五络，其血气皆上于面而走空窍……其别气走于耳而为听。"

二、主平衡，辨体位

平衡功能失调的主要症状是眩晕。《内经》认为，眩晕病位在头、脑、目。如《灵枢·大惑论》说："故邪中于项，因逢其身之虚，其入深，则随眼系以入于脑。入于脑则脑转，脑转则引目系急，目系急则目眩以转矣。"《内经》及后世医家也认识到眩晕之作，常与耳鸣、耳聋等症同时并见。如《素问·至真要大论》说："厥阴之胜，耳鸣头眩，愦愦欲吐，胃膈如寒"；"厥阴司天，客胜则耳鸣掉眩"。《仁斋直指方·卷十一》明确指出邪入于耳，可见眩晕："厥气搏入于耳，是谓厥聋，必有时见眩晕之症"。

耳主平衡与肾的关系最为密切。耳为肾之官，肾藏精，精生髓汇于脑。肾精充沛，髓海盈满，则耳得滋养，以司其职，反之则病，如《灵枢·海论》谓："髓海不足，则脑转耳鸣，胫酸眩冒"。耳主平衡的功能也有赖于气血充沛、肝之疏泄条达和各脏腑功能正常，反之则病。

第二节 鼻的生理功能及特点

鼻居面中，为肺之窍，后通颃颡，下连咽喉，接气道，通于肺，属肺之系。鼻为呼吸之门户，以通畅为用，以窒塞为害；鼻居阳中之阳位，血脉多聚之处，喜温而恶寒，温则通畅，寒则窒塞；鼻为清阳流行交汇之处，喜清润恶燥浊，清润则鼻窍舒适自利，燥则津枯干痛，浊则涕喷不加，功能失司。其功能有四：司呼吸，通天气；主嗅觉，辨五气；司清化，御邪毒；通肺气，助发音。

一、司呼吸，通天气

鼻属肺系，其前孔与外界相通，后孔则经颃颡、咽喉与肺相通，为呼吸之气出入的通道，吸纳天地之清气以卫养五脏，为肺系之门户，助肺完成呼吸功能。《三因极一病证方论·卷一十六·鼻病证治》谓："肺为五脏华盖，百脉取气于肺，鼻为肺之闾阖，吸引五臭，卫养五脏，升降阴阳，故鼻为清气道。"清代庆云阁《医学摘粹·杂证要法·七窍病类·鼻》亦说："肺开窍于鼻，宗气所由出入而行呼吸者也。"

鼻司呼吸，具有调节呼吸之气温度与湿度的作用。《素问·宣明五气》说："五脏化液……肺为涕"，肺之涕即鼻中津液，能调节呼吸之气的湿度。《疮疡经验全书·卷七》说："鼻居面中，为一身之血运，而鼻孔为肺之窍，其气上通于脑，下行于肺。"《临证指南医案》说："头面诸窍皆清阳游行之所。"由于鼻之血运丰富，清阳之气充塞，因此对吸入之清气亦有温润作用。

二、主嗅觉，辨五气

鼻司嗅觉，辨五气（辛燥焦香腐）之变。鼻司嗅觉的功能早在甲骨文中就已反映出来。甲骨文中"臭"字，其上部为鼻形，下部为犬形，以犬之嗅觉最灵，故以此示"臭"。

鼻司嗅觉的功能与肺和心关系最为密切。肺主鼻，肺气清顺，鼻得温养，则鼻窍通利而知香嗅。《灵枢·脉度》指出："肺气通于鼻，肺和则鼻能知臭香矣。"《简明医彀·卷五》亦谓："肺开窍于鼻，肺气清顺，鼻气通利而知香臭。"心主嗅，与心主神明和心主血脉有关。《难经·四十难》说："心主臭，鼻者肺之候，而反知香臭，其意何也？然：肺者西方金也，金生于巳，巳者南方火，火者心，心主臭，故令鼻知香臭。"心神宁，心血充，鼻窍得养，则功能健而嗅觉灵敏。此外，鼻司嗅觉亦与其他脏腑和经脉有一定关系。如《灵枢·邪气脏腑病形》说："十二经脉，三百六十五络，其血气皆上于面而走空窍……其宗气上出于鼻而为臭。"《东垣试效方》说："阳气宗气者，皆胃中升发之气也。脾胃生发之气既弱，其营运之气不能上升，邪害空窍，故不利而不闻香臭也。宜养胃气，升阳气，宗气上升，鼻则通利矣。"

三、司清化，御邪毒

鼻为肺窍，外通天气，乃气体出入之门户，故鼻为人体抗御外邪侵袭的藩篱。《素问·刺法论》："黄帝曰：五疫之至，皆相染易，无问大小，病状相似。不施救疗，如何得不相移易者？岐伯曰：不相染者，正气存内，邪不可干。避其毒气，天牝从来，复得其往，气出于脑，即不邪干。"《严氏济生方·鼻门》亦说："夫鼻者，肺之所主，职司清化。"

鼻司清化、御邪毒的功能主要体现在温润吸入之清气、清肃与驱逐外邪等方面。肺为娇脏，易受伤害，四时之气，冷热燥湿不同，但入肺之气必须温润适度，不热不燥，冷热适度，洁净无邪，而要完成这一功能则非鼻莫属。鼻中津液、肌膜、鼻毛以及喷嚏对吸入气体具有清肃作用。如《理瀹骈文》说："《内经》云：气出于脑，即不邪干。注云：嚏也，张鼻泄之，使邪从鼻出也。按邪在皮毛则嚏，故嚏可以散表。"又曰："雾露之邪为清邪，从鼻而入于阳，可以嚏出之。"鼻司清化、御邪毒是肺主卫外功能的一部分，也与阳气充沛有关。如《素问·宣明五气》说："肾为欠，为嚏。"《灵枢·口问》说："阳气和利，满于心，出于鼻，故为嚏。"

四、通肺气，助发音

声音出于喉，并由口鼻、会厌、唇舌之开阖、共鸣而形成洪亮清晰的语声。《素问·六节藏象论》说："五气入鼻，藏于心肺，上使五色修明，音声能彰。"若鼻窍堵塞，通气不畅，则鼻齆，音声不彰，诚《内外伤辨惑论·卷上·辨口鼻》谓："鼻气不利，声重浊不清利，其言壅塞"。

第三节　咽喉的生理功能及特点

咽喉，即咽与喉的总称。喉在前，上通于鼻，与气道相续，通于肺脏，故为肺之系；咽在后，上通于口，与食道相续，直贯胃腑，故为胃之系。《灵枢·忧恚无言》说："咽喉者，水谷之道也；喉咙者，气之所以上下者也；会厌者，音声之户也……悬雍垂者，音声之关也；颃颡者，分气之所泄也。"此言明了咽与喉在生理功能方面的区别。《难经·四十二难》说："咽门重十两，广二寸半，至胃长一尺六寸；喉咙重十二两，广二寸，九节。"提出了咽、喉在解剖、形态、位置上的区别。咽喉为上窍，要有清阳之气温润，才能发挥其生理功能。咽喉喜温喜润，恶寒恶燥，寒冷、干燥空气、烟熏火烤、辛辣食物等均易伤及咽喉。咽喉为通行水谷和呼吸之要道，宜空宜通，若有阻塞，轻则疼痛不能饮食，重则危及生命。《儒门事亲·喉后缓急砭药不同解二十一》说"咽以纳物，故通于地。会厌与喉，上下以司开阖，食下则吸而掩，气上则呼而出……相交为用，缺一则饮食废而死矣。"咽喉的功能主要有：司吞咽，行水谷；司开阖，行呼吸；发声音，和共鸣；御邪毒，护气道。

一、司吞咽，行水谷

水谷饮食经过口腔的咀嚼消磨后，必须经过咽的吞咽运行才能进入食管到达胃腑。《太平圣惠方·咽喉论·卷三十五》谓："夫咽喉者，生于肺胃之气也。咽者咽也，空可咽物，又谓之嗌，主通利水谷，胃气之道路。"《医贯·内经十二官》亦说："咽系柔空，下接胃本，为饮食之路，水谷同下，并归胃中，乃粮运之津关也。"

生理上，咽司吞咽的功能与脾胃关系密切。胃主受纳水谷，脾主运化，脾胃健，才能升降出入，咽的吞咽功能正常，反之容易出现恶心呕吐。

二、司开阖，行呼吸

喉上通口鼻，下续气管，通于肺脏，喉之声户是呼吸的必经之地与关隘。《太平圣惠方·卷三十五》说："喉咙者，空虚也，言其中空虚，可以通于气息，呼吸出入，主肺气之流通，故为肺之系。"声户开则呼吸行，声户阖则气息屏。声户开阖失利，则呼吸困难，甚至窒息致死，故古代有"走马看咽喉"之说。开阖失利亦致不能屏气，将影响人体某些重要生理功能的进一步发挥，如大便、举重等。

喉司开阖需要脏腑功能正常，咽喉清利无邪。

三、发声音，和共鸣

发音及言语之形成，是诸多器官及脏腑协同作用的结果。喉咙内有声户，是发音的主要器官，声音的频率及音色与声户形态结构有关，不同音色的声音又与口、齿、唇、舌、咽喉、鼻腔等器官的形态结构和功能有关。《灵枢·忧恚无言》说："会厌者，音声之户也；口唇者，音声之扇也；舌者，音声之机也；悬雍垂者，音声之关也。"初步说明了多器官共同作用产生声音、言语。

生理上，声音的强弱与肺脾肾的关系较为密切，而声音的有无与心肺关系较为密切。《素问·六节藏象论》说："五气入鼻，藏于心肺，上使五色修明，音声能彰。"《仁斋直指方·卷八·声音》说："心为声音之主，肺为声音之门，肾为声音之根。"声音由气而发，肺为气之主，声户受肺气的推动而产生声音；脾为生气之源，肾为气之根，肺气的盛衰与脾肾精气的亏盈密切相关，脾肾精气充实，则肺气旺而声音洪亮。心主神志，支配人体的意识活动，为五脏六腑之大主。心为声音之主。肝主疏泄，维系人体气机的正常升降运动，咽喉为气机升降之要道，又肝主筋，而声户属筋，肝气条达，气机升降得宜，筋有所主，则发声功能正常。

四、御邪毒，护气道

咽喉为抗御外邪之关隘。叶天士说："温邪上受，首先犯肺。"咽喉为肺胃之所系，六淫、疫疠之邪循口鼻而入，往往首先犯于咽喉，特别是喉关，故喉关是抗御邪毒的藩篱，主要反映为代脏受邪。喉关与脏腑功能的强弱有关，特别是与肺脾肾有关，如脏腑功能衰退，邪毒久滞咽喉，则有可能成为进一步产生脏腑病变的根源（病灶作用）。

在进食时会厌具有保护气管与肺的功效。《医贯·内经十二官》说："气口有一会厌，当饮食方咽，会厌即垂，厥口乃闭，故水谷下咽，了不犯喉；言语呼吸，则会厌张开；当食言语，则水谷乘气，逆入喉脘，遂呛而咳矣。"

第四节　口齿唇舌的生理功能及特点

口齿唇舌是人体的重要组成部分。《太平圣惠方·卷三十四·口齿论》说："夫口齿者，为脏腑之门户，呼吸之机关，纳滋味以充肠胃，通津液以润经脉。"《世医得效方·卷十七·口齿兼咽喉科》说："口为身之门，舌为心之官，主尝五味，以布五脏。"口齿唇舌的功能主要有：摄食物，磨谷物；泌津液，助消化；辨五味，助语音；构支架，靓面容等。

一、摄食物，磨谷物

口主迎粮。诸般食物，先经口腔摄取，借颌骨上下运动、牙齿咀嚼、舌的转动才能下咽入胃。《普济方·牙齿门》说："齿为户门，摧伏诸谷。"因脾主口、主肌肉，肾主骨，齿乃骨之余，心主血脉，舌为心之苗，故口齿唇舌摄取食物、磨碎谷物的功能有赖于脾气健旺，肾精充沛，心气与血脉调和。

二、泌津液，助消化

舌下有金津、玉液穴位，是津液之泉，涎液由此泌出。人体摄取食物时，口腔之金津、玉液分泌涎液，经舌、颊将齿嚼碎的食物进行拌和，起化生之变。涎液乃气血所化，《素问·宣明五气》说："五脏化液……脾为涎，肾为唾，是谓五液。"故口齿唇舌能帮助脾胃行消化，与脾主运化水谷，化生气血的功能密切相关。

三、辨五味，助语音

舌辨五味、知五谷。《素问·阴阳应象大论》说："心气通于舌，心和则舌能知五味矣。"《灵枢·脉度》亦曰："脾气通于口，脾和则口能知五谷矣。"故舌辨五味、口知五谷的生理功能与心脾关系密切。

口、齿、唇、舌助发语音。《灵枢·忧恚无言》说："口唇者，音声之扇也；舌者，音声之机也；悬雍垂者，音声之关也。"只有口、齿、唇、舌的配合协调，才能使语言清晰流畅。

四、构支架，靓面容

口属五官，位于体表。上下颌骨构成口腔支架，周围肌肉，构成口腔外形，既起到对大脑等重要器官的保护作用，正常的口齿唇舌结构及其肌肉，又起到靓丽面容的功能。

第三章　耳鼻咽喉口齿与脏腑经络的关系

　　人体是一个有机的整体，以五脏为中心，耳鼻咽喉口齿是整体的一个部分，通过经络与脏腑相连属。耳鼻咽喉口齿作为官窍，与脏腑在生理方面相互配合、相互依赖，生理功能的正常首先依赖于脏腑功能的正常。官窍与脏腑在病理上相互影响，而脏腑对耳鼻咽喉口齿疾病的发展具有主导作用。临床上，耳鼻咽喉口齿科疾病往往从脏腑辨证论治。

第一节　耳鼻咽喉口齿与脏腑的关系

　　耳鼻咽喉口齿与脏腑的关系，主要表现在所属关系、生理关系、病理关系、诊断关系和治疗关系等方面。

一、耳与脏腑的关系

耳为肾之外窍，与肾、心、肝胆、肺、脾关系密切。

1. 耳与肾

（1）所属关系　肾主耳，耳为肾之窍，为肾之官；肾与耳同属于水，表里相应。《素问·阴阳应象大论》说："肾主耳……在窍为耳。"《灵枢·五阅五使》说"耳者，肾之官也。"指出了耳与肾之间的所属关系。

（2）生理关系　肾藏精，肾之精气上通于耳；肾精充沛，耳窍得以濡养，则听力聪敏，耳主平衡功能正常。如《灵枢·脉度》说："肾气通于耳，肾和则耳能闻五音矣。"《素问·灵兰秘典论》说："肾者，作强之官，伎巧出焉。"

（3）病理关系　肾精亏损，耳窍失于濡养，可致耳鸣耳聋。如《灵枢·决气》说："精脱者耳聋……液脱者……耳数鸣。"肾主藏精而生髓，髓充于骨而汇于脑，若肾亏精髓不足，髓海空虚，不能上荣于耳，可致耳鸣、耳聋、眩晕。如《灵枢·海论》说："髓海不足，则脑转耳鸣。"临床上，肾脏功能失调，可产生耳鸣、耳聋、眩晕、耳内长期流脓、耳内胀塞等病证。

（4）诊断关系　耳的病证，多与肾脏的病理变化有关，肾脏的病变亦可反映于耳。历代医家常通过察耳来判断肾脏的某些病变。如《济生方·耳门》说："夫耳者，肾之所候。"《灵枢·师传》说："肾者主为外，使之远听，视耳好恶，以知其性。"指出以耳的听觉功能的好坏来判断肾脏的盛衰。又如《证治准绳·杂病·第八册》说："耳聋面颊黑者，为精脱肾虚。"

（5）治疗关系　一些耳病，可以从肾论治，如滋肾填精、滋肾降火、温肾利水等。

2. 耳与心

（1）所属关系　心寄窍于耳，耳为心之客窍。《素问·金匮真言论》说："南方赤色，入通于心，开窍于耳。"《证治准绳·杂病·第八册》更明确指出："心在窍为舌，以舌非孔窍，因寄窍于耳，则肾为耳窍之主，心为耳窍之客。"

（2）生理关系　心主神明，耳司听觉，受心之主宰。又心主血脉，耳为宗脉之所聚，心血上奉，耳得心血濡养而功能健旺。手少阴心之脉络于耳中，肾之精气上通于耳，心主火，肾主水，心肾相交，水升火降，则听觉聪敏，功能正常。

（3）病理关系　心的生理功能失调，可致耳窍病变，如心虚血耗，或心肾不交，可致耳鸣、耳聋、眩晕，邪热上犯耳窍，内陷心包，可致黄耳伤寒。

（4）治疗关系　一些耳病可以从心论治或从心肾论治。如《严氏济生方·耳门》指出："七情所感治乎心。医疗之法，宁心顺气，欲其气顺心宁，则耳为之聪矣。"《临证指南医案·卷八》说："体虚失聪，治在心肾。"临床上耳病从心论治常有滋补心血、滋肾宁心、清心开窍、宁心安神等治法。

3. 耳与肝胆

（1）所属关系　足少阳胆经之脉循耳后，其支者从耳后入耳中，出走耳前。肝胆互为表里，胆经循耳，肝之络脉亦络于耳。从五行学说，肝为肾之子，肝肾精血同源，肾主耳，故肝与耳的关系亦密切。如《辨证录·卷三》说："肝为肾之子，肾气既通于耳，则肝之气未尝不可相通者。"

（2）生理关系　肝胆之气上通于耳。肝藏血，主疏泄气机，耳司听觉，主平衡，有赖于肝血之奉养与肝气条达。

（3）病理关系　外感邪毒或脏腑失调，致肝胆火热上犯耳窍，常致耳胀、耳肿、耳痛、耳流脓、耳鸣耳聋、耳眩晕等病证，如《保婴撮要·卷四》说："耳者……肝胆主外症，风热有余……或胀痛，或脓痒者，邪气客也。"若肝血虚，耳失所养，或肝阴不足，肝阳上扰清窍，亦可产生耳鸣耳聋、耳眩晕等病证。《素问·脏气法时论》说："肝病者……虚则目䀮䀮无所见，耳无所闻。"

（4）治疗关系　一些耳病可从肝或从胆论治。从肝论治方面，临床上有清肝泻火、疏肝解郁、平肝息风、滋补肝肾等治法；从胆论治方面，临床上有和解少阳、行气通窍、清利肝胆湿热等治法。如《类证治裁·卷六》说："气逆窍闭治在胆。"

4. 耳与肺

（1）所属关系　手太阴肺经之络入于耳中。捏鼻鼓气，气贯于耳，说明肺气与耳相通。《温热经纬·余师愚疫病篇》说："肺经之结穴在耳中，名曰笼葱，专主乎听。"又中耳内表面之黏膜、纤毛，乃皮毛之属，而肺主皮毛，故（中）耳属肺之系。现代研究亦认为，中耳黏膜来源于呼吸道黏膜，其组织结构与反应具有很大的同一性。

（2）生理关系　肺主气，肺气贯于耳，且肺与肾金水相生，故肺与耳的功能密切相关。《证治汇补·卷四》说："肾开窍于耳，耳能听声音，肺也。因肺主气，一身之气贯于耳故也。"《杂病源流犀烛·卷二十三》说："然肾窍于耳，所以聪听，实因水生于金，盖肺主气，一身之气贯于耳，故能为听。"又肺主卫外，主宣发肃降，肺气充，上焦开发，若雾露之溉，敷布气血津液，以濡养空窍，耳的正常生理有赖于此。

（3）病理关系　《素问·气交变大论》说："金肺受邪……嗌燥，耳聋。"临床上常见风邪犯肺，肺失宣降而致耳胀痛、耳堵塞感、耳鸣耳聋等病。肺气虚弱，不能贯耳，亦可致耳病，或易招至邪犯耳窍。如《素问·脏气法时论》说："肺病者……虚则少气，不能报息，耳聋嗌干。"

（4）治疗关系　某些耳病可以从肺论治。临床上耳病从肺论治常有疏风宣肺、补益肺气等治法。

5. 耳与脾

（1）所属关系　足太阴脾之络脉入于耳中。

（2）生理关系　脾为后天之本，主输布水谷精微，运化水湿，升清降浊，为气血生化之源。脾气健，则清升浊降，耳得濡养而发挥其正常生理功能。

（3）病理关系　脾气虚弱，气血生化之源不足，清阳不升，耳窍失养而功能失司，或易为邪毒所犯，致生耳病。如《素问·玉机真脏论》："脾为孤脏……其不及则令人九窍不通。"脾气受损，运化失调，聚湿生痰，浊阴不降，上干于耳，甚或痰与火结，壅闭耳窍，致生耳病，如耳胀、脓耳、耳眩晕等。

（4）治疗关系　一些耳病可以从脾论治，如《保婴撮要·卷四》说："耳证……脾经郁结而致者，加味归脾汤。"临床耳病从脾论治常有补脾益气、健脾利湿、益气升阳等治法。

二、鼻与脏腑的关系

鼻为肺之外窍，与肺、脾胃、肝胆、肾、心等脏腑关系密切。

1. 鼻与肺

（1）所属关系　肺主鼻，鼻为肺之窍，又为肺之官；鼻连颅颊，下通于肺，是肺之门户，属肺之系。《素问·金匮真言论》说："西方白色，入通于肺，开窍于鼻。"《灵枢·五阅五使》说："鼻者，肺之官也。"

（2）生理关系　肺气通于鼻，肺气充沛，则肺鼻互相协调，完成其生理功能。鼻为呼吸之气出入之门户，故鼻窍通畅，呼吸之气出入畅利，则肺气通利。如《严氏济生方·鼻门》说："夫鼻者，肺之所主，职司清化，调适得宜，则肺脏宣畅，清道自利。"肺主宣发肃降，肺气清利，则嗅觉灵敏。如《灵枢·脉度》说："肺气通于鼻，肺和则鼻能知香臭矣。"

（3）病理关系　肺的功能失调，容易导致鼻病的发生。如《灵枢·本神》曰："肺气虚则鼻塞不利，少气。"《诸病源候论·卷二十九》说："肺脏为风冷所乘，则鼻气不和，津液壅塞而为鼻齆。"另一方面，鼻病亦可影响肺的宣发肃降功能。

（4）治疗关系　鼻病多从肺论治。临床鼻病从肺论治常有疏风宣肺、益气固表、温补肺脏、养肺润燥等治法。

2. 鼻与脾胃

（1）**所属关系**　鼻准居面之中央，而中央属土，故鼻准属脾土，《灵枢·五色》说："下者，脾也。""下"指鼻准。《杂病源流犀烛·卷二十三》说："鼻为肺窍，外象又属土。"《医方辨难大成·中集》亦认为："鼻窍属肺，鼻内属脾。"胃之经脉夹鼻。《景岳全书·卷二十七》说："鼻为肺窍，然其经络所致专属阳明。"《灵枢·五色》认为，两鼻翼与胃相应。

（2）**生理关系**　鼻居面中，为一身血脉多聚之处，脾主统血，脾胃主运化，升清降浊，是气血生化之源，脾胃健旺，清升浊降，则鼻的津血充盈，生理功能正常。

（3）**病理关系**　脾胃病可致鼻病。脾胃虚弱，气血生化之源不足，则鼻失所养，易为邪毒滞留而致鼻病。《素问·玉机真脏论》说："脾为孤脏……其不及则令人九窍不通。"脾失统血，或脾胃有热，皆致鼻衄。《诸病源候论·卷二十九》说："脾移热于肝，则为惊衄。"《寿世保元·卷四》说："阳热怫郁，致动胃经，胃火上烈，则血妄行，故衄也。"脾胃湿热致鼻红赤烂或鼻疮、涕黄。如《杂病源流犀烛·卷二十三》说："又有鼻内生疮者，由脾胃蕴热，移于肺也。"

（4）**诊断关系**　鼻准属脾，历代医家往往通过诊查鼻准来辨别脾的病变。如《素问·刺热论》说："脾热病者，鼻先赤。"临床上，鼻前庭红肿湿烂或鼻涕黄稠者，或为脾经湿热证。

（5）**治疗关系**　某些鼻病可从脾论治。如《保婴撮要·卷四》指出："鼻色赤，乃脾胃实热，用泻黄散；微赤，乃脾经虚热也，用异功散加升麻、柴胡。"临床鼻病从脾或脾胃论治常有补中益气、健脾祛湿、益气摄血、泻脾胃伏火等治法。

3. 鼻与肝胆

（1）**所属关系**　胆为奇恒之府，上通于脑，脑为髓海，下通于鼻。肝胆互为表里，肝之经脉循抵畜门（后鼻孔），足少阳胆经之脉会于睛明，故夹鼻之山根部，又肝与鼻梁相应，胆与鼻梁两侧相应。

（2）**生理关系**　胆之经气上通于脑。肝胆主疏泄气机，肝胆平和，则脑、颃、鼻俱得安康。

（3）**病理关系**　其病理变化多表现为肝胆热盛。肝胆有热可循经直犯鼻窍；或循经移热于脑，下犯颃与鼻窍；或肝胆火热上迫而致鼻衄。《素问·气厥论》说："胆移热于脑，则辛颃鼻渊，鼻渊者，浊涕下不止也。"肝伤可致嗅觉异常。如《素问·腹中论》说："有病胸胁支满者，妨于食，病至则先闻腥臊臭，出清液，病名血枯，此得之年少时，有所大脱血，若醉入房中，肝伤。"

（4）**治疗关系**　一些鼻病可从肝胆论治，如清泄肝胆湿热、滋养肝阴等。

4. 鼻与肾

（1）**所属关系**　肾之经脉交会于督脉，督脉循行于鼻柱到鼻头，鼻为肺之窍，而金水相生，故肾与鼻有着间接的所属关系。

（2）**生理关系**　肺为气之主，肾为气之根，肺之气津濡养卫护鼻窍，有赖于肾之精气充养。如《类证治裁·卷二》说："肺为气之主，肾为气之根，肺主出气，肾主纳气，阴阳相交，呼吸乃和。"又肾主藏精，生髓，汇于脑，脑通于鼻，故肾之精气上注，鼻窍得养而功能正常。

（3）病理关系　肾虚可致鼻病。肾气虚，肺失温煦，易为风寒之邪所犯而致鼻衄等病。《素问·宣明五气论》说："肾为欠，为嚏。"肾阴虚，虚火上灼，可致鼻槁、鼻衄。

（4）治疗关系　某些鼻病可以从肾论治，如温补肾阳、滋补肾阴等。

5. 鼻与心

（1）所属关系　鼻为心肺之门户。《景岳全书·卷二十七》："鼻为肺窍，又曰天牝，乃宗气之道，而实心肺之门户。故经曰，心肺有病而鼻为之不利也。"心主血脉，鼻为血脉多聚之处。

（2）生理关系　心主嗅。《难经·四十难》说："心主臭，故令鼻知香臭。"心主嗅与心主神明和心主血脉的功能有关。《管子·九守》说："心不为九窍，九窍治。"故嗅觉功能受心之主宰，而心血充沛，奉养于鼻，则嗅觉敏。心气充沛，鼻能为嚏，以逐邪外出。如《灵枢·口问》说："阳气和利，满于心，出于鼻，故为嚏。"

（3）病理关系　心火亢盛或心肺有病可致鼻病。如《诸病源候论·卷十》说："心主血，肺主气而开窍于鼻，邪热伤于心，故衄。"《素问·五脏别论》说："五气入鼻，藏于心肺，心肺有病，而鼻为之不利也。"《杏苑生春·卷六》认为："鼻之为病，尽由心肺二经受邪，有寒有热。"

（4）治疗关系　一些鼻病可从心论治。临床上针对鼻病有清心泻火、补益心脾、活血祛瘀等治法。

三、咽喉与脏腑的关系

咽喉为肺胃之系，与肺、脾胃、肝、肾关系密切。

1. 咽喉与肺

（1）所属关系　喉下接气道，与肺相通，为肺系之所属。《疮疡经验全书·卷一》说："喉应天气，乃肺之系也。"《经验喉科紫珍集·原序》："喉应天气，乃肺之苗。"在经络联系上，肺之经脉入肺脏，上循咽喉，构成了肺与喉的互相联系。

（2）生理关系　肺司呼吸，喉为气道，互相配合，共同完成呼吸运动。如《重楼玉钥·喉科总论》所说："喉者空虚，主气息出入呼吸，为肺之系，乃肺气之通道也。"肺主气，喉主发音，肺气清，喉窍利，则声音洪亮。如《景岳全书·卷二十八》说："声由气而发，肺病则气夺，此气为声音之户也。"喉为肺之阊阖，保护肺脏。《医贯·卷一》说："气口有一会厌，当饮食方咽，会厌即垂，厥口乃闭，故水谷下咽，了不犯喉；言语呼吸，则会厌张开。"

（3）病理关系　肺失调和可致咽喉为病。若外感六淫，肺失宣肃，邪壅咽喉，或肺经热邪，上攻咽喉。如《太平圣惠方·卷三十五》说："若风热邪气，搏于脾肺，则经络痞塞不通利，邪热攻冲，上焦壅滞，故令咽喉疼痛也。"肺脏虚损，气津不足，咽喉失养，甚或虚热上攻，发为咽喉病。《血证论·卷六》说："又有津液干枯，肺萎叶焦，声音嘶小者。"

（4）治疗关系　咽喉病常从肺论治。临床上，风邪袭肺或肺经热盛所致的咽喉病，常用疏风宣肺、清热解毒等治法；若肺气虚弱或阴虚肺燥导致咽喉病，常治以补肺敛气、养阴清肺之法。

2. 咽喉与脾胃

（1）所属关系　咽下接食道，与胃相通，为胃系之所属。《严氏济生方·咽喉门》说："夫咽者，言可以咽物，又谓之嗌，气之疏通厄要之处，胃所系。"《重楼玉钥·诸风秘论》说："咽主地气，属脾土。"足太阴脾之经脉上循咽喉夹舌本，足阳明胃之经脉亦循行咽喉。

（2）生理关系　咽主吞咽，胃主受纳，脾胃主腐熟水谷，摄取饮食水谷精华，三者共同配合。《医贯·卷一》也说："咽系柔空，下接胃本，为饮食之路，水谷同下，并归胃中，乃粮运之关津也。"脾主升清，胃主降浊，脾胃功能健，清升浊降，则咽喉得养，功能正常。

（3）病理关系　脾胃失调可致咽喉疾病。若脾胃实热，火热循经上攻咽喉，可致咽喉红肿疼痛，甚则咽喉闭塞，吞咽障碍，呼吸不通。《太平圣惠方·卷三十五》说："脾胃有热，则热气上冲，致咽喉肿痛。"若脾胃虚弱，气血不足，清阳不升，可致咽喉失养，功能失司，或易致邪毒留滞咽喉为患。《外科正宗·卷二》说："思虑过多，中气不足，脾气不能中护，虚火易致上炎。"

（4）治疗关系　不少咽喉病证，从脾胃论治。临床上咽喉病从脾胃论治，常有清胃泻火、利膈通便、补中益气、养胃生津等治法。

3. 咽喉与肾

（1）所属关系　肾之经脉循喉咙，夹舌本。《灵枢·经脉》："肾足少阴之脉……其支者，从肾上贯肝膈，入肺中，循喉咙，夹舌本。"喉为肺之系，肺为肾之母，故咽喉与肾有直接和间接的络属关系。

（2）生理关系　肾主藏精，寓元阴元阳，为水火之宅。肾精充沛，水升火降，则咽喉清利，发音洪亮。《仁斋直指方》说："肾为声音之根。"《景岳全书·卷二十八》："肾藏精，精化气，阴虚则无气，此肾为声音之根也。"

（3）病理关系　肾阴虚，咽喉失养，虚火上炎，易致咽喉病。《辨证录·卷三》："人有咽喉干燥，久而疼痛，人以为肺热之故，谁知是肾水之涸竭乎。"又曰："少阴肾火，下无可藏之地，直奔而上炎于咽喉也。"肾阳虚，虚阳上越，亦可致咽喉病，《景岳全书·卷二十八》说："格阳喉痹，由火不归原，则无根之火客于咽喉而然。"临床上，亦有肾阳不足，外感于寒，易致邪客咽喉者，所谓"直中少阴"或暴寒客于咽喉，为咽痛或声音嘶哑。

（4）治疗关系　咽喉的某些病证可以从肾论治。临床上咽喉病从肾论治常有滋养肾阴、温补肾阳、引火归原等治法。

4. 咽喉与肝

（1）所属关系　咽为肝之使。《素问·奇病论》说："夫肝者，中之将也，取决于胆，咽为之使。"足厥阴肝经之脉，循喉咙，入颃颡。《灵枢·经脉》："肝足厥阴之脉……上贯膈，布胁肋，循喉咙之后，上入颃颡。"

（2）生理关系　肝主疏泄。咽喉的生理功能正常，有赖于肝气条达。

（3）病理关系　肝郁气滞，肝郁犯脾，或肝火上逆，可致咽喉哽哽不利、咽喉疼痛、失音等病。《医学入门·卷四》说："忿怒动肝火，火炎上攻，咽膈干燥。"《景岳全书·卷二十八》说："五脏之病，皆能为瘖，惊恐愤郁，卒然致瘖者，肝之病也。"

（4）治疗关系　一些咽喉病证可以从肝论治，如清肝泻火、疏肝解郁、行气化痰等。

四、口齿与脏腑的关系

口齿包括口、齿、唇、舌在内，与胃、脾、大肠、心、肾、肝等脏腑关系密切。

1. 口齿唇舌与脾胃

（1）生理关系　脾胃互为表里，为后天之本，有受纳、腐熟、输布水谷精微的作用。饮食水谷进入口腔后，经牙齿咀嚼，舌搅拌，下入于胃，经脾胃腐熟，输布精微于全身。因此，口齿唇舌与脾胃相互配合，以完成水谷精微的消化输布。口为脾之外窍，脾之经气上达于口，方能知五谷。《灵枢·脉度》说："脾气通于口，脾和则口能知五谷矣。"

（2）病理关系　脾胃功能失调，常可致各种口齿唇舌疾病。《灵枢·经脉》说："足太阴气绝者，则脉不荣肌肉。唇舌者肌肉之本也，脉不荣，则肌肉软，肌肉软，则舌萎人中满，人中满则唇反，唇反者肉先死。"临床上常以观察口齿的变化来诊查脾胃的病变。《灵枢·师传》说："脾者，主为卫，使之迎粮，视唇舌好恶，以知吉凶。"观察唇的颜色变化可知脾的病理改变。《证治汇补·卷三》说："唇为之病……脾冷则紫，脾败则黑，脾寒则青，脾虚则白，脾衰则黄，脾实则红。"

2. 口齿唇舌与心的关系

（1）生理关系　舌为心之苗。《灵枢·五阅五使》："舌者，心之官也。"心为君主之官，主神明。心之经气通达于舌，舌方能维持正常的生理功能。《灵枢·脉度》说："心气通于舌，心和则舌能知五味矣。"

（2）病理关系　心的病理变化也可影响到舌。《诸病源候论·卷二十七》说："心主血脉，而候于舌。若心脏有热，则舌上出血如涌泉。"因此，舌的生理功能与病理变化与心有十分密切的关系。

3. 口齿唇舌与肾的关系

（1）生理关系　肾为五脏六腑之根，主骨，生髓，齿为骨之余，少阴肾之经脉系舌本，连舌下，并与齿相连。肾脏的盛衰与口齿唇舌的生理功能和病理变化有着十分密切的关系。《素问·上古天真论》说："丈夫八岁，肾气实，发长齿更……三八肾气平均，筋骨劲强，故真牙生而长极……五八肾气衰，发堕齿槁。"

（2）病理关系　肾脏的病理变化也可影响到口齿，肾脏虚衰，髓海不足，齿失所养，则齿牙疏豁动摇。《证治汇补·卷四》说："精充则齿坚，肾衰则齿豁，虚热则齿动，髓溢则齿长，肾虚牙疼，其齿浮。"因此，肾脏的盛衰在口齿唇舌的生理功能和病理变化中起着重要的作用。

此外，口齿唇舌与肝、膀胱等脏腑也有一定的关系，这些脏腑的功能失调也可致口齿唇舌发病。

第二节　耳鼻咽喉口齿与经络的关系

经络与耳鼻咽喉口齿生理和病理关系密切。《灵枢·邪气脏腑病形》说："十二经脉，三百六十五络，其血气皆上于面而走空窍，其精阳气上走于目而为睛，其别气走于耳而为听，其宗气上出于鼻而为臭，其浊气出于胃，走唇舌而为味。"

一、耳与经络的关系

耳为宗脉之所聚，十二经脉与耳均有直接联系。其中，经脉循行于耳者有手足少阳、太阳、阳明、手厥阴等7条经脉。此外，络脉入耳者，有手足少阴、太阴、阳明、足厥阴、足少阳等八条经脉。《素问·缪刺论》说："邪客于手足少阴太阴足阳明之络，此五络皆会于耳中，上络左角。"《医学心悟·卷四》说："足厥阴肝、足少阳胆经皆络于耳。"张志聪说："手阳明之络，其别者入耳，合于宗脉。"尚有手足少阳、太阳、足阳明等五条经筋循行于耳。

直接循行于耳的7条经脉是：

足少阳胆经，其分支从耳后分出，进入耳中，走耳前，至目锐眦后方。

手少阳三焦经，其分支从耳后分出，进入耳中，走耳前，至目锐眦。

手阳明大肠经，有络支别从颊下过耳前通脉会于耳中。

足阳明胃经，环绕口唇，下交承浆，分别沿下颌的后下方，经大迎，循颊车，上耳前，沿发际到前额。

手太阳小肠经，其分支从缺盆沿颈上颊，至目锐眦，入耳中。

足太阳膀胱经，其分支从巅分出，向两侧下行至耳上角。

手厥阴心包经，其脉入胸中，别属三焦，出循喉咙，出耳后，合少阳完骨之下。

二、鼻与经络的关系

鼻为血脉多聚之处。十二经脉及奇经八脉中，直接循行于鼻或鼻旁者，有手足阳明、少阳、太阳、手少阴、足厥阴、督脉、任脉、阴跷脉、阳跷脉等12条经脉。此外，尚有足太阳、足阳明经筋循行于鼻。

直接循行于鼻的12条经脉有：

手阳明大肠经，其支脉从缺盆上颈，通过颊部，入下龈中，循出夹口，绕上唇，左右交叉于人中，分布于鼻孔两侧。

足阳明胃经，起于鼻之两旁，向上行，左右相交于鼻根部，旁纳足太阳经脉，向下沿鼻外侧，入于齿中。

手太阳小肠经，其支脉从颊部至眼眶的下部到鼻，再至目内眦。

足太阳膀胱经，起于鼻旁目内眦，上额，交会于头顶。

手少阳三焦经，其支者出耳上角，以屈下颊至颇。

足少阳胆经，其支脉从目外眦，下行至大迎，折行于颇，过颊，再下行于颈。

手少阴心经，其支脉夹咽，经面部，沿鼻旁，上联目系。

足厥阴肝经，从肝上注肺，上循喉咙，入颃颡之窍，究于畜门。

督脉，由巅顶沿前额下行鼻柱，至鼻尖，到上唇。

任脉，环绕口唇，上至龈交，分左右循鼻旁，到二目下。

阴跷脉，出人迎之前，入鼻，属目内眦。

阳跷脉，从颈外侧上夹口角，循鼻外侧到达目内眦。

三、咽喉与经络的关系

咽喉乃人体的要冲，经脉循行交会之处。在十二经脉中，除足太阳膀胱经外，其余11条经脉皆直接循经咽喉；在奇经八脉中，除督脉、带脉、阳维脉外，其余5条经脉皆循经咽喉。此外，尚有手足阳明、太阳、少阳6条经筋循行于咽喉。

直接循行于咽喉的16条经脉有：

手太阴肺经，入肺脏，上循咽喉，横出腋下。

手阳明大肠经，从缺盆上走颈部，沿颊入下齿中。

足阳明胃经，其支者，从大迎前下人迎，循喉咙，入缺盆。

足太阴脾经，从脾脏上络于胃，横过膈，上行夹于食道两旁，循经咽喉，连舌本。

手少阴心经，其支者从心系，夹食道上循咽喉，连于目系。

手太阳小肠经，其支者从缺盆循颈，经咽喉上颊。

足少阴肾经，其直者，从肾上贯肝膈，入肺中，循喉咙，夹舌本。

手少阳三焦经，从肩上走颈，过咽喉，经耳上角到颊部。

足少阳胆经，从耳后，循颈过咽，下肩至缺盆；其支者，从颊车，下走颈，经咽喉，至缺盆。

手厥阴心包经，别属三焦，出循喉咙。

足厥阴肝经，属肝，络胆，上贯膈，分布于胁肋，循喉咙之后，上入颃颡。

任脉，循腹里，上关元，至咽喉，上颐，循面，入目。

冲脉，会于咽喉，别而络唇口。

阴跷脉，循内踝上行，至咽喉，交贯冲脉。

阳跷脉，从肩部，循经颈，过咽，上夹口角。

阴维脉，从胁部上行至咽喉。

四、口齿唇舌与经络的关系

口齿唇舌位居颜面口腔，有多条经脉皆汇聚于此。齿为骨之余，舌为心之苗，口唇为脾之外候。因此，脏腑的经气和阴液循经温煦滋养口齿唇舌，口齿唇舌才能维持正常的生理活动。《灵枢·脉度》说："心气通于舌，心和则舌能知五味矣。"若脏腑虚损，气血失和，经络欠通，则口齿唇舌失养而致各种口齿疾病。因此，经络的通调与否，在口齿科的生理、病理上起着重要的作用。

与口齿唇舌关系较为密切的经脉有：

手阳明大肠经，其经脉起于大指次指之端，其支脉从缺盆上颈贯颊，入下齿中，还出夹口，交人中，左之右，右之左，上夹鼻孔。

足阳明胃经，其经脉起于鼻之交頞中，下循鼻外，入上齿中，还出夹口环唇，下交承浆。

足太阴脾经，其经脉起于大指之端，循指内侧白肉际，向上循行，上膈，夹咽，连舌本，散舌下。

手太阳小肠经，其经脉起于小指之端，循手外侧上腕，向上循行，循咽下膈，其支脉别颊上䪼抵鼻。

足少阴肾经，其经脉起于小指之下，向上循行，其直者从肾上贯肝膈，入肺中，循喉咙，夹舌本。

手少阳三焦经，起于小指次指之端，上出两指之间，其支脉从膻中上出缺盆，上项，系耳后直上，出耳上角，以屈下颊至䪼。

足厥阴肝经，其经脉起于足大趾爪甲后丛毛处，向上循行，其支脉从目系下颊里，环唇内。

此外，奇经八脉中的冲脉、任脉、督脉也循行于口齿唇舌。

第四章　耳鼻咽喉口齿疾病的病因病机

第一节　耳鼻咽喉口齿疾病的主要病因

疾病的发生，归其原因，不外乎各种因素导致人体阴阳平衡失调，正常生理功能紊乱。耳鼻咽喉口齿位于头颈部，内连脏腑，故内外诸种因素均可致病。其外因主要有外感邪毒、外伤创伤、异物所伤；内因多为七情所伤、饮食、劳倦及官窍之间的病变互相传变。

一、外因

1. 外感邪毒　常见六淫邪毒外袭、时邪疫疠及异气侵袭。

（1）风邪　《素问·风论》说："风者百病之长也"，"风者善行而数变"。《素问·太阴阳明论》说："伤于风者，上先受之。"各种耳病、鼻病、咽喉病、口齿病初起，常见风热、风寒、风湿之邪合犯，侵犯途径，常从肌肤或口鼻而入。

（2）寒邪　多因疏于防寒保暖，感受寒邪，寒伤于肌表，阻遏阳气而致病。寒邪侵袭常见于多种耳病、鼻病、咽喉病、口齿病初起，常因风寒之证，但风寒之邪常可郁而化热。

（3）热邪　外感热邪，多为风热，风热侵袭导致耳、鼻、咽、喉、口齿疾病在临床上极为常见。若素体阳盛，外感风热容易引动内热，化火生毒，上犯清窍，使病情进展快，症状重，甚至变生他症。热为阳邪，火热生毒，易致患处红肿热痛、化脓，或热盛灼津耗液，致正气亏虚。

（4）湿邪　长期阴雨，居处潮湿，污水浸渍等易致湿邪外袭耳、鼻等清窍，导致耳周、耳窍、鼻前孔皮肤或口唇黏膜红肿、赤烂、痒痛、黄水淋漓等病证。脾喜燥恶湿，湿邪内困于脾，脾运失健，每致耳内流脓，浊涕量多。湿邪常与寒邪、热邪相兼为患，且湿性黏滞，故使疾病缠绵难愈。

（5）燥邪　外感燥邪而发病，多从口鼻而入。如干寒地区、干燥高温的工作环境等致燥邪耗伤肺津，肺气宣发与肃降功能失健，而致鼻病、咽喉病或口齿病。

（6）时邪疫疠　时邪疫疠是一类具有强烈传染性的致病邪气。疫疠的侵入途径，多从口鼻而入。其致病特点是发病急、传播快、毒性强、病情重，如白喉、疫喉痧等。

（7）异气　异气是指污浊的气体，如汽车废气、工业排出的废气、各种有毒的化学气体及花粉、粉尘等，均可直接由口鼻而吸入，导致耳、鼻、咽喉、口齿疾病。

2. 外伤致病　耳窍位于头面外侧，鼻突出于头面正中，喉位于颈前，故耳、鼻、咽喉、口齿易遭受跌仆、撞击、金刃、弹击、爆炸所伤。手术创伤、噪声、激光、微波、烧灼等理化因素亦可导致耳鼻咽喉疾病。

3. 异物所伤　异物误入外耳道或鼻腔，鱼刺、骨类或其他异物梗于口腔、咽、喉或食管，均可致病，甚则可产生严重病证。

二、内因

1. 饮食所伤　饮食不节，脾胃受伤，则易致耳鼻咽喉口齿疾病。

2. 劳倦内伤　劳逸失节，房劳过度，久病劳损，均可耗伤气血津液，导致脏腑功能失调而发生耳鼻咽喉口齿疾病。用声不当或过度，声带受伤，功能失健，则致声嘶。

3. 情志致病　喜、怒、忧、思、悲、恐、惊等各种精神因素刺激，均可使内脏气机发生紊乱而导致耳鼻咽喉口齿疾病。

4. 官窍疾病相传　耳鼻咽喉口齿之间互相通连，一窍有病，若不及时治疗，或病毒势猛，病情发展，也可传于他窍。如伤风鼻塞，若治疗不彻底，邪毒窜耳，可致耳胀。

5. 痰饮瘀血　痰湿停聚，可致唇肿，龈肿，舌体胖有齿印。瘀血停聚口齿唇舌，可致局部紫暗，有瘀斑或肿胀。

第二节　耳鼻咽喉口齿疾病的主要病机

病机，即疾病发生、发展与变化的机理。各种致病因素引起脏腑功能失调，导致耳鼻咽喉疾病的发生，其病机不外乎实证、虚证或虚实夹杂证三大类。兹择其要者归纳入下：

一、实证

《素问·通评虚实论》说："邪气盛则实。"耳鼻咽喉疾病的实证，常见于病变的初期或中期，以外邪侵袭、脏腑火热、痰湿困结、气滞血瘀等为多见。

1. 外邪侵袭　外感六淫邪毒或时行疫疠之邪，可致耳、鼻、咽喉、口齿诸窍疾病。如风寒或风热外袭，肺失宣降，邪毒上犯清窍，可致伤风鼻塞、耳胀、喉痹、喉痈、唇风、牙痛等病证；风热夹湿邪侵犯，可致旋耳疮、鼻疳等病证；燥邪犯肺，耗伤津液，鼻窍失养，可致鼻槁；时行疫疠之邪侵袭咽喉口齿，可致白喉等病证。

2. 脏腑火热　肺、胃、肝、胆、心等脏腑火热上炎，蒸灼清窍，常导致多种耳鼻咽喉口齿疾病。如肺经蕴热，上犯鼻窍，可致鼻疳、鼻衄、鼻鼽等病证；胃腑积热，上灼咽喉口齿，可致喉痹、乳蛾、喉痈、牙痛等病证；肝胆火热上炎或肝胆湿热上蒸，可致耳疖、耳疮、脓耳、耳鸣耳聋、鼻渊、鼻衄等病证；心火上炎，可致鼻衄、口疮等；

热入心包，可致黄耳伤寒等。

3. 痰湿困结　肺、脾、肾功能失调，痰湿内生，困结体内，常可导致耳鼻咽喉口齿疾病。如痰湿凝滞，困结于耳，可致耳郭痰包；困结于口齿，可致舌下痰包；困结于鼻，可致鼻痰包、鼻菌等病证；痰气互结于咽喉，可致梅核气；痰浊结聚于咽喉或颃颡，可致咽喉瘤、咽喉菌、颃颡岩、唇菌、舌菌等病证。

4. 气滞血瘀　外伤血瘀，或久病入络，气滞血瘀，清窍脉络不通亦为耳鼻咽喉口齿疾病常见的病机之一，如耳损伤、鼻损伤、咽喉损伤、口齿损伤等，其共同的病机为外伤血瘀。气滞血瘀常可导致耳胀、耳聋、耳鸣、鼻窒、喉痹、咽喉瘤、咽喉菌、颃颡岩、唇菌、舌菌等病证。

二、虚证

虚证，是指正气虚衰不足，即所谓"精气夺则虚"。耳鼻咽喉口齿疾病的虚证常见于疾病的后期和一些慢性疾病中，临床上以肺、脾、肾的虚损为多见。

1. 肺脏虚损　肺脏虚损，多见于肺气虚和肺阴虚。如肺气虚，卫外不固，可致鼻鼽等病证；肺气虚无力鼓动声门，可致声疲、喉痹；肺阴虚，鼻窍、咽喉或口齿失于濡养，可致鼻槁、喉痹、乳蛾、喉癣、牙宣等病证。

2. 脾胃虚弱　脾胃虚弱，运化失职，气血生化之源不足，则官窍失养而发生多种耳鼻咽喉口齿疾病。正如《素问·玉机真脏论》所云："脾为孤脏……其不及则令人九窍不通。"例如，脾气虚弱，清阳不升，可致耳鸣、耳聋、耳眩晕；脾气虚弱，宗气生成不足，无力鼓动声门，可致喉痹；脾气虚弱，气不摄血，可致声疲、鼻衄；脾胃虚弱，化生不足，鼻窍失养，可致鼻鼽。

3. 肾脏亏虚　肾脏亏虚常出现肾阴虚或肾阳虚的病理变化。肾精亏虚，耳窍失养，可致耳鸣、耳聋、耳眩晕；肾阴虚，鼻窍失养，可致鼻槁；肾阴不足，无以制火，虚火上炎，可致鼻衄、喉痹、喉痈、喉癣等病证；肾阳亏虚，寒水上犯，可致耳眩晕；肾阳不足，鼻失温养，可致鼻鼽。

三、虚实夹杂证

虚实夹杂证，即正气亏虚而邪气滞留的病证，耳鼻咽喉口齿的慢性疾病，常可出现这类病证。如肺脾气虚，邪滞鼻窍，可致鼻窒；脾气虚弱，湿浊内困，可致鼻渊、耳胀、脓耳、牙痛等病证；气虚血瘀，可致耳面瘫；喉痈、牙痈、牙咬痈溃脓后期常出现气阴耗损，而余邪未清之证；咽喉菌、颃颡岩、舌菌等病常出现正虚毒滞之证等。

第五章　耳鼻咽喉口齿科的辨病与辨证

耳鼻咽喉口齿疾病的辨证，是从整体观出发，对四诊所收集的资料，采用八纲辨证、脏腑辨证、症状辨证等方法进行分析、综合、归纳，以识别病证，推断病情，为防治疾病提供依据。针对耳鼻咽喉口齿疾病的发病特点，必须强调辨病与辨证相结合、局部辨证与整体辨证相结合、局部四诊和全身四诊相结合。

第一节　耳鼻咽喉口齿科的诊病方法

耳鼻咽喉口齿发病多在深邃的孔窍内，病变隐匿，不易诊视，随着现代科技的发展，在继承传统四诊的基础上，逐渐形成了独具特色的局部四诊方法，突出了专科诊病的需要。在手段上利用当代先进的声、光、电等检测手段及计算机智能化的检测设备，丰富了传统四诊的内涵。

一、耳鼻咽喉口齿科诊室的基本条件及要求

（一）耳鼻咽喉科诊室的基本条件及要求

诊室环境要安静，空气清新，光线稍暗。同时室内应备有耳鼻咽喉科专用椅、专用灯、诊疗台、额镜以及一些常用的检查器械，如耳镜、鼓气耳镜、鼻镜、压舌板、间接喉镜、间接鼻咽镜、枪状镊等。此外，还应备有一些常用药物，如1%～3%麻黄素生理盐水、1%～2%丁卡因等。

受检者一般采用坐位，根据受检部位不同，随时调整受检者体位，小儿受检，由成人抱扶，固定小儿头部。耳鼻咽喉科专用灯一般常用带灯罩的100W白炽灯，冷光灯为较佳光源。光源应置于受检者头部侧后方，略高于受检者耳部，与耳相距10～20cm。检查时用单眼，检查者所用眼、额镜与光源为相对的同侧位，保持瞳孔、镜孔及检查部位三点成一线，窥视中可依据检查的具体需要，灵活调整额镜或受检部位，力求达到视野无盲区。

（二）口齿科诊室的基本条件及要求

口齿科诊室环境要安静舒适，空气流通，必备口腔综合治疗台及常用的检查器械，如口镜、镊子和探针等。检查时，医生多坐或站在患者的右侧，患者坐在治疗椅上，头

枕部靠于头托，面对光源。检查上颌牙时，应使上颌牙的殆平面与地面约成45°角，其高度稍高于医生的肘关节；检查下颌牙时，使下颌牙的殆平面与地面平行，其高度与医生的肘部相平。

二、耳鼻咽喉口齿局部四诊

（一）耳局部四诊

1. 望诊　主要观察耳郭、外耳道、鼓膜等变化。

（1）耳郭、耳周望诊　观察耳郭的形态、厚薄、荣枯、高低、大小、位置，有无畸形，两侧耳郭是否对称；局部皮肤有无红肿、增厚、瘘口、赘生物、瘀斑、疤痕、破损、溃疡、糜烂、渗液、结痂等变化。

（2）外耳道望诊　观察外耳道有无红肿、疖肿、瘘口、新生物、耵聍、异物、分泌物等；注意外耳道有无狭窄及塌陷等。

（3）鼓膜望诊　首先要辨识鼓膜的正常标志（彩图1），如锤骨柄、鼓脐、光锥、锤骨短突，分清紧张部与松弛部。然后通过正常标志的变化观察鼓膜病变，如鼓膜外凸或内陷、液平线、气泡；鼓膜色泽的改变（红赤、发蓝、白斑、混浊等）情况；是否有鼓膜斑痕、疱疹、肉芽等改变；鼓膜穿孔的位置、大小、形状等；通过鼓气耳镜观察鼓膜的活动度。

此外，利用X线、CT、MRI等影像学手段可了解中耳乳突情况。对眩晕者应观察是否有眼震的存在及其强度、方向、节律。

2. 闻诊　包括嗅与耳相关的气味和听与耳相关的声响两部分。

（1）嗅诊　嗅耳道内分泌物的气味，注意脓液有无腥秽恶臭味。

（2）听诊　行咽鼓管吹张术，可通过听诊管听到鼓气声，或咽鼓管不同程度开放的通气声；利用纯音测听、声导抗等手段可了解听力损失的程度、性质及中耳功能状况。

3. 问诊　重点围绕与耳病相关的特有症状进行询问，如耳聋、耳鸣、眩晕、耳痛等。

（1）问耳聋　注意耳聋的起病情况，如突发或渐发；耳聋的时间长短，是否有引起耳聋耳鸣的病因，如接触噪声、使用耳毒性药物等；是否经过治疗；有无与耳聋相关的全身性疾病，如糖尿病、肾病等。

（2）问耳鸣　注意耳鸣的发作时间；是持续性还是间歇性；耳鸣的响度；耳鸣的音调；诱发加重的因素及听力情况等。

（3）问眩晕　注意眩晕发作时的特点，如是否为旋转性眩晕、是否伴恶心呕吐等症状、意识清晰与否；眩晕发作时是否伴有耳鸣耳聋；过去有无类似的发作史等。

（4）问耳痛　注意耳痛的时间长短，耳痛的性质，是否伴有耳漏，有无挖耳史或污水入耳史等。

4. 切诊　主要针对耳郭、耳周及耳道进行触诊。牵拉耳郭，压按耳屏、耳郭及耳周是否有疼痛反应；若有瘰核、肿胀或新生物，应探查其软硬程度、活动度及是否有波动感或压痛。

（二）鼻局部四诊

1. **望诊**　主要观察外鼻、鼻腔及鼻涕、鼻出血等。

（1）**外鼻、鼻前庭望诊**　观察外鼻形态的改变，是否有红肿、畸形、歪斜；鼻翼是否煽动；鼻窦表面是否红肿、隆起；鼻前庭有无红肿、糜烂、溃疡、皲裂、结痂；鼻毛是否脱落。

（2）**鼻腔望诊**　观察鼻黏膜的色泽及形态改变；鼻甲有否肿胀、肥大、息肉样变、萎缩等改变；鼻中隔有否偏曲、糜烂、穿孔、出血；鼻道有否异物、息肉、肿物及分泌物积留。此外，X线、CT等手段可观察鼻窦的情况。

（3）**鼻涕望诊**　观察鼻涕色、质、量、潴留部位等。

（4）**鼻血望诊**　观察鼻出血的部位、色泽、量及出血缓急等。

2. **闻诊**　包括嗅鼻呼气时的气味和听鼻息的声音。

（1）**嗅诊**　注意鼻呼气时有无腥臭等气味。

（2）**听诊**　听鼻息的声音，注意有无闭塞性鼻音、开放性鼻音、鼾声及喷嚏的情况。

3. **问诊**　注意围绕鼻塞、鼻涕、嗅觉、鼻痛等主要症状进行询问。

（1）**问鼻塞**　鼻塞发作的时间；间歇性或持续性；单侧、双侧、交替性鼻塞；原因及诱发加重的因素等。

（2）**问鼻涕**　流涕的时间长短，鼻涕的量、质、色、异味或是否带血丝等。

（3）**问嗅觉**　嗅觉障碍发生的时间长短和诱发因素；有无嗅幻觉、倒错等。

（4）**问鼻痛、头痛**　鼻痛发生的部位；鼻痛的性质，如灼痛、胀痛、刺痛、跳痛等；头痛的时间规律，如上午、下午或晚上，是否为阵发性痛等。

4. **切诊**　包括外鼻部和鼻腔两部分的触诊。

（1）**外鼻部的触诊**　触压颧、额、鼻根、目内眦两侧，有无压痛；触扪鼻根、鼻背部有无骨擦音或凹陷；对鼻前庭疖肿、囊肿、硬结进行触诊等。

（2）**鼻腔内触诊**　对鼻甲肿大有新生物者，可用卷棉子探查其是否有弹性感，可轻轻触压了解其软硬程度、活动度。

（三）咽喉局部四诊

1. **望诊**　包括鼻咽、口咽和喉部望诊。

（1）**鼻咽部望诊**　用间接鼻咽镜或纤维鼻咽镜进行望诊。观察鼻咽顶后壁、咽隐窝、咽鼓管咽口、腺样体及后鼻孔等部位，两侧结构是否对称，有无充血肿胀、隆起、新生物，黏膜是否粗糙、糜烂、溃疡，是否有出血、分泌物、痂块等情况。

（2）**口咽部望诊**　口腔黏膜有无红肿、干燥、溃疡等；咽后壁有无颗粒突起；咽侧索是否增生；腭扁桃体有无红肿及脓点；前、后腭弓及悬雍垂、软腭有无异常等。

（3）**喉咽部及喉腔望诊**　用间接喉镜或纤维喉镜进行望诊（彩图2）。观察舌根部、会厌谷、梨状窝等部位有无异物、新生物等；会厌活动情况及有无囊肿；喉黏膜有无充血、肿胀；披裂、声带、室带的活动情况及有无肥厚、增生、新生物等。

（4）喉的外部望诊　观察喉外部大小是否正常，是否居于颈前正中部，两侧是否对称，有无肿胀、畸形、疤痕等形态的变化。对于呼吸困难者，应观察吸气时胸骨上窝、锁骨上窝、肋间隙等部位有无凹陷。

2. 闻诊　包括嗅咽喉部呼出气味及分泌物的气味和听声音。

（1）嗅诊　有无腥臭、腐臭气味。

（2）听诊　嗓音是否洪亮，有无毛、沙、嘶、哑等情况；呼吸音有无喘鸣；咳嗽声是否清脆，有无犬吠样咳嗽声等。

3. 问诊　主要围绕与咽喉有关的一些症状进行询问。

（1）问咽喉疼痛　疼痛的时间及其规律，如持续痛或间歇痛、新痛或久痛等；疼痛的部位及其性质，如刺痛、钝痛、跳痛、灼痛等；疼痛是否放射至耳部。

（2）问咽喉异物感　如焮热感、干燥感、痒感、痰黏着感、窒息感等。

（3）问吞咽情况　有无吞咽异常的感觉，如吞咽不利、吞咽困难、吞咽呛咳等，空咽与进食吞咽有无不同。

（4）问发音情况　声音变化的时间，如渐发或突发；声嘶加重或减轻的诱因；发音时是否伴有喉痛；是否从事与用嗓有关的职业等。

（5）问咳嗽痰涎　咳嗽的特点，如干咳、呛咳、痒咳、阵咳等；咳嗽发作的时间规律；咳痰的色、质、量及是否带血（血的色、质、量）等。

（6）问呼吸情况　有无气急、气促、气短；呼吸时有无喉鸣音；呼吸困难与活动、体位的关系等。

4. 切诊

（1）颈部触诊　颈部有无肿胀、包块、臖核，以及其大小、软硬度、活动度、触压痛。

（2）咽喉触诊　咽部肿块软硬程度及活动度，有无压痛；触摸增殖体，辨其大小、软硬等情况；按压喉核，观察有无分泌物溢出；如咽喉有局限性红肿，可在局部触压以判断是否成脓；用拇指、食指按住喉体，向两侧推移，判断喉关节的摩擦感是否正常。

（四）口齿唇舌局部四诊

1. 望诊

（1）口的望诊　主要是望口腔黏膜，根据其色泽、形态以辨别虚、实、盛、衰。

（2）齿的望诊　齿的望诊主要观察牙齿、牙龈的色泽、形态变化等。

（3）口唇望诊　脾开窍于口，其华在唇，足阳明胃经之脉环口唇，故望口唇的变化，可诊查脾胃的病变。口唇的望诊主要观察口唇的颜色、润泽及形态等。

（4）舌的望诊　主要包括望舌质、望舌苔、望舌态。

望舌质：舌的荣枯、色泽等。

望舌苔：包括舌苔的厚薄、颜色、质地等。

望舌态：主要观察舌的老嫩、芒刺、裂纹、胖·夏等。

2. 闻诊　口齿唇舌的闻诊主要是嗅气味和闻声音。

（1）嗅气味　嗅气味是指通过嗅患者口腔呼出或喷出的气是否有臭味异气，辨别其病情、性质及预后，以助诊断。

（2）闻声音　主要是听语音和呼吸音。

3. 问诊　问诊是通过询问口齿唇舌发病的久暂、缓急，以及局部、全身症状，以了解疾病的发生、发展、预后，为辨证施治提供依据。

（1）问发病的久暂　疾病的久暂与疾病的性质关系密切。通过对疾病久暂的了解，可辨别疾病的虚、实、寒、热。若口齿唇舌病初起，病程较短者，多为外邪侵袭或脏腑失调，属实证、热证。若病程较长，反复发作，缠绵难愈者，多为脏腑虚损，口齿唇舌失养，属虚证、寒证。

（2）问发病缓急　发病迅速，来势凶猛者，多为实证、热证。

（3）问疼痛　询问疼痛的时间、部位、轻重、性质、对冷热的喜恶等。

（4）问溃烂　询问溃烂是新起还是反复发作，有无红肿，有无溢脓渗血等。

（5）问口味　询问口味，口内异味，以诊查病性、病位等。

4. 切诊　口齿唇舌的切诊，指用手指或器械对口齿唇舌病变部位触按，以了解病变的部位、范围、形状、硬度、压痛、活动度、波动感、热感等。

第二节　耳鼻咽喉口齿科的八纲辨证

耳鼻咽喉口齿疾病的八纲辨证，是将四诊收集到的病史、局部症状与体征，结合全身临床表现，根据阴阳、表里、寒热、虚实八纲进行综合分析、归纳，以辨明耳鼻咽喉口齿疾病的病位深浅、病性寒热、病势虚实等阴阳属性的一种辨证方法。常将疾病初期、病位较浅、病情较轻、兼有恶寒发热的证候归属于表证，具有发病快、起病急、病程短等特点；将病位较深、病情较重、病程较长的证候归属于里证，其病位常在脏腑、气血、骨髓等。将感受热邪、机体阳气偏盛、阳盛阴虚所致的证候归属于热证；将由感受寒邪或脏腑虚寒、阳气不足、无力托邪所致的证候归属于寒证。将邪气盛、壅遏清窍所致的证候归属于实证；将正气不足、脏腑虚损、清窍失养所致的证候归属于虚证。阴阳辨证为总纲，上述的表证、热证、实证多归属于阳证，里证、寒证、虚证多归属于阴证。

一、表里辨证

1. 表证　是由于外邪侵袭、壅遏肺系、肺失宣降、清窍不利所致的证候。常表现为猝然耳鸣、听力下降、耳内胀闷堵塞感、耳窍疼痛、耳道流脓等；或见鼻塞，鼻涕量多，涓涓而下，嗅觉障碍，鼻齆声粗；或见咽喉疼痛，吞咽不利，声音嘶哑等；或见口齿唇舌肿胀、疼痛，口角糜烂，黏膜、龈肉红肿、痛痒，或牙齿疼痛，遇风痛增。全身兼见恶寒发热，头身疼痛，苔白，脉浮等。

2. 里证 是由于表证未解，邪气由浅入深，传入于里，或由情志、饮食所伤，或脏腑虚损，气血失和，清窍失养，或脏腑功能失调，气火上炎，熏灼清窍所致的证候。常表现为听力渐减、耳内虚鸣日久、耳道流脓量多且缠绵难愈、头晕目眩；或见鼻塞日久，鼻涕量多脓稠不易擤出而结痂，鼻气腥臭，嗅觉障碍，或鼻腔干燥，或喷嚏频频，或鼻衄反复，经久不愈，或鼻腔内有赘生物等；或见咽喉肿胀疼痛，呼吸困难，痰涎壅盛，汤水难下，或咽喉干燥，灼痛不适，咽部异物感，声嘶无力；或见口腔黏膜、龈肉红肿、溃烂、疼痛，或龈肉萎缩，牙齿松动，舌下有痰包，舌上生疮等。

二、寒热辨证

1. 寒证 是由于感受寒邪或机体阴盛阳衰，脏腑功能活动相对降低，清窍失于温煦所致的证候。常表现为经久不愈的耳道流脓清稀，耳鸣耳聋，目眩头晕；或反复发作的鼻痒，喷嚏频频伴清涕如水，或持续鼻塞，鼻涕清稀量多；或咽喉疼痛不适日久，异物感，痰涎清稀量多，声音沙嘶，说话费力；或见牙齿疼痛，牙龈淡红无肿，患处得热痛减，受寒痛甚，伴恶寒，无汗，舌苔薄白，脉浮等；或口腔黏膜溃烂，溃点紫暗，四周苍白，无红肿；或口内黏膜淡白，白斑成片；或牙龈漏管久不愈合，流脓清稀，腐骨排出；或唇肿色淡痒，舌伸缩运动不利，涎液清稀无臭等。全身可兼有面色㿠白，腰膝冷痛，形寒肢冷，舌淡，苔白，脉沉无力等。

2. 热证 是由于邪热侵袭，内蕴脏腑，或情志不遂，郁而化火，或饮食不节，郁积化火，邪热炽盛，上炎清窍，或素体阴虚阳亢，脏腑机能相对亢进所致的证候。常表现为耳窍疼痛拒按，或耳道流脓质稠，脓液色黄量多；或见鼻尖、鼻翼、鼻前庭充血肿胀，疼痛拒按，或鼻塞头痛，鼻涕脓稠不易擤出，鼻窍出血，色深红量多；或见咽喉疼痛日渐加剧，汤水难咽；或见口内黏膜红肿、痛痒，或有溃烂，兼恶风发热，口渴，舌红苔薄，脉浮数；或龈肉红肿、疼痛，得热痛增，遇冷痛减，溢脓，色黄稠，口臭；或龈肿红赤，舌下血肿形似小舌；或舌肿木硬，语言不利。全身可兼见口渴饮冷，发热心烦，口气热臭，面赤气粗，舌红，苔黄，脉数等。

三、虚实辨证

1. 虚证 是由病久伤正或脏腑虚损，清窍失养所致的证候。常表现为听力渐减，头晕目眩，或耳道流脓，经久不愈；或见鼻塞持续，鼻涕清稀，遇冷加重，喷嚏阵发，或鼻窍流血，血色淡红；或见咽喉干燥，灼热不适，痰涎增多，声音嘶哑，说话费力；或见口内黏膜色白、溃烂，日久不愈，或黏膜上蓝白色斑块，牙龈淡红无肿，渗血少或缠绵不止，或牙齿松动，牙龈宣露，或出齿迟缓，或齿落不生等。全身可兼见面色无华，气短懒言，自汗乏力，腰膝酸软，形体消瘦，舌质淡，苔白，或舌质红，少苔，脉细无力等。

2. 实证 是由于邪气过盛或脏腑功能失调，热毒、痰饮、水湿、瘀血等搏结于清窍所致的证候。常表现为耳道流脓，耳内胀闷；或见鼻塞不利，鼻涕黄浊黏稠、腥臭，嗅觉障碍，或鼻衄，色深量多；或见咽喉肿胀疼痛，疼痛日渐加剧，吞咽困难或汤水难下，声音嘶哑，口臭；或见牙痛较剧，得冷痛减，伴口渴发热，头身疼痛，舌红，苔薄黄，脉浮数。或见黏膜红肿、溃烂，白腐物多，或唇红肿灼痛，或舌下肿胀如球，光滑淡黄，按之柔软。全身可兼见心烦易怒，呼吸气粗，面赤发热，痰涎壅盛，舌质红，苔黄或黄腻，脉数有力等。

四、阴阳辨证

阴阳辨证是八纲辨证的根本，总领耳鼻咽喉口齿病八纲辨证的总纲。

1. **阴证** 兼备耳鼻咽喉口齿病里证、寒证、虚证的证候表现。
2. **阳证** 兼备耳鼻咽喉口齿病表证、热证、实证的证候表现。

第三节 耳鼻咽喉口齿科的脏腑辨证

脏腑是人体生命活动的基础，五官是五脏的外候，五官生理功能的正常与否在一定程度上反映脏腑功能健旺与否。

耳鼻咽喉口齿疾病的脏腑辨证，是以脏腑生理病理为理论基础，对相关临床证候以脏腑为纲进行辨证认识的诊断方法。在耳鼻咽喉口齿科，一个典型的脏腑证候，往往既具有相应的脏腑病证的整体证候（包括舌象与脉象），也具有与脏腑证候病性基本一致的局部证候。

一、肾病辨证

1. **肾阴虚证** 肾阴是一身阴液之根本，四肢百骸、五官九窍赖肾阴之滋润濡养。若久病伤肾、房劳伤肾，肾阴亏虚，清窍失养，表现在耳，则耳鸣耳聋渐进，头晕目眩，耳内流脓、日久不愈等；表现在鼻，则鼻腔干燥少津，鼻衄量少时作；表现在咽喉，则咽喉不适、咽干灼痛、异物感、声音嘶哑、说话费力、不能持久等；表现在口齿，则牙齿松动，齿衄时作，口舌干燥等。全身可兼见腰膝酸软，头晕，五心烦热，大便干结，舌质红，少苔，脉细数。

2. **肾阳虚证** 肾阳为元阳之宅，四肢百骸、五官九窍均赖肾阳之温煦。若久病伤肾、房劳伤肾、年老等导致肾阳亏虚，清窍失于温煦，表现在耳，则耳鸣耳聋日久，眩晕突发或时作，耳内流脓臭秽；表现在鼻，则喷嚏频作，清涕量多不已，鼻黏膜苍白，鼻塞不利，遇寒而重，黏涕量少难出，头痛；表现在咽喉，则咽喉不适，声音嘶哑，咽喉微干不欲饮，咽喉黏膜色淡；表现在口齿，则牙齿松动，牙齿疼痛，遇冷而重，溃疡面灰白，龈肉微肿色淡等。全身可兼见腰膝酸软，头晕，手足不温，小便清长，阳痿，舌质淡，脉沉弱。

二、肝病辨证

1. **肝胆湿热证** 肝主疏泄，胆主决断。若肝胆湿热蕴结清窍，表现在耳，则耳道灼痒，耳鸣哄哄，耳窍流脓质稠色黄、量多而臭，耳道疼痛拒按，张口咀嚼时痛增，听力障碍；表现在鼻，则鼻塞，鼻涕稠浊，色黄量多，或鼻涕胶结难擤，嗅觉障碍，头昏头胀等。全身可兼见口苦心烦，舌红，苔黄腻，脉滑数。

2. 肝火上炎证 肝火上逆，上壅清窍，表现在耳，则耳鸣如雷，耳内胀闷，听力障碍，耳窍猝然失聪，耳窍疼痛，耳道流脓流血；表现在鼻，则鼻内干燥疼痛，鼻涕稠浊，量少难擤或结痂，鼻衄量多势猛色深；表现在口齿，则口舌生疮、溃疡，龈颊黏膜溃烂、红肿、疼痛，或两颊疼痛，咀嚼时常被咬伤，舌下肿胀、疼痛等。全身可兼见头痛，头晕目眩，口苦咽干，心烦易怒，恶心呕吐，舌红，苔黄干，脉弦数。

3. 肝郁气滞证 肝主疏泄，调畅气机。若肝失疏泄，气滞清窍，表现在耳，则耳窍闭塞闷胀，耳内鸣响，听力障碍；表现在咽喉，则咽喉有异物感，或如梅核，或如炙脔，吞之不入，吐之不出，不碍饮食；表现在口齿，则口腔、唇舌部肿块硬，甚或腐溃如菜花状、菌状，反复发作，溃口难愈，龈腐齿落，穿腮破唇，流脓腥臭，久不愈合，口唇肿块质硬如茧，破溃如菌等。全身可兼见恶心干呕，情志抑郁，心烦易怒，胸胁胀闷不适，妇人月经不调、乳房少腹胀痛，苔白，脉弦。

三、脾病辨证

1. 脾胃气虚证 脾胃为后天之本、气血生化之源。若脾胃虚弱，清窍失养，表现在耳，则耳鸣，听力障碍，耳内流脓，脓液清稀，色白量多，经久难愈；表现在鼻，则鼻塞，鼻涕黏多或清稀，嗅觉障碍，头昏头晕，少气懒言，或喷嚏时作，或鼻衄色淡，渗渗而出；表现在咽喉，则声疲，音暗，说话不能持久，语声低怯；表现在口齿，则口腔黏膜淡白，龈肉色淡萎缩，常渗脓血量少，齿根宣露，牙齿疏豁松动，唇、颊、舌部溃疡，此愈彼发，反复发作，日久不愈等。全身可兼见形体消瘦，面色不华，头晕目眩，少气懒言，乏力倦怠，纳呆腹胀，大便溏泄，舌淡，苔白，脉弱。

2. 脾胃湿热证 脾主运化，升清阳，降浊阴。若饮食不节，湿热内生，熏蒸清窍，表现在耳，则耳道湿痒灼痛，耳道流脓，脓液质稠色黄，量多而臭；表现在鼻，则鼻塞，鼻涕脓稠量多，嗅觉障碍；表现在咽喉，则咽喉肿胀疼痛，有异物感，吞咽不利，吞咽时疼痛增剧，口气臭秽，痰多黄稠；表现在口齿，则口腔黏膜红赤、肿胀、腐溃流脓，边缘充血，臭秽，口唇充血、肿胀，甚则破溃流脓，牙龈肿胀、充血、疼痛，渗脓血等。全身可兼见头晕目眩，困倦乏力，胸脘痞闷，舌苔黄腻，脉濡数。

3. 胃火炽盛证 若胃火炽盛，上炎清窍，表现在鼻，则鼻准、鼻翼或鼻前庭红赤肿胀、疼痛，鼻涕脓臭而稠，鼻干，或鼻衄量多势猛，色鲜红；表现在咽喉，则咽喉疼痛剧烈，吞咽时痛增，甚者汤水难咽，疼痛连及耳窍，牙关开阖不利；表现在口齿，则口腔黏膜、牙龈、口唇有红肿、溃烂、疼痛，牙齿出血，牙痛较剧，得冷痛减，遇热加剧等。全身可兼见烦渴引饮，口气热臭，心烦，大便燥结，舌红，苔黄，脉数有力。

四、肺病辨证

1. 外邪壅肺证 肺主皮毛，外邪袭人，首犯肺卫。若邪壅肺系，清窍闭塞，表现在耳，则耳内堵塞，胀闷不适，听音不真，耳内鸣响，自听声增强；表现在鼻，则鼻齆声重，鼻涕增多，喷嚏时作，嗅觉减退；表现在咽喉，则咽喉疼痛，吞咽不利，声嘶声哑等。全身可兼见发热，恶寒，苔薄白或黄，脉浮紧或浮数。

2. 肺阴亏虚证 肺阴可滋养人之上窍，若肺阴亏虚，清窍失养，表现在鼻，则鼻干灼热，涕少而稠不易擤出或干结成痂，鼻衄时作，色深红，鼻气腥臭；表现在咽喉，则咽喉干灼疼痛，有异物感，声嘶声哑，说话费力，干咳痰稠，咳痰带血等。可兼见肌肤不润，舌红少津，脉细数。

3. 肺气虚弱证 肺主气，若肺气虚，清窍失于温煦，表现在鼻，则鼻塞不通，呼吸不利，嗅觉障碍，喷嚏时作，清涕如水，遇寒加重；表现在咽喉，则咽喉有异物感，声音不扬，声嘶音沙，声音低怯，或气坠声暗，音哑无力，说话费力等。全身可兼见面色㿠白，气短乏力，易感外邪，舌淡，脉弱。

4. 燥邪犯肺证 若燥热伤肺，清窍失濡，表现在鼻，则鼻内干燥，灼痛不适，涕少而稠，不易擤出，或鼻衄时作；表现在咽喉，则咽喉疼痛，干燥作痒，声音干沙，干咳少痰，或痰中带血等。全身可兼见舌红，苔黄少津，脉数。

五、脏腑兼病辨证

1. 脾肾阳虚证 若脾肾阳虚，清窍失煦，或气化失常，水泛清窍，若在耳病则听力障碍，耳内虚鸣，耳道流脓反复，色淡质稀量多；若在鼻病则鼻塞难通，嗅觉障碍，鼻痒，喷嚏频频，清涕如水；若在咽喉病则咽喉不适，咳喘痰多，声音低怯，说话费力，咽喉肌膜腐溃流脓，脓液清稀或伴有臭秽等。全身可兼见头晕目眩，面色㿠白，倦怠乏力，四肢不温，腹胀纳呆，下利清谷，腰膝、少腹冷痛，舌质淡嫩，舌体胖，舌苔白滑，脉沉弱。

2. 肺脾气虚证 若肺脾气虚，清窍失养，若在鼻病则鼻塞头痛，嗅觉障碍，鼻涕增多或清稀，鼻痒，喷嚏时作，鼻衄，色淡量少，渗渗而出，鼻涕干结。全身可兼见气短乏力，面色㿠白，舌淡，苔白，脉细弱。

3. 肺胃热盛证 若肺胃邪热，上炎清窍，若在咽喉病则咽喉嫩赤干燥，肿胀疼痛，吞咽时疼痛加剧，声嘶等。全身可兼见壮热烦渴，呼吸气粗，口气热臭，痰鸣气促，舌苔黄干，脉数有力。

第四节　耳鼻咽喉口齿科常见症状的辨病与辨证

一、耳病的常见症状辨证

耳病的常见症状有耳痛、耳流脓、耳鸣、耳聋、眩晕、耳痒及鼓膜异常等。

1. 耳痛 耳痛包括耳郭、耳周及耳窍深部疼痛，临床常根据疼痛的部位、程度、时间和伴随症状进行分析。凡新病，痛势较剧，持续不解，痛而拒按者，多属实证；久病，痛势较缓，时痛时止，痛而喜按者，多属虚证。

（1）耳痛初起，痛势较轻，耳郭微红、微肿，多为耳郭受邪，如断耳疮初起；耳道有局限性或弥漫性红肿，牵拉耳郭或按压耳屏时疼痛加重，多为耳疖、耳疮；若伴鼓膜微红，多为耳胀或脓耳初起。此时辨证多为风热外袭。

（2）耳痛剧烈，局部红赤，在耳郭为断耳疮；若耳后完骨红肿为耳后附骨疽；若外耳道红肿剧痛为耳道疮疖；若鼓膜红赤，多为鼓膜炎或脓耳。此时辨证多为肝胆热毒壅盛，上灼于耳。

（3）耳痛、头痛剧烈，耳脓骤然增加或减少，伴壮热、呕吐或神昏谵语，多见于脓耳变证，此为火毒内犯心包之重证。

（4）外伤、异物入耳、虫伤亦可致耳疼痛。

2. 耳流脓 从流脓的时间长短，脓液的颜色及其质地、脓量和气味等方面进行辨证。

（1）发病急，流脓初起，多为实证；发病缓，流脓日久，多为虚证。

（2）脓色黄，多为肝胆火热上蒸；脓中带血，多为热毒壅盛，伤及血分；脓色白或色青多属脾虚；脓液污秽黑腐，多为肾虚，湿浊困结，病情较危重。

（3）脓量多而质稠者，多属体实阳盛，湿热上蒸；脓量多而清稀，多为脾虚湿困；脓液臭秽，有豆渣样分泌物，多为肾元亏虚，湿热滞留，蚀及骨质，为虚实夹杂证。

3. 耳鸣

（1）耳鸣暴发，鸣声大，常见于实证、热证。外因多为风、热、湿邪壅塞耳窍；内因多为肝胆之火上炎、痰火郁结或气滞血瘀壅塞耳窍。

（2）耳鸣渐发，鸣声细微，常见于虚证，如肝肾阴虚，虚火上炎，或气血亏耗，耳失濡养等。

（3）高音调耳鸣多属肝肾虚损或气血不足之证；低音调耳鸣多属肝胆热盛，或风邪外袭，邪气壅滞耳窍之证。

（4）耵聍栓塞、异物入耳亦可造成耳鸣。

4. 耳聋

（1）猝然听力下降，常见于实证、热证。多为风、热、湿邪壅塞耳窍；或脏腑实火上攻耳窍。

（2）听力逐渐下降，常见于虚证，如肾精亏虚或气血亏耗等。

（3）高频听力下降明显，多属肝肾虚损或气血不足之证；低频听力下降明显，多属肝胆热盛，或风邪外袭，邪气壅滞耳窍之证。

（4）年老听力逐渐减退，无其他导致耳聋病史，多为肝肾亏损，气血不足，清窍失养所致。

5. 眩晕

（1）眩晕伴耳鸣、面红目赤、口苦咽干、急躁易怒者，多属于肝阳上扰清窍。

（2）眩晕伴头重、头胀、低音调耳鸣，胸闷呕恶，纳呆倦怠者，多属痰浊中阻。

（3）经常眩晕，耳鸣，听力减退，或耳胀闷，劳作后眩晕发作或加重，或有心悸、气短、乏力者，多属气血不足之证。

（4）眩晕常作，伴有高音调耳鸣，听力减退以高频明显，记忆力减退，腰膝酸软者，多属肾元亏损之证。

（5）眩晕伴耳流脓，多系脓耳变证。如为初病，脓黄，耳痛剧，多为肝胆火热蒸灼耳窍；如久病，脓清稀，多为脾虚湿困；若脓呈豆腐渣样且臭秽，多为肾元亏损，湿毒内困之证。

6. 耳痒 耳痒可发生于耳郭、耳周及耳道内等部位。总的来说，痒是风的见症，是由于风盛所致，或风热，或风湿热，或风寒，或血虚生风化燥。

（1）耳痒而痛者，多属风热，热邪偏盛；耳痒而麻胀者，多属风寒，寒束肌表，血脉凝注，阳气不达所致。

（2）耳痒局部红肿、糜烂、渗出脂水，多为风热湿邪为患。

（3）耳痒局部皮肤增厚、粗糙，上有痂皮或鳞屑而干燥者，多为血虚肌肤失养而致。

7. 鼓膜异常 鼓膜异常主要从鼓膜的形态、色泽变化及鼓膜穿孔的位置进行分析。

（1）鼓膜形态色泽变化 鼓膜的形态、色泽变化，反映脏腑的寒、热、虚、实等病理变化。

①鼓膜微红，周边血络显露，耳微胀痛，多为耳胀或脓耳初起，风热之邪外袭。

②鼓膜鲜红，血络满布，耳剧痛，多为脓耳，肝胆火热上蒸耳窍；若见鼓膜外凸，有小黄亮点，为脓耳火热炽盛，腐蚀鼓膜，化腐酿脓。

③鼓膜呈橘红色，外凸，透出液平面或有气泡，系鼓室内有积液，多为湿浊内聚所致；鼓膜色蓝，外凸，多为瘀血内聚耳窍。

④鼓膜增厚或萎缩，有钙斑，色灰白，混浊少泽，常见于耳闭或脓耳之病久者，或年老体弱者，多为气血不足、鼓膜失养之证。

（2）鼓膜穿孔

①外伤性穿孔 穿孔多不规则，边缘不整齐，有血迹，鼓膜或有充血。

②脓耳穿孔 穿孔大致可分为紧张部穿孔、松弛部穿孔和边缘部穿孔。紧张部穿孔多呈圆形、椭圆形，穿孔边缘光滑，常为肝、胆、脾、肺等脏腑受邪气侵扰，风、热、湿邪上犯耳窍所致。松弛部或边缘性穿孔，常有胆脂瘤形成，多为肾、脾虚损，邪毒蕴结，腐肌蚀骨而成。脓耳急性发作，鼓膜穿孔较小，多属实证、热证。脓耳日久穿孔较大，多属虚证或虚实夹杂证。

二、鼻病的常见症状辨证

鼻病的常见症状包括鼻塞、鼻甲异常、流涕、头痛、鼻痒、鼻衄及嗅觉障碍等。

1. 鼻塞、鼻甲异常 鼻塞是鼻腔与鼻窦疾病的常见症状，鼻塞与鼻甲异常有一定的关系，故一并论述。临床上鼻甲肿大较甚，则鼻塞较严重；鼻甲肿胀较轻，鼻塞亦较轻。此外，鼻中隔偏曲、鼻内涕多或有肿瘤也会引起鼻塞。注意鼻塞的轻重缓急，鼻塞的特点，鼻黏膜及鼻甲的色泽、形态等。

（1）鼻塞初起，鼻黏膜红肿，全身伴风热表证，为风热邪毒犯表；若鼻内黏膜淡红肿胀，全身伴风寒表证，为风寒外邪侵袭。常见于伤风鼻塞。

（2）鼻塞重，鼻黏膜及鼻甲色红肿胀，鼻涕黄稠量多，头痛较剧，多为肺、胆、脾、胃之火热上蒸鼻窍。常见于鼻渊。

（3）鼻塞日久，时轻时重或呈交替性，鼻内黏膜色淡红，下鼻甲肿胀、光滑、柔软，多为肺脾气虚，邪滞鼻窍；若鼻塞持续，鼻内黏膜暗红，下鼻甲肥大、质硬、凹凸不平，多为邪毒久留，气血瘀阻鼻窍。常见于鼻窒。

（4）阵发性鼻塞、鼻痒、喷嚏频作，鼻涕清稀，鼻甲肿胀、苍白，为肺、脾、肾虚，寒邪凝聚。常见于鼻鼽。

（5）鼻内堵塞感，鼻黏膜干燥萎缩，涕痂积留，多为燥邪犯肺，鼻窍失养，或肺肾阴虚，脾气虚弱，鼻失滋养而至鼻槁。

（6）小儿单侧鼻塞，流污秽脓血涕，多为鼻腔异物染毒而致。

2. **鼻涕**　鼻涕是鼻部疾病常见症状之一，根据鼻涕的性质、色泽、量、气味进行辨证。

（1）鼻涕多而清稀，鼻病初期，伴有表证者，多属风邪犯鼻；久病，且阵发性发作，多为鼻鼽，证属肺、脾、肾虚，阳气不能上奉，失于温化所致。

（2）鼻涕黄浊如脓样，或带血丝，量多，涕自上而下引流，鼻甲红赤肿胀，为鼻渊，多属肺、胆、脾、胃热盛，上灼鼻窍。

（3）流涕日久，鼻涕黏黄或黏白而量多，自上而下引流，鼻甲肿胀色淡为鼻渊，多属肺气虚寒或脾气虚弱。

（4）久病涕黄绿，或干结成痂，鼻内干燥，多为肺脾气阴两虚，邪毒久留，耗伤阴液。多见于鼻槁。

3. **头痛**　头痛是常见症状之一，鼻病常引起头痛。注意头痛的轻重缓急，头痛的时间和部位及其伴随症状。

（1）头痛初期，伴鼻塞、流涕、打喷嚏，多为风邪犯鼻所致。

（2）头痛剧烈，额头、鼻梁、颧部疼痛，或头部深部疼痛，有时间规律，流黄浊脓涕，量多，鼻甲红肿，为鼻渊头痛，多为肺、胆、脾、胃热盛，邪热上灼为患。

（3）鼻病日久，头钝痛，头昏头重，涕黏黄白相间，鼻黏膜色淡，多为肺、脾气虚，湿浊上犯。

（4）鼻前庭及鼻尖局部红肿疼痛，伴头痛，见于鼻疔，辨证多为邪毒外袭，火毒上攻；若引发颜面红肿疼痛、高热头痛等，为火毒势猛，疔疮走黄之证。

（5）头痛，伴鼻内干燥，鼻腔宽大，为鼻槁，多属阴虚或燥邪为患。

4. **鼻痒**　鼻痒即鼻窍皮肤或肌膜作痒，常伴有喷嚏。鼻痒常由肺、脾、肾等脏腑阳气虚损，鼻窍失于温养，或由风、湿、热邪侵犯鼻窍或鼻前庭所致。此外，血虚生风也可致鼻痒。

（1）外鼻及鼻前庭皮肤作痒，局部肿起，疼痛剧而拒按者，多为热毒炽盛，上炎于鼻。若局部皮肤痒而潮红，湿烂，黄水浸淫者，多为风、湿、热之邪侵犯鼻前孔。若鼻前孔皮肤瘙痒，粗糙结痂，干燥脱屑者，多为血虚生风，风动而痒。

（2）鼻内肌膜作痒，喷嚏时作，流清涕，鼻塞，恶风者，多为风寒外邪。鼻痒，喷嚏频频，清涕如水，反复发作，若稍遇风寒则发作者，多为表虚卫外不固，或脏腑虚损，鼻窍失养。若伴气短乏力，少气懒言，面色㿠白者，多为肺气虚寒；若伴腰膝酸软，肢冷恶寒，耳鸣耳聋者，多为肾阳不足；若鼻痒，清涕点点滴滴，喷嚏时作，口淡不渴，脘腹纳呆，大便稀溏，多为脾阳虚。

5. 鼻衄   鼻衄是多种疾病的常见症状，辨证时要注意血色、出血量、出血时间、出血部位，以及患者的整体情况。

（1）血色鲜红，多属实热证。若量少，点滴而出，多为风热犯及鼻窍，或燥热邪气所伤；若量多不止，多为胃腑热盛，或肝胆火热壅盛之证。

（2）衄血色淡红，渗渗而出，量或多或少，多为气不摄血；衄血色红而量不多，时发时止，多为阴虚火旺之证。

（3）入夜衄血，渗渗而出，多为阴虚或气阴两亏。

（4）鼻衄见于鼻中隔前端易出血区，可因挖鼻、外感、易出血区黏膜的溃疡或干燥引发，多为实证、热证。

（5）鼻衄见于后鼻孔部位，血液倒流于咽部，见于年长者，多为肝胆火盛或阴虚阳亢之候。年少者要警惕鼻咽部血管瘤。

6. 嗅觉异常

（1）鼻病初起，嗅觉减退，伴鼻塞甚，鼻甲肿大，鼻黏膜红赤者，多为风热邪毒壅塞鼻窍，鼻黏膜淡白者多为风寒邪气凝滞鼻窍。

（2）鼻病日久，嗅觉迟钝或消失，鼻黏膜淡白肿胀，鼻涕清稀，多属肺、脾、肾虚，为鼻失温养之证。

（3）嗅觉消失，鼻黏膜干枯，鼻甲萎缩，为肺肾阴虚或脾气虚弱，鼻窍失养，见于鼻槁。

（4）嗅觉进行性减退，鼻内有肿物堵塞，日渐加重，多因痰凝血瘀结聚鼻窍，脉络受阻，可见于鼻息肉、鼻部肿瘤等。

（5）鼻嗅觉失灵或丧失，鼻腔未见有明显异常变化，多与七情所伤有关。

三、咽喉病的常见症状辨证

咽喉病的常见症状包括咽喉红肿疼痛，咽干焮痒，异物感，声音异常及呼吸困难等。

1. 咽喉红肿疼痛   红肿疼痛是咽喉病常见的症状，辨证时应注意疼痛的轻重缓急，以及咽部黏膜、喉核、喉底及声带等形态色泽的变化。

（1）病初起，咽喉红肿、疼痛，多为风热外袭，邪在肺卫。若咽喉淡红、微肿、微痛，多为风寒表证。常见于喉痹、乳蛾等病初期。

（2）咽喉疼痛较剧，咽部红肿较甚，喉底颗粒红肿突起，或喉核红肿，或声带红肿、闭合欠佳，多为邪热由表入里，肺胃热盛。常见于喉痹、乳蛾、喉瘖等病。

（3）咽喉疼痛剧烈，发病迅速，咽喉红肿高突，色深红，是肺胃热毒壅盛，火热上蒸，内外邪热搏结之湿热证。若红肿疼痛剧烈不减，为热毒壅盛，可致化腐成痈，常见于喉痈。

（4）咽喉病日久，微红，微肿，微痛，多属虚证。若咽部微痛、干热，喉底颗粒如帘珠状突起，潮红，或喉核前后潮红，上有细白星点，或见声带微红微肿，多为阴虚，虚火上炎，常见于喉痹、乳蛾、喉瘄等病。

2. 咽干焮痒、异物感 咽干焮痒、异物感是乳蛾、喉痹、喉瘄、梅核气等病常见的自觉症状。

（1）咽喉病初期，咽痛、咽干、灼热、咽痒咳嗽、咽部红肿，多属于风热外袭。

（2）咽喉病日久，咽内发干、作痒、焮热感、哽哽不利、干咳少痰，多为肺肾阴虚，虚火上炎。

（3）咽喉病日久，咽喉哽哽不利，痰黏着感，口淡不渴，胸闷恶心，多为脾虚湿困。若咽喉堵塞异物感，焮热感，痰黏难咯，伴见喉底颗粒增多暗红，喉核肥大质韧，声带暗红或有小结等，多为痰瘀搏结于咽喉所致。

（4）咽喉异物感如梅核阻塞，但不碍饮食，常伴抑郁多疑、心烦郁怒者，多为肝郁气滞、痰气交阻之证。

（5）咽喉梗阻，异物感严重，饮食难下，呼吸不顺，当注意咽喉、食道是否有肿瘤。

3. 声音异常 声音改变为咽喉疾病的常见症状，常见于喉痹、喉瘄、喉癣、喉瘤、喉菌等病，如言语不清，声音嘶哑，语音低沉无力等。辨证时应注意发病的缓急及其伴随症状。

（1）咽喉病初起，发病迅速，咽喉肿痛，言语不清，口中如含物，多为喉痈，肺胃邪热壅盛之证。

（2）喉病初起，猝然声音不扬，甚则声音嘶哑，喉部不适，疼痛，声带红肿，为风热犯肺。若声带鲜红肿胀，上有黏痰，咳嗽痰黄，为痰热壅肺。

（3）声音嘶哑日久，咽喉干涩微痛，喉痒干咳，痰黏量少，午后尤甚，多为肺肾阴虚，虚火上炎。若声嘶日久，语音低沉，讲话不能持久，声带肥厚或有息肉、小结，声门闭合不良，多为气滞血瘀痰凝。若声嘶日久，语音低微，讲话费力，气短乏力，声带松弛，闭合欠佳，多为肺脾气虚。

（4）妊娠后期，出现声音嘶哑，甚至不能发音，为"子瘖"，多因肾之精气不能上达肺系，咽喉失养而致。

（5）卒瘖见猝然发病，声带检查无异常，患者有明显情绪异常，可伴见胸胁胀满、口苦、咽干、舌质红、脉弦等，多为七情气郁，肝气不舒所致。

4. 呼吸困难 咽喉病出现吸气性呼吸困难，多属危候，临床常伴有咽喉红肿疼痛、痰涎壅盛、语言难出、声如拽锯、汤水难下等症状，严重者可发生窒息死亡。常见于喉风，多为热毒痰浊壅结咽喉之证。

四、口齿病的常见症状辨证

口齿病的常见症状包括疼痛、腐溃、脓血、口臭等。

1. 疼痛　疼痛为口齿唇舌病的常见症状之一，也是口齿科疾病中较早出现的。引起疼痛的原因很多，虚证、实证、外感、内伤及热证、寒证等可致疼痛。临床可据病程的长短、局部的颜色及形态等特点，进行综合辨别。

（1）口唇疼痛　若口唇肿胀、充血，疼痛较剧，拒按者，多为心脾热毒上炎。若口唇干燥破裂，疼痛不适，或皲裂处渗血者，多为火热炽盛，热灼津伤。若口唇肿胀，初起如粟米，形小根深，周围红赤，肿硬，麻痒疼痛者，多为心火炽盛，上炎口唇。若口唇或口角糜烂，周围红赤，黄水浸淫，疼痛不适者，多为湿热熏蒸。若口唇糜烂，疼痛，局部翻花如菌或如菜花者，多系恶候。

（2）齿、龈疼痛　若牙齿疼痛剧烈，咀嚼不便，得热痛增，得冷痛减者，多为胃火炽盛上炎。若牙齿疼痛，咀嚼不利，得热痛减，得冷痛增者，多为风寒外邪侵袭。若牙齿隐隐作痛，时发时止，日久未愈，牙齿干枯，疏豁松动者，多为肾阴亏损，虚火上炎。若龈肉红赤，肿胀，疼痛不适，或龈间渗血，口气臭秽者，多为胃火上炎。若龈肉肿胀，疼痛，周围红赤，龈间时有臭脓渗出者，多为湿热熏蒸。若龈间时时作痛，龈肉枯萎，牙齿疏豁者，多为脾肾虚损，牙齿、龈肉失养。

（3）舌体疼痛　若舌体两侧，或舌下部红赤，肿胀，疼痛不适，咀嚼吞咽及语言不利，多为心肝火热上炎。若舌下肿胀，疼痛不甚，转动不利，触之柔软，表面光滑者，多为脾胃湿热上蒸。

2. 腐溃　黏膜腐溃，是口齿病常见症状之一。多由脏腑火毒炽盛，上炎口齿所致。常根据腐溃颜色及分泌物的质、量等辨证。

（1）口唇腐溃　若口唇腐溃，周围充血，溃口渗脓，脓液质稠色黄量多者，多为湿热熏蒸口唇。若口唇腐溃，溃口淡红，脓液质稀色白，疼痛不甚者，多为虚寒证。若口唇腐溃，红肿破裂，或有黄色脂水者，多为脾不化湿，湿热熏蒸。

（2）颊、舌、龈黏膜腐溃　若颊、龈黏膜及舌溃腐，溃口周围充血，灼痛不适者，多为心脾积热，邪热上炎。若颊、龈黏膜及舌溃腐，溃口淡白深陷，久不愈合者，多为脏腑虚损，虚火上炎，或气血不足，不能上荣。若黏膜溃烂成片，表面腐物松厚如糜粥样，周围红肿者，多为脾胃湿热，或膀胱湿热上蒸于口。若黏膜腐溃，溃口表面有黄色脓液，周围肌膜充血，肿胀，灼痛不已，口气臭秽，舌红，苔黄，脉数者，多为心脾积热，上蒸于口。若黏膜腐溃，表面呈灰白色，日久不愈，或牙龈萎缩溃烂，牙根宣露，舌红少苔，脉细者，多为肾阴虚损，虚火上炎。若溃口深陷，难以愈合者，多为气血不足，失于温养。若患部溃烂，色灰白，周围黏膜色淡，舌苔白滑，脉弱者，多为脾肾阳虚，口齿失于温煦。若黏膜腐溃，溃口腐物恶臭，或流污秽血水，反复发作，缠绵难愈，颌下瘰核质硬者，多为正虚邪实之恶候。

3. 脓血　若口唇、龈、舌腐溃流脓，脓液质稠色黄量多者，为湿热熏蒸。若脓血质稠色青者，为肝经风火上炎。若脓血质稀色淡量多，缠绵难愈者，为脾肾虚弱。若脓血紫暗、污浊、臭秽而量多者，为恶候。若牙龈出血，血色淡如水，渗渗而出，反复不止，面色苍白者，多为脾不统血。若口内流脓，清稀无臭味，量少不止，日久不愈，多为脾肾虚损，或气血不足，正不胜邪，邪气久恋。若齿间、龈肉渗出脓液量少，或伴血液渗出，日久不愈者，多为肾脏虚损，虚火上炎。

4. 口臭　若口气腥臭伴黏膜溃烂，流脓黄稠，牙龈渗血，为胃火上炎，腐蚀血肉。口气臭秽伴黏膜溃烂，红肿，疼痛，口甜酸，舌红，苔黄腻，脉滑数，为湿热困于脾胃，蒸灼于口，腐蚀黏膜。

新病口气腐臭者，口内黏膜溃烂，腐物多而松厚，为火毒内燔，湿热蒸灼，血肉腐败。久病口气酸腐，伴口淡涎多，口内黏膜溃烂，反复发作，舌淡体胖，苔白滑腻，脉沉弱者，为脾气虚弱，水湿内聚，上泛于口。口气腐臭难闻，口内黏膜腐败，为气血虚弱，邪毒凝聚，伤络败肉。

第六章 耳鼻咽喉口齿科治疗概要

第一节 耳鼻咽喉口齿病的常用内治法

内治法是耳鼻咽喉口齿病的主要治疗方法，在运用内治法时，必须从整体观念出发，以四诊八纲为基础，进行局部与全身辨证，抓住疾病的本质，结合病情轻、重、缓、急变化，在审证求因，审因论治的原则指导下，拟定治则，选择各种不同的治法。与临床各科一样，邪在表者，宜用疏散外邪；邪热偏盛于某一脏腑，出现某脏腑热证，予以清脏腑热；脏腑虚损而致病者，则宜补益脏腑，如此等等。

耳鼻咽喉口齿为清空之窍，临床上常因外邪侵袭，脏腑功能失调而产生邪毒、痰、瘀、气郁闭塞空窍等病理变化，故治疗耳鼻咽喉疾病时，还应注意运用和配合通窍、利咽、开音、祛瘀、化痰、消肿排脓、疏肝解郁等治法，以提高临床疗效。

一、通窍法

通窍法，即用具有轻清、辛散、芳香、走窜功效的药物，治疗清窍闭塞一类的疾病，使透邪外出，疏畅气机，清除壅滞，从而达到耳鼻咽喉口齿诸窍通利的目的，为治疗耳鼻咽喉口齿疾病常配合使用的治法。临床上应根据导致耳鼻咽喉口齿病不同的病因病机，按通窍药的特长分别选择使用。常用的通窍法有：

1. **宣肺通窍** 本法选用轻清而芳香通窍的药物，以祛邪散壅，宣通闭塞之孔窍。由于邪毒壅滞清窍，耳堵塞感，耳胀耳闭，耳闷耳鸣，听力障碍，或鼻塞，嗅觉障碍等，多配合本法使用。常用药如苍耳子、荆芥、辛夷花、白芷、石菖蒲、川芎、细辛、薄荷等。

2. **化浊通窍** 本法选用气味芳香，具有化湿浊作用的药物，以芳化湿浊，疏畅气机。由于湿浊内阻，湿浊之邪上犯清窍而致耳流脓缠绵不愈，鼻流浊涕不止，眩晕呕恶等，可配合本法使用。常用药物如藿香、佩兰、厚朴、砂仁、陈皮、白豆蔻、草豆蔻等。

3. **升阳通窍** 本法选用具有升提清阳，透邪通窍作用的药物以协助补气药升举阳气，托邪宣窍。因肺脾气虚，清阳不升，外邪滞留，浊阴上干清窍，症见耳内胀闷堵塞日久不愈，耳聋渐重，鼻窍室塞日久，或流涕难止，喷嚏频作等。常用药物如柴胡、升麻、葛根等，常用本法配合人参、黄芪、白术等补气药。

4. 利湿通窍　本法选用健脾利水渗湿的药物为主组方，使水液从小便而出，用于治疗水湿停聚下焦，上干官窍的病证，症见耳道渗液、鼓室积液、耳内流脓、鼻涕长流难止、声带水肿、耳眩晕及牙龈肿胀溢脓等。常用药物如茯苓、泽泻、薏苡仁、车前子、猪苓等，本法多配合补气理气药同用。代表方如五苓散。

二、利咽法

本法是选用具有宣肺利咽作用的中药治疗咽喉红肿疼痛等疾病。咽喉是饮食呼吸的要道，是经络循行交会之要冲，外邪侵袭，邪热循经上攻咽喉，可致各种咽喉病，如喉痹、乳蛾、喉痈等。病初起，咽喉红肿疼痛，多为风热外袭，邪在肺卫，常选用疏风散邪、清热利咽的药物，如荆芥、薄荷、牛蒡子、蝉衣等。若咽喉疼痛较剧，咽黏膜红肿较甚，多为肺胃热盛，可选用清热解毒、消肿利咽的药物，如板蓝根、山豆根、金果榄、野菊花、穿心莲、马勃、蒲公英等。若痰热壅盛，咽喉疼痛，咳嗽痰稠，则选用清热化痰利咽的药物，如射干、桔梗、浙贝母、瓜蒌仁、冬瓜仁、胖大海等。若咽喉红肿疼痛，溃烂有白腐，常选用清热解毒，祛腐利咽的药物，如土牛膝、马勃、蒲公英、鱼腥草、紫花地丁、七叶一枝花等。若阴虚火旺，咽喉干痛，多选用养阴清热利咽的药物，如玄参、麦冬、天冬、沙参等。

三、开音法

声嘶之证大体可分为虚、实两类，实证治宜用散邪、清热、化痰、活血等治法，虚证宜用益气或养阴等治法。临床上除了辨证治疗外，还应配合使用利喉开音药，以增强主方通闭开音的作用。常用药如薄荷、蝉衣、桔梗、射干、马勃、胖大海、木蝴蝶、郁金、诃子等。

四、化痰法

本法选用化痰的药物为组方，或配合其他治法，用以治疗痰浊困结耳鼻咽喉口齿诸窍而致的病证，如耳眩晕、耳胀、喉痹、乳蛾、喉瘤、痰包及肿瘤等。常用的祛痰药：清热化痰药有贝母、瓜蒌仁、前胡、竹茹、天竺黄等，常与养阴清肺药同用，代表方如贝母瓜蒌散；若与软坚散结药同用，则有清热化痰散结的作用，代表方如消瘰丸；温化寒痰药有半夏、天南星、白附子、白芥子等，应用时常与健脾温燥的药物配伍，代表方如小半夏汤；燥湿化痰适用于湿痰的病证，代表方如二陈汤；祛风化痰适用于风痰的病证，代表方如半夏白术天麻汤。

五、祛瘀法

本法选用具有通血脉、祛瘀滞作用的药物为主组方，或配合其他治法，适用于治疗血行不畅，气滞血瘀，或痰瘀互结所致的耳鼻咽喉口齿病证，如耳鼻咽喉口齿外伤、耳鼻咽喉口齿肿瘤、耳鸣、耳聋、鼻窒、乳蛾、喉痹、喉瘤等，常用药如川芎、丹参、泽兰、王不留行、毛冬青、桃仁、红花、郁金、五灵脂等，应用时应根据体质强弱、患病新久、病情轻重缓急来选方用药。活血药每与行气之品组方，以活血祛瘀，消肿散结，代表方如通窍活血汤、会厌逐瘀汤；因跌仆损伤，或病久入络，瘀血内停，则宜活血祛瘀，通经活络，代表方如血府逐瘀汤；在活血祛瘀的同时，还应注意正气的强弱，凡正气不足的，则宜与补益药同用，即在活血祛瘀方中配入补益气血之品以顾护正气，代表方如补阳还五汤；对跌打损伤，或因瘀阻脉络所致的鼻衄，则应配合散瘀止血之药，如三七、蒲黄、茜草根、花蕊石等。

六、消痈排脓

本法用于治疗耳鼻咽喉口齿的痈疮疖肿。

1. 清热解毒消痈　本法用性寒凉、具有清解里热作用的药物为主组方，用于治疗火热邪毒壅盛，上蒸清窍之病证。症见耳道红肿，鼓膜充血，鼻窍红肿疼痛，咽喉红肿疼痛，牙龈红肿疼痛等。常用方如五味消毒饮、黄连解毒汤。

2. 散瘀排脓　本法由具有清热解毒、活血祛瘀、透脓溃坚作用的药物组方，用于治疗热毒壅聚、气滞血瘀而致的痈疮疖肿，如鼻疔、耳疖、喉痈、牙痈、牙咬痈等。对痈肿未成脓者，可使之消散；脓已成者，则有散瘀排脓作用。方如仙方活命饮、四妙勇安汤。

3. 托毒排脓　本法由具有祛邪解毒、养血补气作用的药物为主组方，以扶助正气、托毒外出，用于治疗气血不足、邪毒滞留所致的流脓经久不愈病证。常用方如托里消毒散。

七、疏肝解郁

本法选用具有疏肝理气、解郁安神作用的药物，用于配合治疗七情不调、肝气郁结、气机不畅而致的耳鼻咽喉诸疾，如梅核气咽喉哽哽不利、耳鸣、耳聋、喉瘖声嘶，伴胸胁苦闷、善太息、心神不宁等症状。常用药物如香附、青皮、佛手、郁金、柴胡、玫瑰花、百合、合欢皮、远志、茯神、酸枣仁、夜交藤等，常用方如半夏厚朴汤、逍遥散等。

第二节　耳鼻喉咽口齿病的常用外治法

一、耳病常用外治法

1. 清洁法　可选用生理盐水、双氧水或中药煎水洗涤患处，以除去外耳或外耳道的脓液、痂块、耵聍，达到清洁局部的作用，多用于脓耳、耳疮、旋耳疮、耳瘘等。

2. 滴耳法　将药物制成滴耳药液，滴入耳窍，以达治疗目的。用于耳痛、耳内流脓者。滴耳方法：患者取坐位或卧位，患耳朝上，将耳郭向后上方轻轻牵拉，向外耳道内滴入药液3~5滴。然后以手指轻轻按捺耳屏数次，促使药液经鼓膜穿孔处流入中耳，

5～10分钟后方可变换体位。注意：滴耳药液应尽可能与体温接近，以免引起眩晕。

3. 吹药法　将药物研制成极细粉末，吹至外耳患处或耳内，以达治疗目的。药末有清热解毒、收敛止痛、祛腐生肌等不同作用，可根据病情选用。注意：药物粉剂必须制成极细粉末，且易溶解。耳内吹药前必须预先将脓液和前次吹入之剩留药物清除干净，以免积留结块而妨碍引流。每次用量不宜多，吹入药粉薄薄一层即可。穿孔小者忌用本法。

4. 涂敷法　选用适当的药物制成粉散剂或膏、糊剂，涂敷于局部，以收清热解毒、消肿止痛之功。如黄连解毒膏、青黛散、紫金锭，常用于旋耳疮、耳疖、耳疮等。

二、鼻病常用外治法

1. 滴鼻法　将药物制成滴鼻药液，滴入鼻腔内，起到直接治疗的作用。滴鼻药有各种不同的治疗作用，如有消肿通鼻窍、除涕清洁鼻腔、滋润鼻腔黏膜及止血等作用，可根据病情选用。

滴鼻方法：

（1）仰卧法　仰卧，肩下垫枕或仰卧，头后仰并悬垂于床缘边，前鼻孔朝上。

（2）坐位法　坐位，背靠椅背，头尽量后仰。

（3）侧卧法　向病侧侧卧，头下垂，体位取定后，经前鼻孔向鼻腔滴液（此法适用于单侧鼻窦炎或高血压病人）。

2. 蒸汽吸入法　将选用的药物加工制成溶液，通过蒸汽吸入器的作用变成蒸汽吸入鼻腔内，起到清热解毒、消肿通鼻窍的作用

3. 洗鼻法　用微温的生理盐水或温开水，或用清热排脓的中药液冲洗鼻腔，以清除鼻内脓涕痂皮。适用于治疗鼻槁、鼻渊等病证。方法：用合适的容器盛冲洗液，低头由鼻将药液吸入，然后经口吐出，反复多次。亦可用鼻腔冲洗器盛药冲洗。

4. 涂敷法　将药物涂敷患处，起直接治疗作用。其治疗作用有多种：如鼻头红赤或鼻孔糜烂，常用清热解毒消肿的四黄散、紫金锭调水涂敷；如鼻腔内黏膜糜烂，干裂渗血，宜用清热解毒、润燥生肌的黄连膏、玉露膏涂敷；如鼻息肉或息肉术后预防复发，用干枯收敛、除湿消肿的明矾散、硇砂散涂敷。

5. 吹药法　将药物研至极细药末，吹入鼻腔，以达治疗目的。吹鼻药粉有不同的治疗作用，如消肿通鼻窍、滋润鼻腔黏膜、止血等作用。

吹药方法：用喷粉器或纸筒将药粉吹少量入鼻腔，吹药时嘱患者屏住呼吸，以免将药粉喷出或者吸入肺部，引起呛咳。

6. 塞鼻法　将浸有药液的药纱条或凡士林纱条塞入鼻内，或用薄绢包药末如枣核大，纳入鼻孔内，以达到治疗的目的。用于治疗鼻衄、嗅觉不灵、鼻塞等。

三、咽喉病常用外治法

1. 吹药法　药物制成极细粉末，将药末吹布于咽喉患处，以达到清热解毒、消肿止痛、祛腐生肌的治疗目的。注意：咽喉部吹药时应屏住呼吸，以免将药粉喷出或者吸

入肺部，引起呛咳。吹药时用力要轻，要求药粉均匀撒布于患处周围。

2. 含漱法　选用适宜的药物煎水取液或配制溶液，漱洗咽喉口腔局部，达到清热解毒、祛腐止痛、清洁局部的作用。适用于咽喉局部红肿、疼痛、化脓溃烂、臭秽不洁，亦可做手术前后咽喉口腔漱洗之用。

3. 含噙法　选用适当的药物制成丸、片剂，在口内慢慢含噙咽下，使药液较长时间浸润于咽喉患处，以对咽喉病变起到内外综合治疗作用，可以达到清热解毒、消肿止痛、生津润燥、益气开音等效果。常用于乳蛾、喉痹、喉痈、咽喉部肿瘤等。

4. 蒸汽吸入法　将选用的药物加工制成溶液，通过蒸汽吸入咽喉内，起到清热解毒、消肿止痛、滋润咽喉的作用。常用于治疗乳蛾、喉痹、喉痈等病。

5. 敷贴法　用药物敷贴于患部或循经所取部位，用于治疗咽喉病而致的面部或颈部红肿疼痛。常用清热解毒，消肿止痛的四黄散、如意金黄散等外敷。因于阳虚所致的咽喉病，可用吴茱萸末或用附子捣烂敷足心，以引火归原。

6. 烙法　适用于乳蛾、喉痹。包括火烙法和灼烧法。

火烙法：用特制烙铁，烙铁头直径为0.5~1cm，大小不等，形状各异，有纵长圆形、横长圆形、圆形等，柄用0.1cm钢线焊接紧，或曲颈或直颈，柄长约20cm。用时将烙铁头放于酒精灯上，烧红并蘸香油后，迅速烙于患处，每次10~20下。烙时注意慎勿触及其他部位，如患处表面有烙后的白膜，应轻轻刮去再烙，一般隔天烙一次，至患处平复为止。

灼烧法：用小烙铁，在酒精灯上加热烙铁头后，涂蘸香油，温度在90℃内，触烙患处0.5秒，每次3下，每2天1次，共烙7~10次。

7. 啄治法　用扁桃体手术刀，在扁桃体上做雀啄样动作，每侧4~5下，伴少量出血，以吐2~3口血为度。2~3日1次，5次为1疗程，一般不超过3个疗程。治疗可起到放血排脓、疏导瘀阻作用，使邪热外泄、脉络疏通、瘀血消散。

四、口齿病常用外治法

1. 搽药法　将药物研成粉末，撒于或吹于患处，或制成膏剂、油剂，用棉签蘸上，直接搽于患处，以达到清热解毒、消肿止痛、收敛止血、祛腐生肌的作用。临床常用冰硼散、锡类散、黄连膏、紫归油等。搽药时动作要轻柔敏捷，以减轻疼痛。药物涂布要均匀。搽药后不宜马上饮食或漱口。

2. 漱涤法　将药物制成药汁后含漱口腔或清洗患处，起清热解毒、消肿止痛和清洁患部的作用。临床常用3%双氧水、氯己定稀释制成含漱剂，或用银花、黄芩、马勃、升麻等煎水漱涤。漱口液不宜过热，以免引起不适。

3. 含噙法　将药物含于口内，使其逐渐溶化，再缓缓咽下，使药物在口内保留较长时间，既能起外治之效，又能达内治之功。达到消肿止痛、清热解毒、去腐生肌的目的。可用于治疗口疮、牙痛、口臭、牙龈肿痛等。

4. 敷贴法　用药物贴敷患处或某些穴位，以达到治疗的目的。常用如意金黄散外敷治疗颌面部红肿疼痛，口腔溃疡膜粘贴于口腔黏膜患处治疗口腔溃疡，吴茱萸捣烂外敷双足涌泉穴治疗虚火口疮。

5. 塞药法　将芳香通窍，活血止痛，祛腐杀虫的药物塞于龋洞或牙间隙进行治疗的方法，多用于治疗龋齿牙痛、牙宣等病证。例如，发生龋齿牙痛时将丁香油棉球或花椒粒塞于龋洞内可以止痛。

6. 嗜鼻法　嗜者，嗅也，将药物研成极细末，吸入鼻孔，使连续打喷嚏的方法，又名取嚏法，有祛风散寒、逐邪避秽、开关通窍的作用。多用于治疗牙痛。

7. 刺割法　用手术刀或三棱针将痈疱或血疱刺破，流出脓血而使肿物消除，以出血泄热、消肿止痛。用于疮痈已成脓时或口腔内突然发生血疱而肿痛较剧者。操作时注意消毒和防止感染。

8. 烙治法　将烙器烧热，灼烙患处，使病变部位缩小甚至消失，或使其出血结痂而达到止血的目的。此法可去除赘生物、止血、祛腐生新。古代的烙器为银制或铜制，现代多为不锈钢制，目前高频电刀的使用取代了传统烙治法，更加安全可靠。操作时须进行局部麻醉和表面消毒。

9. 拔牙法　将松动、折裂或龋坏严重的牙齿拔除以去除病灶的方法。

10. 补牙法　用药物将龋洞或缺损处填补起来，以免食物落入其内引起疼痛和防止龋洞继续扩大的方法。

第三节　耳鼻咽喉口齿病的针灸及其他治疗

一、耳鼻咽喉口齿病的针灸治疗

1. 体针　选用合适的穴位，用毫针进行针刺。实证、热证用泻法，虚证、寒证用补法，得气后出针或留针 10 ~ 20 分钟。

取穴原则：一般采用局部取穴与辨证循经取穴相结合的方法。

耳病常用穴位：手少阳三焦经的中渚、外关、翳风、天牖、瘛脉、耳门；足少阳胆经的听会、率谷、侠溪、上关；手太阳小肠经的听宫；手太阴肺经的少商；手少阴心经的神门、灵道；手阳明大肠经的迎香、合谷；督脉的百会、神庭。

鼻病常用的穴位：手太阴肺经的中府、少商；手阳明大肠经的二间、偏历、合谷、迎香；足阳明胃经的巨髎、四白；足太阳膀胱经的眉冲、玉枕、天柱；足少阳胆经的目窗、承灵、风池；督脉的囟会、上星、素髎；奇穴的印堂、鼻通。

咽喉病常用穴位：手太阴肺经的列缺、鱼际、少商；手阳明大肠经的商阳、合谷、曲池、扶突；足阳明胃经的人迎、气舍、内庭；手太阳小肠经的少泽、天窗、天容；足少阴肾经的涌泉、照海；手少阳三焦经的关冲、中渚、支沟、四渎；督脉的哑门、风府；任脉的天突、廉泉等。

口齿病常用穴位：足阳明胃经的颊车、内庭、下关、地仓；手阳明大肠经的合谷、曲池；手太阴肺经的少商、鱼际、尺泽；足少阴肾经的太溪、阴谷、照海；手少阴心经的内关、青灵。

2. 穴位注射　穴位注射一般以局部取穴为主，根据注射部位的具体情况和药量不同，选择合适的注射器和针头。常规消毒局部皮肤后，将针头按照毫针刺法的角度和方向要求，快速刺入皮下或肌层的一定深度，并上下提插，出现针感后，若回抽无血即将药物注入。通过针刺与药液对穴位的刺激及药理作用，调整机体的功能，从而改善病理状态。

耳病穴位注射多用于治疗耳鸣、耳聋。选用耳区邻近的穴位1~2个，根据病情，注入调补气血、通经活络、行气祛瘀的药物，如黄芪、当归、川芎、红花、丹参等注射液。每穴注入0.5~1ml，每天或隔天一次。

鼻病穴位注射多用于治疗鼻塞、鼻渊、鼻衄、嗅觉不灵等。从上述针刺穴位选择1~2穴，按疾病虚实不同，实证、热证，可选用鱼腥草注射液、柴胡注射液、红花注射液、丹参注射液等，以清热解毒，凉血活血，消肿通窍；虚证可选用当归注射液、川芎注射液、黄芪注射液，或维生素 B_1、维生素 B_{12} 注射液等，以补血养血，温经通窍。每次每穴注入0.5ml，每日或隔日一次，一般以5~10次为一疗程。

咽喉病穴位注射多用于治疗乳蛾、喉痹、喉痈、喉瘖等病所致咽喉红肿疼痛、声嘶等。药物选用有虚实之不同，实证可选用丹参、红花、柴胡、鱼腥草、板蓝根等注射液，虚证可选用当归、川芎、黄芪及维生素 B_1、维生素 B_{12} 等注射液。

3. 耳针　由于人体的经脉直接或间接聚会于耳，人体各器官组织与耳有着广泛的联系。因此，人体各部器官组织在耳郭上均有其相应的分区与穴位。换言之，就是耳郭各部分分别隶属于人体各脏腑器官，称之为耳穴。耳针疗法是指针刺耳穴以防治疾病目的的一种方法，具有奏效迅速，操作简便等优点。

耳针治疗的操作方法主要有毫针针刺、埋针及耳穴压丸疗法等。耳针治疗时应注意：①严格消毒，以防感染。耳郭冻伤和有炎症的部位禁针，如见针眼发红，病人又觉耳郭胀痛，可能有轻度感染时，应及时抗感染处理。②有习惯性流产史的孕妇，不宜采用耳针治疗。对年老体弱的高血压、动脉硬化患者，针刺前后应适当休息，以防意外。③耳针治疗时也有可能发生晕针，须注意预防和及时处理。

耳科疾病常用耳穴：内耳、肾、内分泌、枕、神门、肾上腺、口、颊等。常用于治疗耳鸣、耳聋、耳胀、耳眩晕、脓耳、耳面瘫等。

鼻科疾病常用耳穴：外鼻、内鼻、下屏尖、额、内分泌、肺、脾等。常用于治疗伤风鼻塞、流涕、鼻衄、鼻渊、鼻槁、鼻鼽、头痛等。

咽喉科疾病常用的耳穴：咽喉、轮1~6、扁桃体、下耳根、内分泌、肾上腺、肺、脾、肝等。常用于治疗喉痹、乳蛾、喉瘖、梅核气等。

4. 灸法　灸法是通过温热的刺激，作用于经络腧穴，发挥温经散寒、舒经活络、温通气血、扶阳救脱、升提阳气、消瘀散结等作用，以达到防病、治病的目的。灸法在耳鼻喉科多用于治疗虚寒性疾病。常采用悬灸法（温和灸），其方法是：将艾条燃着的一端对准施灸部位，间隔一定距离（约距0.5~1寸），进行熏烤，使患者有温热感而无灼痛，一般每处灸3~5分钟，灸处以皮肤稍起红晕为度。

施灸时应注意：①对于小儿患者、知觉减退者和昏厥病人，为了防止烫伤，医生可将中食两指分开，放在施灸部位的两侧。这样可以通过医生手指的感觉来测知受热程度，以便随时调节施灸距离，防止灼伤皮肤。②注意安全，用过的艾条应放入小口玻瓶内，以防复燃。③由于施灸过重，皮肤出现小水疱，不可将疱擦破，可任其自然吸收；如水疱过大，可用注射器将疱内液体抽出；如有化脓者，应用敷料保护灸疮，待其吸收愈合。

耳科常见病，如耳眩晕、耳鸣、耳聋等属寒性虚证者，可配合用灸法。常用穴位：百会、中脘、关元、足三里及肾俞、脾俞等。

鼻科常见病，如鼻鼽、鼻渊、鼻槁、鼻窒及虚证鼻衄，可配合用灸法。常用穴位：膈俞、上星、悬钟、合谷、百会、内关、囟会、鼻通、迎香、风池、大椎及肺俞、胆俞、肾俞等。

咽喉科常见病，如喉痹、梅核气、喉瘖、喉风等病证属虚寒者，可配合用灸法。常用穴位：足三里、合谷、曲池、内庭、少泽、涌泉、外关、天突、天容等。

5. 穴位埋线　穴位埋线是将铬制羊肠线埋植在穴位内，利用羊肠线对穴位的持续性刺激作用，从而达到治疗疾病目的的一种方法。

迎香穴位埋线：常用于治疗鼻槁、鼻鼽、嗅觉失灵等。方法是：按外科原则消毒后，铺小孔巾，在迎香穴局部注入1%普鲁卡因，每侧1~2ml，用带有肠线的三角缝针，穿过穴位，埋线长约0.5cm，剪去露出皮肤的线头，如有出血，稍加压迫止血，不必包扎。

喉结旁或天突穴位埋线：常用于治疗声门闭合不全、声带麻痹造成的声嘶，方法同迎香穴位埋线。

6. 刺血法　用三棱针点刺，先在针刺部位上下推按，使瘀血积聚一处，右手持针（拇、食两指捏住针柄，中指指端紧靠针身下端，留出1~2分针尖），对准已消毒部位迅速刺入1~2分，立即出针，轻轻挤压针孔周围，使出血数滴，然后用消毒棉球按压针孔。针刺放血有活血通经、泄热开窍、消肿止痛的作用。咽喉口齿红肿疼痛、高热，常取少商、商阳、耳背、耳尖、耳垂等穴。此外，咽喉局部红肿较甚，病情重，吞咽、呼吸不利者，可用三棱针在咽喉内患部之红肿高突处刺入，一般刺入1分许，刺2~3下，挤出紫血，或于局部黏膜浅刺5~6下，出血泄热。

二、推拿、按摩、导引法

1. 咽鼓管自行吹张法　主要用于治疗耳胀。《保生秘要·卷三》说："定息以坐，塞兑，咬紧牙关，以脾肠二指捏紧鼻孔，睁二目，使气串耳通窍内，觉哄哄有声，行之二三日，窍通为度。"其方法是调整好呼吸，闭唇合齿，用拇、食二指捏紧双前鼻孔，然后用力鼓气，使气体经咽鼓管咽口进入中耳内。此时可感觉到鼓膜突然向外膨出，并有哄然之声。

2. 鼓膜按摩法　用于治疗耳胀之耳鸣、耳聋、鼓膜内陷者。《景岳全书·卷二十七》说："凡耳窍或损或塞，或震伤，以致暴聋或鸣不止者，即宜以手中指于耳窍中轻轻按捺，随捺随放，随放随捺，或轻轻摇动，以引其气，捺之数次，其气必至，气至则窍自通矣。凡值此者，若不速为引导，恐因渐闭而竟至不开耳。"其法是用中指尖插入外耳道口，轻轻按压，一按一放，或中指尖在外耳道轻轻摇动十余次，待外耳道的空气排出后即突然拔出，如此重复多次。也可用两手中指分别按压耳屏，使其掩盖住外耳道口，一按一放，有节奏地重复数十次。

3. **鸣天鼓**　用于防治耳聋、耳鸣。如《内功图说·十二段锦总诀》述："左右鸣天鼓，二十四度闻"，"记算鼻息出入各九次，毕，即放所叉之手，移两手掌擦耳，以第二指叠在中指上，作力放下第二指，重弹脑后，要如击鼓之声，左右各二十四度，两手共弹四十八声，仍放手握固"。其方法是调整好呼吸，先用两手掌按摩耳郭，再用两手掌心紧贴两外耳道，两手食、中、无名、小指对称地横按在枕部，两中指相接触，再将两食指翘起放在中指上，然后把食指从中指上用力滑下，重重地叩击脑后枕部，此时可闻洪亮清晰之声，响如击鼓（图6-1）。先左手24次，再右手24次，最后双手同时叩击48次。

《遵生八笺·卷九》的击探天鼓，与鸣天鼓相似，谓："天鼓者，耳中声也。举两手心紧按耳门，以指击其脑户"。方法是将双手的掌心紧按双外耳道口，使外耳道暂时处于封闭状态，然后用放在枕部的双手手指叩击脑后枕部。

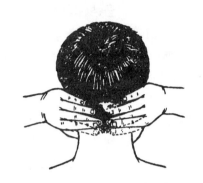

图6-1　鸣天鼓

4. **鼻部按摩法**　用于鼻塞、流涕之证。鼻背按摩方法是将两手鱼际部搓热，然后分别于鼻背由鼻根向迎香穴往返按摩，至有热感为度，然后再分别由攒竹向太阳穴推拿，使局部有热感，每日3次。迎香穴按摩用食指于迎香穴上点、压、揉、按，每日3次，以觉鼻内舒适为度。

5. **咽喉部按摩法**　声嘶失音的按摩法：取穴部位重点在人迎穴、水突穴、局部敏感压痛点及咽喉部三条侧线。第一侧线，喉结旁开1分处直下；第三侧线，喉结旁开1.5寸直下；第二侧线，在第一、第三侧线中间。操作时，患者取坐位或仰卧位，医者先于患者咽喉部三条侧线用一指禅推法或拿法，往返数次，也可配合揉法，然后在人迎穴、水突穴及敏感压痛点处采用揉法。手法宜轻快柔和，不可粗暴用力。

咽喉疼痛的按摩：取风池、风府、天突、曲池、合谷、肩井穴。操作时患者取仰卧位，先在喉结两旁及天突穴处用推拿或一指推揉手法，上下往返数次。再取坐位，按揉风池、风府、肩井等穴，配合拿曲池、合谷等。

6. **口齿部按摩法**　穴位指压止痛法：取合谷、颊车、下关穴。口齿部按摩法是用拇指按压穴位，或加以揉动，至局部出现酸、麻、胀、重感。

7. **叩齿、运舌、咽津法**　此为古代养生保健方法。锻炼方法：先心静神聚，口轻闭，上下牙齿互相轻轻叩击30次以上，舌头在口腔里、牙齿外左右上下来回运转，舌抵上腭，待唾液增多时徐徐咽下。动作要领：所有的牙齿都要叩击，牙齿开阖的幅度和用力不可太大，还要防止咬舌。叩齿可以使牙齿坚固，咀嚼有力，不易松动脱落，预防牙病。运舌、咽津能按摩牙龈、口颊，刺激唾液分泌，滋润胃肠，有助于脾胃功能。《诸病源候论·卷二十九》引《养生方》："鸡鸣时常叩齿三十六下，长行之，齿不蠹虫，令人齿牢。"《医学心悟·卷首》曰："华池之水，人身之金液也，敷布五脏，洒陈六腑，然后注之于肾而为精……今立一法，常以舌抵上腭，令华池之水充满于口，乃正体舒气，以意目力送至丹田，口复一口，数十乃止。此所谓以真水补真阴，同气相求必然之理也。"

三、擒拿法

擒拿法常用于急性咽喉疾病，有咽喉肿胀、疼痛剧烈、吞咽困难、汤水难下、痰涎壅盛、口噤难开等症状者，能调和气血，疏通经络，减轻症状，以便进食汤药或稀粥。其方法有多种，常用的有单侧擒拿法与双侧擒拿法。

1. 单侧擒拿法　患者正坐，单手侧平举，拇指在上，小指在下。术者站于患者手之正侧面，用与患者同侧手的食、中、无名指，紧按患者鱼际背部（相当于合谷穴处），小指扣于腕部，拇指与患者拇指罗纹面相对，并用力向前压紧，另一手拇指按住患者术侧锁骨上缘肩关节处（相当于肩髃穴处），食、中、无名指紧握腋窝处，并用力向外拉开（图6-2）。如此反复多次，此时患者咽喉疼痛明显减轻，助手则可将汤药或稀粥喂给患者，使其缓缓咽下。

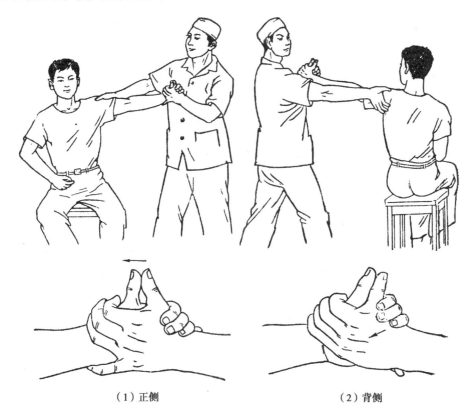

（1）正侧　　　　　　　　　（2）背侧

图6-2　单侧擒拿法

2. 双侧擒拿法 患者坐在没有靠背的凳上，术者站在患者背后，用两手从患者腋下伸向胸前，并以食、中、无名指按住锁骨上缘，两肘臂压住患者胁肋，术者胸部贴紧患者背部。位置固定好后，两手用力向左右两侧拉开（沿锁骨到肩胛），两肘臂和胸部将患者胁肋及背部压紧，三方面同时用力，以使患者咽喉部松动，便于吞咽（图6-3）。助手则可将汤药或稀粥喂给患者，使其缓缓咽下。

施术时注意患者全身情况，术者用力须恰当，不可过于粗暴。

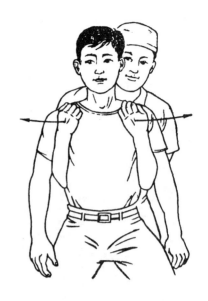

图6-3 双侧擒拿法

四、其他疗法

1. 超短波理疗 超短波治疗属于高频电疗法范畴，是指用波长为1~10m，频率为30~300MHz的高频振荡电流在人体所产生的电场作用进行治疗的方法。可用于治疗喉痹、乳蛾、喉瘤、耳疖、耳疮、脓耳等疾病。

2. 冷冻治疗 冷冻治疗是利用制冷剂产生低温，冷冻局部活体组织使之破坏来治疗某些疾病的一种方法。冷冻治疗在耳鼻喉科的适应证：耳部疾病，如耳郭痰包等；鼻部疾病，如鼻衄、鼻窒、鼻鼽等；咽喉部疾病，如喉痹、乳蛾、咽喉瘤等。

3. 激光治疗 激光治疗在耳鼻咽喉科的常用方式有两种，即CO_2激光治疗与YAG激光治疗。CO_2激光主要用于表面组织的切割、气化，可用于治疗喉痹等疾病；YAG激光可通过光纤传递，用于内窥镜和皮肤、黏膜表面的操作，常用于治疗鼻窒、咽喉瘤等疾病。

4. 射频治疗 射频治疗是利用频谱为0.5MHz~100GHz的电磁波作用于人体组织，产生内生热效应，使组织蛋白凝固、萎缩、脱落或消失，从而达到使增生性病变组织相应缩小或消除的治疗目的。射频治疗在耳鼻喉科的适应证有：鼻部疾病，如鼻窒、鼻衄、鼻鼽、鼻腔血管瘤、鼻前庭赘生物等；咽喉部疾病，如咽喉瘤、乳蛾、喉痹、喉瘤等；耳部疾病，如外耳道新生物或息肉、肉芽，以及耳瘘、耳郭痰包；口齿疾病，如舌衄、齿衄等。

5. 微波治疗 微波是一种高频电磁波，医疗应用的电磁波频率一般为500kHz~2500MHz。微波治疗在耳鼻喉科的适应证有：鼻衄、鼻窒、鼻鼽、喉痹、乳蛾、喉瘤、咽喉瘤等。

各 论

第七章 耳科常见疾病

第一节 旋耳疮

旋耳疮是指因风热湿邪犯耳或血虚生风化燥所致的外耳道或旋绕耳周而发的湿疮，以耳部皮肤潮红、瘙痒、黄水淋漓或脱屑、皲裂为主要特征。本病以小儿为多见。西医的外耳湿疹等可参考本病辨证施治。

【病因病机】

1. **风热湿邪上犯** 因脓耳之脓液或邻近部位之黄水疮蔓延至耳部，或因接触某些刺激物而诱发，以致湿热邪毒积聚耳窍，引动肝经之火，循经上犯，风热湿邪蒸灼耳郭肌肤而为病。

2. **血虚生风化燥** 患病日久，阴血耗伤，耳窍失养，加之血虚生风化燥，以致耳部瘙痒，缠绵难愈。

【诊断】

一、诊断要点

1. **病史** 可有耳道流脓或污水入耳史，或药物及其他过敏物质刺激史。
2. **临床症状** 耳部皮肤瘙痒、灼热感、渗液。
3. **检查** 外耳道口、耳甲腔、耳后沟，甚至整个耳郭皮肤潮红，可有小水疱，溃破后渗黄色脂水，表皮糜烂，干后结痂，或见外耳皮肤增厚、粗糙、脱屑、皲裂、结痂，表面粗糙不平，甚则外耳道狭窄。

二、鉴别诊断

本病应与断耳疮及耳带疮相鉴别。

【辨证及治疗】

一、分型论治

1. 风热湿邪上犯

主证：耳部皮肤瘙痒、灼热感，数日后皮肤出现小水疱，溃破渗出黄色脂水，皮肤糜烂，甚至波及整个耳郭及其周围皮肤。舌质红，苔黄腻，脉弦数。

证候分析：风热夹湿邪上犯，蒸灼耳窍，故耳部皮肤灼热、潮红；风盛则痒，湿热盛则起水疱，溃破，黄色脂水浸淫；舌质红，苔黄腻，脉弦数为湿热内盛之象。

治法：清热祛湿，疏风止痒。

方药：消风散加减。方中重用荆芥、防风、牛蒡子、蝉衣以疏风止痒；用苍术、苦参、木通以祛湿；石膏、知母清热泻火；生地、当归凉血散血。全方合用，可清热祛湿，疏风止痒。若湿重者可选用萆薢渗湿汤加减；湿热壅盛者，可用龙胆泻肝汤加减以清热解毒祛湿。

2. 血虚生风化燥

主证：耳部瘙痒，缠绵难愈。可伴面色萎黄、纳差、身倦乏力等症状，舌质淡，苔白，脉细缓。检查见外耳道、耳郭及其周围皮肤增厚、粗糙、皲裂，上覆痂皮或鳞屑。

证候分析：由于本病反复发作，耗伤阴血，气血亏虚，耳窍失养，故皮肤增厚、粗糙；久则血虚生风化燥，故皮肤瘙痒、皲裂；脾气虚，失于健运，故纳差，身倦乏力；面色萎黄、舌质淡、苔白、脉细缓为血虚之象。

治法：养血润燥，祛风止痒。

方药：地黄饮加减。方中以熟地、当归、首乌养血；生地、丹皮、玄参、红花凉血活血；白蒺藜、僵蚕祛风；甘草调和诸药。全方以治血为主，而达到治风的目的，正所谓"治风先治血，血行风自灭"。痒甚者加蝉蜕、地肤子、苦参等。

二、外治法

1. 外洗及湿敷
可选用下列清热解毒、收敛止痒的中药煎水外洗或湿敷患部：①桉树叶、桃叶、花椒叶等量。②苦参、苍术、黄柏、白鲜皮各15g。③马齿苋、黄柏、败酱草各30g。

2. 涂敷法
可根据证型选择不同药物：①湿热盛而见红肿、疼痛、瘙痒、出脂水者，可选如意金黄散调敷以清热燥湿止痒。②湿盛而见黄水淋漓者，可用青黛散，以麻油调搽，以清热除湿，收敛止痒。③热盛而见有脓痂者，可选用黄连膏或黄连粉撒布以清热解毒。④患病日久而皮肤粗糙、增厚、皲裂者，可选用滋润肌肤、解毒祛湿的药物外搽，如穿粉散用香油调敷。

三、针灸疗法

风热湿邪上犯者，取督脉、手阳明、足太阴等穴位为主，如陶道、曲池、合谷、神门、血海等，针用泻法；血虚生风化燥者，取足阳明、太阴等穴位为主，如足三里、三阴交、大都、郄门等穴，针用补法。

【预防与调护】

1. 注意耳部卫生，戒除挖耳习惯。
2. 患病期间，忌辛辣炙煿食物，以及鱼、虾等有可能引起过敏的食物。
3. 发病期间避免任何局部刺激，忌用肥皂水洗涤患处。

【预后及转归】

及时治疗者预后一般良好。体质虚弱者，亦可致病程迁延难愈。

【参考资料】

古代文献摘录

1. 《诸病源候论·卷三十五》："月食疮，生于两耳及鼻面间，并下部诸孔窍侧……月初则疮盛，月末则疮衰，以其随月生，因名之为月食疮也。"
2. 《外科大成·卷三》："耳镟者生耳后缝间，延及上下，如刀裂之状，随月之盈虚，故名月蚀疮，宜川粉散搽之。"
3. 《外科正宗·卷四》："黄水疮生头面，耳项忽生黄色，破流脂水，顷刻沿开，多生痛痒，此因日晒风吹，暴感湿热，或因内餐湿热之物，风动火生者有之，治宜蛤粉散搽之必愈。"
4. 《外科证治全书·卷二》："旋耳疮一名月蚀疮，生耳后缝间，延及耳褶上下，色红如刀裂之状，时流黄水，乃胆脾湿热。"

第二节　耳带疮

耳带疮是指因风热邪毒外袭所致的以耳痛、外耳疱疹，甚或口眼㖞斜为主要特征的疾病。本病多为单侧发病，青年及老年患者居多。西医的耳带状疱疹等疾病可参考本病进行辨证施治。

【病因病机】

1. **邪毒外袭** 风热邪毒外袭，循经上犯耳窍，搏结于耳郭、外耳道，致生疱疹。
2. **肝胆湿热** 情志不畅，肝郁化火；或因饮食不节，脾失健运，湿浊内生，郁而化热，湿热内蕴；或因时邪外感，湿热邪毒壅盛传里，犯及肝胆，肝胆湿热循经上犯，困结耳窍而为病。

【诊断】

一、诊断要点

1. **病史**　可有受凉、过度疲劳等病史。

2. **临床症状**　急性起病，一侧耳部灼热感，疼痛剧烈，严重者可见口眼㖞斜，部分患者可出现耳鸣、耳聋、眩晕等。

3. **检查**　耳甲腔、外耳道、乳突皮肤出现疱疹，皮疹如针头大小，密集成簇状，数日后可破溃流水、结痂，耳下可有臖核。

二、鉴别诊断

本病应注意与旋耳疮相鉴别。

【辨证及治疗】

一、分型论治

1. 邪毒外袭

主证：耳甲腔、外耳道或耳后完骨皮肤灼热、刺痛感，局部出现针头大小疱疹，密集成簇状，疱疹周围皮肤潮红，可伴发热、恶寒。舌质红，苔薄黄，脉浮数。

证候分析：风热邪毒外侵，上犯耳窍，故耳部皮肤灼热疼痛、潮红，渐生疱疹；发热恶寒、舌质红、苔薄黄、脉浮数为风热邪毒外侵之象。

治法：疏风散邪，清热解毒。

方药：银翘散加减。方中金银花、连翘辛凉透邪、清热解毒；淡竹叶清上焦热；芦根清热生津；荆芥、淡豆豉、牛蒡子、薄荷疏风散邪。全方合用可疏风散邪，清热解毒。应用时可加龙胆草、黄芩、板蓝根、栀子以清热解毒；出现口眼㖞斜者，选加僵蚕、全蝎、蜈蚣、蝉蜕、桃仁、红花、地龙等，以祛风活血通络。

2. 肝胆湿热

主证：耳部灼热、刺痛，疱疹增大、溃破、黄水浸淫、结痂，伴口苦咽干，甚则口眼㖞斜，耳鸣，耳聋。舌质红，苔黄腻，脉弦数。

证候分析：肝胆湿热蒸灼耳窍肌肤，脉络闭阻，气滞血瘀，不通则痛；肝胆湿热上蒸耳窍，故生疱疹，甚则溃破，黄水浸淫；邪毒入络，脉络阻滞，故口眼㖞斜；肝胆湿热上扰清窍，故耳鸣、耳聋；口苦、咽干、舌质红、苔黄腻、脉弦数均为肝胆湿热之象。

治法：清泻肝胆，解毒利湿。

方药：龙胆泻肝汤加减。方中龙胆草苦寒泻肝胆之火；黄芩、栀子清热解毒泻火；泽泻、木通、车前子清热利湿；生地、当归养血滋阴，以使标本兼顾，若湿热俱盛可减去；柴胡引诸药入肝胆经；甘草调和诸药。热毒盛者，加板蓝根以清热解毒；痛剧者，可加延胡索活血行气止痛。

二、外治法

1. 初起可用大黄、黄柏、黄芩、苦参制成洗剂外涂，以清热解毒，兼清洁局部。
2. 疱疹溃破者，可用青黛散调敷以清热祛湿。

三、针灸疗法

1. 耳部剧痛者，可取翳风、曲池、合谷、太冲、血海、阳陵泉等穴，针刺，用泻法，以祛邪行气止痛。
2. 口眼㖞斜者，可取翳风、地仓、合谷、人中、承浆、颊车等穴，针刺，用泻法，以祛风活血通络。
3. 耳鸣、耳聋者，可取翳风、耳门、风池、听宫、听会、肾俞、关元等穴，针刺。

【预防与调护】

1. 注意休息，饮食宜清淡，忌进食辛辣、腥酸、油腻之品。
2. 疱疹穿破后，注意保持局部皮肤干燥，以防染毒。

【预后及转归】

若无面瘫、耳鸣、耳聋、眩晕者预后良好。并发面瘫者，少数患者预后较差。也有部分患者疱疹消失后，仍遗留较长时间的耳部阵发性刺痛。

第三节 断 耳 疮

断耳疮是指因耳郭损伤染毒、火毒上炎所致的以耳郭红肿疼痛、溃烂流脓，甚至软骨坏死、耳郭变形为特征的疾病。西医的耳郭化脓性软骨膜炎等可参考本病进行辨证施治。

"断耳疮"的病名早见于《诸病源候论·卷三十五》："断耳疮，生于耳边，久不瘥，耳乃取断……此疮亦是风湿搏于血气所生，以其断耳，因以为名也。"后世医家又有"耳发疽"等别称。

【病因病机】

1. **耳郭损伤，邪毒犯耳** 因耳郭皮肤损伤，邪毒乘机侵犯，与气血相搏结，酿脓化腐。
2. **热毒炽盛，灼腐耳郭** 热毒炽盛，循经上炎，灼腐耳郭，致血腐肉败，软骨融蚀。

【诊断】

诊断要点

1. **病史** 多有耳郭外伤、冻伤、烫伤、烧伤或针刺、手术等病史。

2. **临床症状** 初起耳郭灼热感及肿痛感，继则红肿加重，范围增大，疼痛剧烈，坐立不安。全身症状可见发热、头痛等。

3. **检查** 耳郭红肿，触痛明显，可有波动感，继则溃破流脓，软骨坏死，最后至耳郭变形（彩图3）。

【辨证及治疗】

一、分型论治

1. 耳郭损伤，邪毒犯耳

主证：耳郭灼热、疼痛，局部红肿，继而红肿疼痛逐渐加剧。伴发热、头痛、口干等，舌质红，苔黄，脉数。

证候分析：耳郭损伤，邪毒犯耳，与气血相搏，故耳郭灼热、红肿、疼痛；发热、头痛、口干、舌质红、苔黄、脉数等均为热毒侵犯之象。

治法：清热解毒，消肿止痛。

方药：五味消毒饮加减。方中金银花清热解毒，消散痈肿，且有轻宣散邪之效；紫花地丁、蒲公英、野菊花、紫背天葵均具清热解毒、消肿散结之功。热盛者，可加黄芩、黄连；血热者，可加丹皮、生地等。

2. 热毒炽盛，灼腐耳郭

主证：耳郭疼痛剧烈，坐立不安，发热，头痛，舌质红，苔黄，脉数。检查见耳郭极度红肿，按之有波动感，继则溃破流脓，软骨坏死、脱落，耳郭变形。

证候分析：热毒炽盛，灼腐耳郭，故耳郭红肿、疼痛剧烈；热毒燔灼，肉腐成脓，故耳郭极度肿胀，按之波动感，溃破流脓；热毒灼蚀软骨，故软骨坏死、脱落，耳郭失去软骨支撑而变形；发热、头痛、舌质红、苔黄、脉数等均为热毒炽盛之象。

治法：清热解毒，祛腐排脓。

方药：黄连解毒汤合五味消毒饮。用黄连解毒汤苦寒直折，清热解毒；同时配合五味消毒饮加强清热解毒之力，使邪去毒解。溃破流脓者，可加皂角刺、天花粉等。若耳郭皮色暗红，溃口难收，流脓不止，脓液稀薄，为正虚邪滞，余毒未清，则应改用托里消毒散，以扶正祛邪，托毒排脓。

二、外治法

1. **外敷** 未成脓者，可热敷或用如意金黄散外敷。

2. **切开排脓** 成脓后，宜在麻醉下切开排脓，同时刮除肉芽组织，清除坏死软骨。

【预防与调护】

1. 耳郭外伤，应彻底清创，严格消毒后缝合，以防染毒而变生本病。

2. 在进行耳针或耳部手术治疗时，应严格消毒，无菌操作。对于耳郭的血肿，应及时抽吸、清除，以免瘀血久郁化火，变生本病。

【预后及转归】

本病常可导致耳郭软骨坏死，使耳郭失去支撑而形成耳郭畸形。

【参考资料】

1. **古代文献摘录**　《证治准绳·疡医·卷三》："或问耳轮生疽何如？曰：是名耳发疽，属手少阳三焦经风热所致，六七日渐肿如胡桃，或如蜂房之状，或赤或紫，热如火，痛切心是也。"

2. **现代相关疾病简介**　耳郭化脓性软骨膜炎（suppurative perichondritis of auricle）其病因多是耳郭外伤、手术、冻伤、烧伤、耳针感染或耳郭血肿继发感染，致病菌多为铜绿假单胞杆菌，其次为金黄色葡萄球菌。化脓以后，脓液积聚于软骨膜与软骨之间，软骨因血供障碍而逐渐坏死、脱落，致耳郭畸形。本病的治疗，早期尚未形成脓肿时，全身应用敏感抗生素控制感染，配合局部理疗。如已形成脓肿，应在全麻下沿耳轮内侧舟状窝行半圆形切开，充分暴露脓腔，清除脓液，刮除肉芽组织，切除坏死的软骨。术中用敏感的抗生素溶液彻底冲洗术腔，对好切口，放置多层纱布，加压包扎。

第四节　耳　瘘

耳瘘是因先天禀赋不足、耳部皮肤腠理失养而发生于耳前或耳后等处的瘘管。西医的先天性耳前瘘管等病可参考本病进行辨证施治。

瘘病早在《内经》中已提到，如《素问·生气通天论》中有"陷脉为瘘，留连肉腠"的记载。《诸病源候论·卷三十四》论述了诸瘘的病因："瘘病之生，或因寒暑不调，故血气壅结所作"，并言瘘"亦发于两腋下及两颊颔间，初作喜不痛不热，若失时不治，即生寒热"，所指"颊颔间"与本病的部位较相似。

【病因病机】

1. **禀赋不足，复感邪毒**　禀赋不足，脏腑虚损，颊颔间皮肤腠理不密，而形成窦道，复感邪毒，邪滞窦道，气血壅结，故窦道红肿、疼痛。

2. **气血耗伤，托毒无力**　素体虚弱，或久病失治，气血耗伤，无力托毒，邪毒滞留不去，腐蚀骨质而成瘘，以致溃口经久不愈，脓水长流。

【诊断】

诊断要点

1. 临床症状　未染毒的耳前瘘，一般无自觉症状。若染毒，则局部红肿疼痛、流脓，且常反复发作。瘘管可为单侧，也可为双侧。耳后瘘常流出清稀脓液，经久不愈，且多伴有耳内流脓。

2. 检查　耳前瘘开口多位于耳轮脚的前缘。未染毒者，瘘口周围皮肤如常，挤压瘘口可有少许灰白色分泌物溢出，用探针可探知窦道深度，部分窦道有分支。若染毒，则可见瘘口周围红肿，时有脓液自瘘口溢出。

【辨证及治疗】

一、分型论治

1. 禀赋不足，复感邪毒

主证：瘘口周围皮肤红肿疼痛，且沿瘘管走向扩散，瘘口可有脓液溢出，或伴有发热、头痛，舌质红，苔黄，脉数。

证候分析：禀赋不足，颞颥间皮肤腠理不密，形成窦道，复感邪毒，气血相搏，壅结于窦道，故瘘口周围皮肤红肿疼痛，甚则瘘口溢脓。发热、头痛、舌质红、苔黄、脉数均为热象。

治法：清热解毒，消肿止痛。

方药：五味消毒饮加减。热毒甚者，可加黄连；血热者，加丹皮、赤芍；已成脓而排泄不畅者，加穿山甲、皂角刺。

2. 气血耗伤，托毒无力

主证：瘘口或其周围溢脓，经久不愈，脓液清稀。全身可伴有疲倦乏力、纳呆、头昏等症状，舌质淡红，苔白或黄，脉细数。

证候分析：气血耗伤，无力托毒，邪毒滞留，腐蚀血肉成脓，则瘘口或其周围溢脓，经久不愈。疲倦乏力、纳呆、头昏、舌质淡红、苔白或黄、脉细数均为气血不足之象。

治法：益气养血，托毒排脓。

方药：托里消毒散加减。方中以党参、茯苓、白术、炙甘草、黄芪、白芍、川芎、当归补益气血；以金银花清解余毒；桔梗、白芷、皂角刺排脓。合用有补益气血、托毒排脓之功。

二、外治法

1. 外敷　耳前瘘染毒后未成脓者，可用如意金黄散调敷。

2. 切开排脓　瘘口周围脓肿形成者，应切开排脓，放置引流条。

3. **挂线疗法**　耳瘘长期流脓，经久不愈者，可用治瘘外塞药敷于瘘口，待脓液渐减或干净后，用药线（如九一丹）插入窦道，使药物直接腐蚀窦道壁，促使瘘管脱落，然后用生肌散调敷以生肌收口。

4. **手术治疗**　耳瘘控制感染后，可行瘘管切除术。

5. **其他疗法**　早期未成脓时，可配合热敷、超短波及微波理疗。

【预防与调护】

1. 耳前瘘未染毒时，应注意局部清洁，忌挤压及搔刮，以防染毒。
2. 积极治疗脓耳，以免脓汁流窜形成瘘管。

【预后及转归】

耳瘘一般预后良好，若失治或误治可反复发作。

第五节　耳　疖

耳疖是指因邪热搏结耳窍而发生于外耳道的疖肿，以耳痛、外耳道局限性红肿为特征。古代医籍中尚有"耳疔"、"黑疔"等别称。如《外科证治全书·卷二》中说："耳疔生耳窍暗藏之处，色黑形如椒目，疼如锥刺，引及腮脑，破流血水。"西医的局限性外耳道炎可参考本病辨证施治。

【病因病机】

1. **风热邪毒外侵**　多因挖耳，损伤外耳道皮肤，风热邪毒乘机侵袭，阻滞耳窍经脉而为病。

2. **肝胆湿热上蒸**　湿热邪毒壅盛，引动肝胆湿热，循经上乘，蒸灼耳道，壅遏经脉，逆于肌肤而为病。

【诊断】

一、诊断要点

1. **病史**　多有挖耳史。
2. **临床症状**　耳痛剧烈，张口、咀嚼时加重，严重者牵引同侧头痛。
3. **检查**　耳屏压痛，耳郭牵拉痛，外耳道壁局限性红肿，隆起如椒目状，肿甚者可堵塞外耳道。疖肿溃破后外耳道可见脓血。

二、鉴别诊断

本病应与脓耳相鉴别。

【辨证及治疗】

一、分型论治

1. 风热邪毒外侵

主证：耳痛，张口及咀嚼时加重，伴患侧头痛。全身可有发热、恶寒等症状，舌质红，苔薄黄，脉浮数。检查见患侧耳屏压痛，耳郭牵拉痛，外耳道壁局限性红肿、隆起。

证候分析：挖耳伤及肌肤，风热邪毒乘机侵犯耳窍，阻滞经脉，气血凝聚，故耳道红肿疼痛，隆起如椒目状。耳部经脉多连头部，故病情较重者可牵引同侧头痛。舌质红、苔薄白、脉浮数乃风热外侵之象。

治法：疏风清热，解毒消肿。

方药：五味消毒饮合银翘散加减。

2. 肝胆湿热上蒸

主证：耳痛剧烈，痛引腮脑，或有听力减退。可伴有口苦、咽干、大便秘结、发热等症状，舌质红，苔黄腻，脉弦数。检查见外耳道局限性红肿，肿甚者可堵满外耳道，若耳疖成脓则顶部可见脓点，若溃破则外耳道可见黄稠脓液，耳前后可有臖核。

证候分析：肝胆湿热上蒸耳道，熏灼肌肤，故耳道红肿疼痛剧烈；肿甚堵塞耳道，故听力减退；耳部脉络多连头部，故痛连腮脑；热甚灼腐肌肤则化脓；肝胆郁热，则口苦咽干；舌质红、苔黄腻、脉弦数为肝胆湿热之象。

治法：清泄肝胆，利湿消肿。

方药：龙胆泻肝汤加减。脓已成者加皂角刺、穿山甲，或用仙方活命饮加减。

二、外治法

1. 外敷
可用内服中药渣再煎，取汁热敷患侧耳部，或用紫金锭调敷以清热解毒，活血消肿止痛。

2. 排脓
耳疖已成脓，未自行溃破者，可消毒后用针头挑破脓头，取出脓栓，排出脓血，或切开排脓，要注意切口必须与外耳道纵轴平行，以防形成外耳道狭窄。排出脓血后局部敷紫金锭或黄连膏、如意金黄散等。

三、针灸疗法

耳部肿胀疼痛剧烈时，可取合谷、内关、少商穴针刺，以疏通经脉，泄热消肿止痛。合谷、内关强刺激，留针20分钟。红肿较剧，并有高热者，可取少商穴点刺出血。

四、其他疗法

早期可配合红外线、微波理疗。

【预防与调护】

1. 注意耳部卫生，戒除挖耳习惯。

2. 避免污水入耳，若有污水入耳，应外耳道口朝下，单足跳跃，使耳内积水倒出，或用干棉签拭干净。

3. 保持外耳道清洁，如疖肿成脓溃破，应清除脓液。睡眠时应侧卧，患耳朝下，以利脓液排出。

【预后及转归】

一般预后良好。

【参考资料】

古代文献摘录

1. 《医宗金鉴·外科心法要诀·耳部》："黑疔暗藏耳窍生，色黑根深椒目形，痛如锥刺引腮脑，破流血水火毒攻。"

2. 《外科正宗·卷二》："毒气发于肾经者，生为黑黡疔。其患多生耳窍……顽硬如钉，痛彻骨髓。"

第六节　耳　疮

耳疮是指因湿热邪毒搏结耳窍所致的以外耳道弥漫性红肿疼痛为主要特征的疾病。好发于夏秋季节。西医的弥漫性外耳道炎可参考本病辨证施治。

耳疮一名首见于《诸病源候论·卷二十九》："足少阴为肾之经，其气通于耳。其经虚，风热乘之，随脉入于耳，与血气相搏，故生耳疮。"在古医籍中又有"耳内生疮"等别称。

【病因病机】

1. **风热湿邪，上犯耳窍**　多因挖耳损伤外耳道肌肤，风热湿邪乘机侵犯，或因耳道不洁，污水入耳，或因脓耳之脓液浸渍，湿郁化热，风热湿邪犯耳，与气血相搏，致生耳疮。

2. **肝胆湿热，上攻耳窍**　湿热邪毒壅盛，引动肝胆火热，循经上犯耳窍，蒸灼耳道，壅遏经脉，逆于肌肤而生耳疮。

3. **血虚化燥，耳窍失养**　久病不愈，阴血耗伤，血虚化燥，耳窍肌肤失于濡养而致病。

【诊断】

一、诊断要点

1. **病史** 多有挖耳、污水入耳或耳流脓史。
2. **临床症状** 耳内灼热疼痛，少许流脓，或耳内发痒不适。
3. **检查** 耳屏压痛，耳郭牵拉痛，外耳道弥漫性红肿，可有少许分泌物。反复发作者，可见外耳道皮肤增厚、皲裂、脱屑，甚则外耳道狭窄。

二、鉴别诊断

本病应与耳疖、旋耳疮、脓耳等病相鉴别。

【辨证及治疗】

一、分型论治

1. 风热湿邪，上犯耳窍

主证：耳痛、耳痒、耳道灼热感，伴头痛、发热、恶寒，舌质红，苔薄黄，脉浮数。检查见耳屏压痛，耳郭牵拉痛，外耳道弥漫性红肿，或耳道潮湿，有少量渗液。

证候分析：风热湿邪，上犯耳窍，故耳道漫肿；风热邪盛，则耳痒、灼热、疼痛；湿热邪盛，则耳痛、渗液；头痛、发热、恶寒、舌质红、苔薄黄、脉浮数为风热外袭之象。

治法：疏风清热，解毒祛湿。

方药：银花解毒汤加减。方中金银花、连翘疏风清热；紫花地丁、黄连、夏枯草清热解毒消肿；丹皮、犀角（水牛角代）清热凉血；赤茯苓利水祛湿。

2. 肝胆湿热，上攻耳窍

主证：耳痛，牵引同侧头痛，口苦，咽干，可伴有发热等症状。舌红，苔黄腻，脉弦数。检查见耳屏压痛，耳郭牵拉痛，外耳道弥漫性红肿、糜烂，渗出黄色脂水。

证候分析：肝胆湿热上蒸耳道，熏灼肌肤，故耳道弥漫性红肿；湿热盛，则肌肤糜烂，耳道渗液；肝胆热盛则口苦、咽干、发热；舌质红、苔黄腻、脉弦数为肝胆湿热之象。

治法：清泄肝胆，利湿消肿。

方药：龙胆泻肝汤加减。

3. 血虚化燥，耳窍失养

主证：病程较长，耳痒、耳痛反复发作，全身症状不明显，舌质淡，苔白，脉细数。检查见外耳道皮肤潮红、增厚、皲裂、表面或见痂皮。

证候分析：久病气血虚损，耳窍失养，邪毒久羁，故耳痒、耳痛反复发作；血虚耳窍失养，故耳道皮肤增厚、皲裂、结痂；舌质淡、苔白、脉细数为气血虚之象。

治法：养血润燥。

方药：地黄饮加减。

二、外治法

1. **外敷** 可用黄连膏、紫金锭等局部涂敷。
2. **滴耳** 可用清热解毒的中药制成滴耳液滴耳。

三、针灸疗法

耳痛较甚者，可针刺合谷、内关、少商等穴，以疏通经络，泄热止痛。

四、其他疗法

可配合局部超短波理疗或微波理疗。

【预防与调护】

1. 避免挖耳及污水入耳。
2. 及时治疗脓耳，以免脓液长期浸渍耳道而为病。
3. 注意耳部卫生，及时清理耳道分泌物及痂皮。
4. 患病期间，忌进食辛燥食品，以防火热、湿热内蕴，加重病情。

【预后及转归】

一般预后良好。

【参考资料】

古代文献摘录

1. 《外科正宗·卷四》："浴洗水灌窍中，亦致耳窍作痛生脓。"
2. 《证治准绳·疡医·卷三》："耳疮属手少阳三焦经或足厥阴肝经血虚风热，或肝经燥火风热，或肾经虚火等因。若发热焮痛属少阳厥阴风热，用柴胡栀子散；若内热痒痛属前二经血虚，用当归川芎散；若寒热作痛属肝经风热，用小柴胡汤加山栀、川芎；若内热口干，属肾经虚火，用加味地黄丸，如不应，用加减八味丸，余当随证治之。"

第七节 耵 耳

耵耳是指耵聍堵塞外耳道引起的疾病。耵聍俗称耳垢、耳屎，乃耳道正常分泌物，多可自行排出，不发生堵塞和引起症状。若耵聍分泌过多或排出受阻，耵聍凝结成团，阻塞耳道，致耳道不通，则成耵耳，即耵聍栓塞。

古代文献对耵耳早有记载。如《灵枢·厥病》曰："若有干耵聍，耳无闻也。"《仁斋直指方·卷二十一》亦云："人耳间有津液，轻则不能为害，若风热搏之，津液结聊成核塞耳，亦令暴聋，谓之耵耳"，对耵耳病名及主要症状作了论述。

【病因病机】

耳中津液结聚，而成耵聍。正常时，耵聍随下颌关节运动，向外排出脱落。若因风热湿邪外犯耳窍，与耵聍搏结，集结成块，阻塞于耳道内，以致耳窍不通而为病。

【诊断】

一、诊断要点

1. 临床症状　可出现耳堵、耳胀、耳鸣、耳痛、听力减退、眩晕等症状。

2. 检查　可见棕黑色或黄褐色块状物堵塞外耳道，质地不等，有松软如泥，有坚硬如石。听力检查呈传导性聋。

二、鉴别诊断

应与外耳道异物、血痂及外耳道胆脂瘤等相鉴别。

【辨证及治疗】

本病的治疗以外治法为主。

1. 对可活动的、部位浅、未完全阻塞外耳道的耵聍可用膝状镊或耵聍钩取出。

2. 耵聍较大而坚硬，难以取出者，先滴入 5% 碳酸氢钠，待软化后用吸引法或外耳道冲洗法清除。

3. 已伴有外耳道红肿疼痛、糜烂等症状，应同时按"耳疮"进行辨证治疗。

【预防与调护】

1. 一般少许耵聍，大多可自行排除，不必进行特殊处理。

2. 若耵聍较多，堵塞耳道，必须到医院处理，以免处理方法不当而将耵聍推向深部或损伤外耳道及鼓膜。

3. 有脓耳史或鼓膜穿孔史者，忌用冲洗法。

【预后及转归】

预后良好，但可反复发生。如清理耵聍时损伤外耳道皮肤，可引起耳疮。

第八节　耳异物

耳异物是指外来物体误入耳道引起的疾病。外来物包括了一切可入耳的动植物及非生物类异物。

耳异物又称异物入耳。古代医籍中根据异物不同而有不同的名称，如"百虫入耳"、"蚰蜒入耳"、"飞蛾入耳"、"蚊虫入耳"、"耳中有物"等。历代医家对昆虫入耳则有诱出法（如食诱、光诱、音诱等）、驱杀法（如药物滴耳、熏耳、塞耳和吹耳）等取出法。

【病因病机】

多见于儿童，因无知将异物塞入耳内。成人多为挖耳或外伤遗留物体于耳内，或野营露宿，昆虫入耳。根据异物种类不同，可分3类：

1. 动物类　如蚊、蝇、飞蛾、蚂蚁、小甲虫、水蛭、蛆等，偶尔飞入或爬入耳内，在外耳道爬行、骚动，躁扰耳窍而致病。

2. 植物类　谷类、小果核、豆类等，多因小儿嬉戏时塞入，或劳动中进入，这类异物遇水膨胀，可窒塞耳窍而致病。

3. 非生物类　如小石子、沙粒、铁屑、小玻璃球、断棉签、树枝、火柴棒、纸团等，常因不慎进入或小儿无知塞入，刺伤耳窍肌肤，或较大之异物压迫耳窍，局部肌肤受损或脉络不通而致病。

【诊断】

一、诊断要点

1. 病史　多有异物入耳史。

2. 临床症状　根据异物形态、性质、大小和所在部位的不同，而有不同的症状。小而无刺激性异物，可留存日久而不引起任何症状。异物较大阻塞耳窍，可致听力下降、耳鸣、眩晕、耳痛、反射性咳嗽等。植物性异物遇水膨胀，可压迫外耳道，致使外耳道肌肤红肿、糜烂、疼痛。昆虫类异物进入耳道后，在耳道内爬行、骚动，使患者躁扰不安，引起难以忍受之痛痒，或刺激鼓膜产生擂鼓样鸣响，甚至导致鼓膜穿孔、出血。若异物嵌顿外耳道峡部，则耳疼痛较甚。

3. 检查　外耳道检查，有异物存在，即可作出明确诊断。

二、鉴别诊断

本病应与外耳道耵聍、脓痂、血痂等相鉴别。

【辨证及治疗】

本病的治疗，以外治为主。根据进入外耳道异物的形态、性质、大小和所在位置的深浅，选择适当的方法取出异物。对于不合作的儿童，可考虑在全身麻醉下取出异物。

1. 昆虫类异物　先用酒、植物油、姜汁或乙醚、丁卡因等滴入耳内，使虫体失去活动能力，然后用镊子取出，或行外耳道冲洗，也可试用在暗室中以亮光贴近耳部将虫诱出。

2. 圆球形异物　可用刮匙或耳钩取出，切勿用镊子或钳子夹取，以防异物滑入耳道深部。

3. 质轻而细小异物　可用凡士林或胶黏物质涂于细棉签头上，将异物粘出，或用带负压的吸管将其吸出，亦可用冲洗法将其冲出，遇水膨胀或锐利的异物，以及鼓膜穿孔者，忌用冲洗法。

4. 不规则异物　应根据具体情况用耳钩或耳镊取出，对已膨胀、体积过大的异物，可夹碎成小块，分次取出，或先用95%酒精滴入，使其脱水缩小，再行取出。

取出异物后，若外耳道皮肤红肿、疼痛、糜烂者，可用黄连膏涂搽，或以清热解毒、消肿止痛滴耳液滴耳，症状严重者可参考"耳疮"一节的治疗配合内治法。

【预防与调护】

1. 异物入耳后，应由专科医生取出，不要自行乱取，以免损伤外耳道肌肤，或将异物推向深处。异物取出后，外耳道应保持干燥与清洁，以防外邪乘虚而入。

2. 戒除挖耳习惯，以免断棉签、火柴棒等物遗留耳内。教育小孩不要将细小物体放入耳内。野外露宿应加强防护，以防昆虫误入耳窍。

【预后及转归】

预后良好，如较大异物或昆虫损伤鼓膜，则影响听力。

【参考资料】

古代文献摘录

1. 《肘后备急方·卷六》："百虫入耳，以好酒灌之起行自出"；"又方，闭气令人以芦吹一耳。又方，以桃叶塞两耳，立出"；"蚊入耳，炙猪脂香物安耳孔边即自出"。

2. 《备急千金要方·卷六下》："治耳中有物不可出方：以弓弦从一头，令散傅好胶柱，著耳中物上停之，令相著，徐徐引出。"

3. 《薛氏医案选·口齿类要·诸虫入耳第十》："治百虫入耳，用盐汁灌之，或葱汁尤良，或猪肉少许，炙香置耳孔边亦出；或用细芦管入耳内，口吸之，虫随出。"

4. 《医宗金鉴·外科心法要诀·杂证部》："如蚰蜒等物入者，以肉炙香，置于耳旁，虫闻香自出。夜间暗入者，切勿惊慌响叫，逼虫内攻，宜端坐点灯，光向耳窍，其虫见光自出。"

第九节　耳　胀

耳胀是指因外邪、湿浊上蒙清窍所致的以耳内胀、闷、堵塞感为主要特征的疾病。西医的分泌性中耳炎、气压损伤性中耳炎、粘连性中耳炎等疾病及各种原因不明的耳堵塞感均可参考本病进行辨证施治。

耳胀作为病名，见于近代《大众万病顾问·下册》："何谓耳胀？耳中作胀之病，是谓耳胀。"其中列举了病源、症状及治法，该病名一直沿用至今。

【病因病机】

1. **风邪外袭，痞塞耳窍**　生活起居失慎，寒暖不调，风邪乘虚而袭。风邪外袭，首先犯肺，耳窍经气痞塞而为病。风邪外袭多有兼夹，其属性不外寒热两类。风寒外袭，肺失宣降，津液不布，聚而为痰湿，积于耳窍而为病；若风热外袭或风寒化热，循经上犯，结于耳窍，以致耳窍痞塞不宣而为病。

2. **肝胆湿热，上壅耳窍**　外感邪热，内传肝胆，或七情所伤，肝气郁结，气机不调，内生湿热，上蒸耳窍而为病。

3. **脾虚失运，湿浊困耳**　久病伤脾，脾失运化，湿浊不化，上干耳窍而为病。

4. **邪毒滞留，气血瘀阻**　邪毒滞留于耳窍，日久不愈，阻于脉络，气血瘀阻，耳窍经气闭塞而为病。

【诊断】

一、诊断要点

1. **病史**　可有近期感冒病史，病程可长可短。

2. **临床症状**　以单侧或双侧耳内胀闷堵塞感为突出症状，可伴有不同程度的听力下降、自听增强或者耳鸣，部分患者听力可正常。

3. **检查**　外耳道正常，鼓膜可正常，或见到以下异常：鼓膜呈微红或橘红色、内陷，有时透过鼓膜可见到液平面（彩图4）。病程久者，可见鼓膜极度内陷、粘连，或见灰白色钙化斑。听力检查多呈传导性聋，亦可正常。鼓室导抗图多呈 C 型或 B 型，亦可为 A 型。

二、鉴别诊断

本病应与外耳道阻塞（如外耳道异物、耵耳等）及鼻咽肿物所导致的耳堵塞感相鉴别。

【辨证及治疗】

一、分型论治

1. 风邪外袭，痞塞耳窍

主证：耳内堵塞感，多伴有听力减退及自听增强，患者常以手指轻按耳门，以求减轻耳部之不适。全身可伴有鼻塞、流涕、头痛、发热恶寒等症状，舌质淡红，苔白，脉浮。检查多见鼓膜微红、内陷或有液平面，鼓膜穿刺可抽出清稀积液，鼻黏膜红肿。

证候分析：风邪外袭，肺经受病，耳内经气痞塞不宣，故有耳内堵塞感、听力减退，以手指按压耳门，能帮助疏通经气，故可减轻耳内不适症状。风邪袭肺，肺失清肃，风邪循经上犯，结聚鼻窍，故鼻黏膜肿胀，鼻塞不通。风寒偏重者，全身可见恶寒重、发热轻、头痛、肢体酸痛、鼻塞、流清涕、舌淡、脉浮紧等，若因风热外袭，正邪抗争，则可见恶寒发热、鼻塞流涕、咽痛、脉浮数等。

治法：疏风散邪，宣肺通窍。

方药：风寒偏重者，宜疏风散寒，宣肺通窍，方用荆防败毒散加减。方中荆芥、防风、生姜、川芎辛温发散；前胡、柴胡宣肺解热；桔梗、枳壳、茯苓理气化痰利水；羌活、独活祛风寒，除湿邪。

风热外袭者，宜疏风清热，散邪通窍，方用银翘散加减。头痛甚者加桑叶、菊花；咳嗽咽痛加前胡、杏仁、板蓝根之类；耳胀堵塞甚者加石菖蒲，以加强散邪通窍之功；窍内积液多者加车前子、木通以清热利湿。

2. 肝胆湿热，上壅耳窍

主证：耳内胀闷堵塞感，耳内微痛，或有听力减退及自听增强，或耳鸣。患者烦躁易怒，口苦口干，胸胁苦闷，舌质红，苔黄腻，脉浮数。检查可见鼓膜色红或橘红色，内陷或见液平面，鼓膜穿刺可抽出黄色较黏稠的积液。

证候分析：肝胆湿热上逆耳窍，故耳内胀闷堵塞而微痛，听力下降，或见耳鸣；火热灼耳则鼓膜色红；肝胆火热夹湿浊上聚耳窍，故见积液黏黄；烦躁易怒、口苦口干、胸闷、舌质红、苔黄腻、脉弦均为肝胆湿热之象。

治法：清泻肝胆，利湿通窍。

方药：龙胆泻肝汤加减。方中龙胆草苦寒泻肝胆实火；黄芩、栀子清热解毒泻火；泽泻、木通、车前子清热利湿通窍；生地黄、当归为养血滋阴之品，以使标本兼顾；柴胡引诸药入肝胆经；甘草调和诸药。本方药物多为苦寒之性，多服、久服皆非所宜，药到病除即止。耳堵塞闭闷甚者可酌加苍耳子、石菖蒲化浊开闭。

3. 脾虚失运，湿浊困耳

主证：耳内胀闷堵塞感，日久不愈。可伴有胸闷纳呆，腹胀便溏，肢倦乏力，面色不华，舌质淡红，或舌体胖，边有齿印，脉细滑或细缓。检查可见鼓膜正常，或见内陷、混浊、液平面。

证候分析：脾气虚弱，运化失职，湿浊上干耳窍，故耳内堵塞感，正如《内经》所谓，"浊气在上，则生䐜胀"；湿浊中阻，气机升降失常，则胸闷；纳呆、腹胀、便溏、肢倦乏力、面色不华、舌质淡红或舌体胖、舌边齿印、脉细滑或细缓均为脾虚之象。

治法：健脾利湿，化浊通窍。

方药：参苓白术散加减。方中以四君子汤平补脾胃；配以白扁豆、薏苡仁、山药健脾渗湿；加砂仁芳香醒脾通窍；桔梗为引经药载诸药上行。若耳窍有积液，黏稠量多者，可加藿香、佩兰以芳香化浊；积液清稀而量多者，宜加泽泻、桂枝以温化水湿；肝气不舒，心烦胸闷者，选加柴胡、白芍、香附，以疏肝理气通耳窍；脾虚甚者，加黄芪以补气健脾。

4. 邪毒滞留，气血瘀阻

主证：耳内胀闷阻塞感，日久不愈，甚则如物阻隔，听力可逐渐减退。舌质淡暗，或边有瘀点，脉细涩。检查可见鼓膜内陷明显，甚则粘连，或鼓膜增厚，有灰白色钙化斑。

证候分析：由于病久入络，邪毒滞留，脉络阻滞，气血瘀阻，故耳内胀闷堵塞感明显，日久不愈，甚至如物阻隔，听力逐渐减退；气血瘀阻耳窍，故鼓膜失去正常光泽、增厚，或内陷粘连，或有灰白色钙化斑；舌质淡暗或边有瘀点、脉细涩为血瘀之象。

治法：行气活血，通窍开闭。

方药：通窍活血汤加减。方中以赤芍、桃仁、红花活血化瘀；川芎行气活血；老葱、生姜温散余邪并助通窍；麝香芳香走窜以通窍开闭；红枣补益气血以扶正。诸药合用有行气活血、通窍开闭之功效。临床应用时可加柴胡、升麻以助调理气机而散上部之邪；若瘀滞兼脾虚明显，表现为少气纳呆，舌质淡，脉细缓，可用益气聪明汤或补中益气汤配合通气散，以健脾益气、活血行气开闭；若兼肝肾阴虚，表现为咽干口燥、大便干结、手足心热，可用耳聋左慈丸合通气散；若偏肾阳虚，可用肾气丸合通气散。

二、外治法

1. **滴鼻** 本病伴有鼻塞者，可用具有疏风通窍作用的药液滴鼻，使鼻窍及耳窍通畅，减轻耳堵塞感，并有助于耳窍积液的排出。

2. **鼓膜按摩** 具体方法参见第六章第三节。亦可将鼓气耳镜放入耳道内，反复挤压、放松橡皮球，使外耳道交替产生正、负压，引起鼓膜的运动而起到鼓膜按摩的作用。

3. **咽鼓管吹张** 可酌情选用捏鼻鼓气法、波氏球法或咽鼓管导管吹张法进行咽鼓管吹张（具体方法参见第十四章第一节），以改善耳内通气。若鼻塞涕多者，不宜进行咽鼓管吹张。

4. **鼓膜穿刺抽液** 若见有鼓室积液，可在严格无菌操作下，行鼓膜穿刺抽液（方法参见第十四章第一节）。

5. **鼓膜切开及鼓膜置管** 经长期治疗无效，中耳积液较黏稠者，可行鼓膜切开术，清除中耳积液。若反复切开无效者，可放置鼓膜通气管（具体方法参见第十四章第一节）。

三、针灸疗法

1. **体针** 可采用局部取穴与远端取穴相结合的方法。耳周取听宫、听会、耳门、翳风，远端可取合谷、内关，用泻法。脾虚表现明显者，加灸足三里、脾俞、伏兔等穴，肾虚加刺三阴交、关元、肾俞，用补法或加灸。

2. **耳针** 取内耳、神门、肺、肝、胆、肾等穴位埋针，每次选2~3穴，也可用王不留行子或磁珠贴压以上耳穴，经常用手指轻按贴穴，以维持刺激。

3. **穴位注射** 取耳周穴耳门、听宫、听会、翳风等行穴位注射，药物可选用丹参注射液、当归注射液等，每次选用2穴，每穴注射0.5～1ml药液。

四、其他治疗

超短波理疗、氦－氖激光照射等均有助于清除中耳积液，改善中耳的通气引流。

【预防与调护】

1. 加强体育锻炼，增强体质，积极防治感冒及鼻腔、鼻咽慢性疾病。
2. 患伤风鼻塞及其他鼻病出现严重鼻塞时，应避免乘坐飞机或潜水，以防耳胀的发生。
3. 掌握正确的擤鼻方法，以免邪毒窜入耳窍。
4. 儿童患本病常不易被觉察，应重视宣传教育，提高家长及教师对本病的认识，以便早期发现，早期治疗。

【预后及转归】

本病及时进行中医治疗，大部分预后良好。少数患者病程迁延日久，鼓膜与鼓室内壁粘连，导致听力明显下降，治疗则较为困难。

【参考资料】

1. 古代文献摘录

（1）《灵枢·刺节真邪》："刺其听宫……以手坚按其两鼻窍，而疾偃，其声必应于针也。"

（2）《保生秘要·卷三》："定息以坐，塞兑，咬紧牙关，以脾肠二指捏紧鼻孔，睁二目使气串耳通窍内，觉哄哄有声，行之二三日，窍通为度。"

2. 现代相关疾病简介

（1）分泌性中耳炎（secretory otitis media）以鼓室积液及传导性聋为主要特征的一种中耳非化脓性炎性疾病，可分为急性和慢性两种。目前认为，咽鼓管功能障碍为本病的基本病因，此外，可能与感染、免疫反应有关。当咽鼓管功能不良时，外界空气不能进入中耳，中耳内原有的气体逐渐被黏膜吸收，腔内形成负压，引起中耳黏膜静脉扩张、瘀血，血管壁通透性增强，导致中耳积液。清除中耳积液、改善中耳通气引流及病因治疗为本病的治疗原则。

（2）气压损伤性中耳炎（barotraumatic otitis media）因飞行、潜水、沉箱作业等大气压力急剧变化时，由于鼓室内气压不能随外界大气压的急剧变化而改变，引起鼓室内外压力相差较悬殊所致的中耳损伤，称为气压损伤性中耳炎或耳气压伤。轻者仅觉耳内不适、闭塞及微痛，重者突感耳闷、耳内刺痛、耳鸣、耳聋。检查见鼓膜内陷充血，重者可有鼓室积液甚至积血（鼓膜呈蓝色）。听力检查常为传导性聋。治疗方面，首先应积极采取恢复鼓室内外气压平衡的措施，如进行吞咽、咀嚼、打呵欠等动作，施行咽鼓管吹张术。有鼓室积液或积血者，可在无菌操作下行鼓膜穿刺抽吸。全身可应用抗生素以防继发感染。

3. 医案选录 胡某，男，17 岁。1991 年 7 月 9 日初诊。两耳憋气已 3 周，右重左轻，偶有阵发性失听。一向鼻塞难通，匝月来严重，因感冒而加重，听力下降，自声增强。检查：鼻黏膜充血，有分泌物潴积，两鼓膜轻度下陷，右侧光锥移位。舌苔薄，脉实。按：感冒徘徊匝月不去，手太阴肺经之伏邪亦不言而喻。王孟英谓，"肺经之结穴在耳中，名曰笼葱"，良以外邪循经犯耳使然。宗《温热经纬》"耳聋治肺"之法：麻黄 3g，杏仁 10g，荆芥 6g，路路通 10g，菖蒲 3g，桔梗 6g，桑叶 6g，荷叶一角，防己 6g，甘草 3g。

1991 年 7 月 16 日二诊：药进 7 剂，时越匝周，憋气改善，左耳明显，右耳木然，失听一半已消，自声增强也基本正常，鼻塞仍然难通。平时鼻子经常出血，在紧张、疲劳之后更为多见。检查：鼻黏膜充血，两耳如前。舌苔薄，脉平。按：加味三拗汤不辱使命，所求者俱得矣。再扫余波，改取升清开窍：升麻 3g，葛根 6g，菖蒲 3g，路路通 10g，防风 6g，太子参 10g，桑白皮 3g，桔梗 6g，六一散 12g。

1991 年 8 月 3 日三诊：上药进 7 剂，感冒告失，两耳憋气又进一步改善，残余者所剩无几。刻下鼻腔干燥感，近来出过 4 次血，量不多。检查：鼻腔干燥少液，利特区严重充血、粗糙。舌苔薄，脉平。按：耳病憋气，两治而接近恢复，唯鼻衄又来，良以内则肺经积火，外则祝融施虐，荣血受迫，上越而逆行矣。治则当倾注于衄，取凉营止衄：黄芩 3g，桑白皮 10g，丹皮 6g，赤芍 6g，生地 10g，山栀炭 10g，金银花 10g，青蒿 10g，麦冬 10g，白茅根 10g，西瓜翠衣一团。

（《干祖望耳鼻喉科医案选粹》）

第十节 脓 耳

脓耳是指因脏腑失调、湿浊邪毒停聚耳窍所致的以鼓膜穿孔、耳内流脓、听力下降为主要特征的耳病。本病是耳科常见病、多发病之一，可发生于任何季节。西医的急、慢性化脓性中耳炎及乳突炎等病可参考本病进行辨证施治。

脓耳病名早见于《仁斋直指方·卷二十一》："热气乘虚，随脉入耳，聚热不散，脓汁出焉，谓之脓耳。"古代医家对脓耳的论述较多，有"聤耳"、"耳疳"、"耳底子"、"耳湿"等名称，还有按脓色不同而命名的，其含义不尽相同，但共同的特征是耳内流脓。

【病因病机】

脓耳发病外因多为风热湿邪侵袭，内因多属肝、胆、脾、肾脏腑功能失调。

1. 风热外侵 风热外袭或风寒化热循经上犯，风热邪毒结聚耳窍而为病。

2. 肝胆湿热 风热湿邪侵袭传里，引动肝胆之火，或嗜食肥甘，内酿湿热，湿热壅滞肝胆，上蒸耳窍，蚀腐鼓膜，化腐成脓。

3. 脾虚湿困 素体脾气虚弱，健运失职，湿浊内生，加之正不胜邪，邪毒滞留，与湿浊困聚耳窍，以致脓耳缠绵难愈。

4. 肾元亏损 先天不足，或后天肾精亏耗，以致肾元虚损，耳窍失养，邪毒乘虚侵袭或滞留，使脓耳迁延难愈，肾虚耳部骨质失养，不堪邪毒腐蚀，久则骨腐，脓浊而臭，甚至邪毒内陷，导致脓耳变证。

【诊断】

一、诊断要点

1. 病史

初发病者大多有外感病史，或有鼓膜外伤、污水入耳史，病久者有耳内反复流脓史。

2. 临床症状

急发者，以耳痛、耳内流脓、听力减退为主要症状，全身可有发热、恶风寒、头痛等症状，小儿急性发作者，全身症状较重，可见高热，并伴有呕吐、泄泻或惊厥，鼓膜穿孔流脓后，则耳痛及全身症状逐渐缓解。久病者，主要表现为耳内反复流脓或持续流脓、听力下降。

3. 检查

（1）鼓膜检查 发病初期，可见鼓膜充血（彩图5）；鼓膜穿孔前，局部可见小黄亮点（彩图6）；鼓膜穿孔后则有脓液溢出；病程迁延日久者，常见鼓膜紧张部或松弛部大小不等的穿孔（彩图7、彩图8）。

（2）其他检查 听力检查、颞骨CT检查有助于本病的诊断。

二、鉴别诊断

本病应与耳疮、耳疖等相鉴别。

【辨证及治疗】

本病主要依据起病的缓急，脓液的质、量、色，结合所兼症状及舌脉等情况，综合辨证。一般来说，初期多为实证、热证，后期流脓日久，多属虚证或虚中夹实证。按其脓色，黄脓多为湿热，红脓多为肝胆火盛，白脓多为脾虚，流脓臭秽黑腐者，多为肾虚。临证治疗时，在辨证用药的基础上，应注重排脓法的运用。

一、分型论治

1. 风热外侵

主证：发病较急，耳痛并呈进行性加重，听力下降，或有耳内流脓、耳鸣。可见周身不适，发热，头痛，恶风寒或鼻塞流涕，舌质偏红，苔薄白或薄黄，脉浮数。检查可见鼓膜红赤，正常标志消失，或见鼓膜穿孔及溢脓。

证候分析：风善行数变，常夹寒夹热，而多从火化，故发病急；风热外侵，肺卫受邪，风热壅滞耳窍，与气血搏结，气血壅滞化火，则耳内疼痛、耳鸣、耳聋；火热壅盛，灼伤鼓膜，腐蚀血肉，故见鼓膜红赤，正常标志不清，甚至穿孔流脓；发热、恶风寒、鼻塞、流涕、舌红、苔薄白或薄黄、脉浮数皆为上焦肺卫风热壅盛之象。

治法：疏风清热，解毒消肿。

方药：蔓荆子散加减。方中蔓荆子、甘菊花、升麻体轻气清上浮，善于疏散风热，清利头目；木通、赤茯苓、桑白皮清热利水祛湿；前胡助蔓荆子宣散，助桑白皮而化痰；生地、赤芍、麦冬养阴凉血。全方以疏风清热为主，兼以利水祛湿而排脓，凉血清热祛火。病初起风热偏盛者，可配合五味消毒饮，以加强清热解毒、消肿止痛之功。

2. 肝胆湿热

主证：耳痛甚剧，痛引腮脑，耳聋耳鸣，耳脓多而黄稠或带红色。全身可见发热，口苦咽干，小便黄赤，大便干结，舌质红，苔黄腻，脉弦数有力。小儿症状较成人为重，可见高热、啼哭、拒食、烦躁不安、惊厥等症状。检查可见鼓膜红赤，或鼓膜穿孔，耳道内脓液黄稠量多或脓中带血。

证候分析：内外湿热困结耳窍，故耳内疼痛、耳鸣耳聋；湿热邪毒炽盛，伤腐血肉，化腐成脓，热盛则脓稠黄；热伤血分，则脓中带血而红；口苦咽干、小便黄赤、大便秘结、舌质红、苔黄腻、脉弦而数等均为肝胆湿热之象。小儿脏腑柔弱，形气未充，邪毒容易内犯或引动肝风，故症状较重。

治法：清肝泄热，祛湿排脓。

方药：龙胆泻肝汤加减。若火热炽盛、流脓不畅者，重在清热解毒，消肿排脓，可选用仙方活命饮加减。

小儿脓耳，热毒内陷，高热烦躁者，可在以上方剂中酌加钩藤、蝉衣之属。若出现神昏、惊厥、呕吐，应参考"黄耳伤寒"部分处理。小儿脏腑娇嫩，用中药切忌过于苦寒以防损伤正气。

3. 脾虚湿困

主证：耳内流脓缠绵日久，脓液清稀，量较多，无臭味，多呈间歇性发作，听力下降或有耳鸣。全身可见有头晕、头重或乏力，面色不华，纳少便溏，舌质淡，苔白腻，脉缓弱。检查可见鼓膜混浊或增厚，有白斑，多有中央性大穿孔，通过穿孔部可窥及鼓室黏膜肿胀，或可见肉芽、息肉。

证候分析：脾虚运化失健，湿浊内生，困结耳窍，故耳脓清稀，量较多，缠绵日久而无臭味；湿浊蕴积日久，故滋生肉芽、息肉；湿浊蒙蔽清窍，故耳鸣、耳聋、头晕、头重；周身乏力、面色不华、纳少便溏、舌质淡、苔白腻、脉缓弱等皆为脾虚失于运化，清阳之气不得营运之象。

治法：健脾渗湿，补托排脓。

方药：托里消毒散加减。若周身倦怠乏力，头晕而沉重，为清阳之气不得上达清窍，可选用补中益气汤加减。若脓液清稀量多、纳差、便溏，为脾虚失于健运，可选用参苓白术散加减。若脓液多可加车前子、地肤子、薏苡仁等渗利水湿之品。若脓稠或黄白相兼，鼓膜红肿，为湿郁化热，可酌加野菊花、蒲公英、鱼腥草等清热解毒排脓之药。

4. 肾元亏损

主证：耳内流脓不畅，量不多，耳脓秽浊或呈豆腐渣样，有恶臭气味，日久不愈，反复发作，听力明显减退。全身可见头晕，神疲，腰膝酸软，舌质淡红，苔薄白或少苔，脉细弱。检查可见鼓膜边缘部或松弛部穿孔，有灰白色或豆腐渣样臭秽物。颞骨CT多示骨质破坏。

证候分析：肾元亏损，耳窍失养，湿热邪毒滞留日久，故耳内流脓日久不愈，并反复发作；肾虚耳窍失养，邪毒蚀骨，化腐成脓，故耳脓秽浊或呈豆腐渣样，并有恶臭气味；肾精亏损，耳窍失荣，加之邪毒充斥中耳，耳失清灵，故听力明显减退；肾元耗损，脑髓失充，故头晕神疲，腰膝酸软；舌质淡红、苔薄白或少苔、脉细弱为肾元亏损之象。本证以肾元亏虚为本，湿浊久困为标，故病情多较为复杂，治之不当，可导致脓耳变证。

治法：补肾培元，祛腐化湿。

方药：肾阴虚者，用知柏地黄丸加减，常配伍祛湿化浊之药，如鱼腥草、金银花、木通、夏枯草、桔梗等。若肾阳虚者，用肾气丸加减。若湿热久困，腐蚀骨质，脓液秽浊，有臭味者，宜配合活血祛腐之法，可在前方基础上选用桃仁、红花、乳香、没药、泽兰、穿山甲、皂角刺、马勃、鱼腥草、板蓝根、金银花等。

二、外治法

1. **清除脓液**　耳窍有脓，须先行清洁，以清除脓液，保持引流通畅，有助于以滴耳法或吹药法进行治疗。一般可用3%双氧水洗涤耳道，也可用负压吸引的方法清除脓液。

2. **滴耳**　可用具有清热解毒、消肿止痛作用的药液滴耳。

3. **吹药**　此法可用于鼓膜穿孔较大者，一般用可溶性药粉吹布患处。吹药前应先清除耳道积脓及残留的药粉。吹药时用喷粉器将药粉轻轻吹入，均匀散布于患处，一每日1~2次，严禁吹入过多造成药粉堆积，妨碍引流。鼓膜穿孔较小或引流不畅时，不宜用药粉吹耳。

4. **涂敷**　脓耳引发耳前后红肿疼痛，病情较轻者可用紫金锭磨水涂敷，或如意金黄散调敷，以清热解毒、消肿止痛。

5. **滴鼻**　兼有鼻塞者，可用芳香通窍的滴鼻液滴鼻。

6. **鼓膜切开**　脓耳已成脓，但鼓膜未穿孔时，耳痛剧烈，鼓膜充血明显，外凸饱满，或鼓膜穿孔过小，脓液引流不畅者，可进行鼓膜切开术（方法参见第十四章第一节），以利排脓引流。

7. **手术治疗**　脓耳并发胆脂瘤、肉芽、长期流脓不愈者，可进行手术治疗，以清除病灶；鼓膜穿孔久不愈合且无流脓者，可行鼓膜修补术或听力重建手术。

三、针灸疗法

1. **体针**　以局部取穴为主，配合远端取穴。常用穴位有耳门、听会、翳风、外关、曲池、合谷、足三里、阳陵泉、侠溪、丘墟等穴。

2. 耳针 选取神门、肝、胆、肺、肾、肾上腺等耳穴埋针，或用王不留行子贴压，可时常进行穴位按压。

3. 灸法 虚寒者可选用翳风、足三里穴悬灸。

【预防与调护】

1. 预防感冒。

2. 注意擤鼻涕方法，防止擤鼻用力过度，使邪毒窜入耳窍诱发脓耳。

3. 给婴幼儿哺乳时，要注意保持正确体位，防止哺乳姿势和方法不当，使乳汁误入耳窍诱发脓耳。

4. 戒除不良挖耳习惯，防止刺伤鼓膜导致脓耳。

5. 防止污水进入耳道。

6. 保持脓液的引流通畅，如注意滴耳药、吹耳药的合理使用。

7. 密切观察病情变化，尤其小儿和老人，若见剧烈的耳痛、头痛、发热和神志异常，提示有变证的可能，要及时处理。

8. 注意饮食，少食引发邪毒的食物。

【预后及转归】

脓耳若能及时合理治疗，预后良好。病情严重可并发脓耳变证或迁延难愈。

【参考资料】

1. 古代文献摘录

（1）《诸病源候论·卷二十九》："耳者宗脉之所聚，肾气之所通，足少阴肾之经也，劳伤血气，热乘虚而入于其经，邪随血气至耳，热气聚，则生脓汁，故谓之聤耳。"

（2）《杂病源流犀烛·卷二十三》："耳脓者……小儿则有胎热胎风之别……胎热若何？或洗沐水误入耳，作痛生脓。初起月内不必治，项内生肿后，毒尽自愈。月外不瘥，治之，宜红棉散敷之。胎风若何？初生风吹入耳，以致生肿出脓，宜鱼牙散吹之。"

（3）《外科大成·卷三》："耳疳者，为耳内流出脓水臭秽也。书有云：出黄脓为聤耳，红脓为风耳，白脓为缠耳，清脓为震耳，名虽有五，其源则一。由足少阴虚热者，四物汤加丹皮、石菖蒲及地黄丸滋补之。由手少阳风热者，蔓荆子散、交感丹清之。"

2. 现代相关疾病简介

（1）急性化脓性中耳炎（acute suppurative otitis media）由细菌感染引起的中耳黏膜的急性化脓性炎症，病变主要位于鼓室，可累及中耳其他各部。临床表现为耳痛、流脓、听力减退及耳鸣，可伴有轻重不一的全身症状，检查可见鼓膜急性充血、穿孔等。治疗宜全身应用足量抗生素控制感染，鼓膜穿孔前可用2%酚甘油滴耳，鼓膜穿孔后可选用敏感抗生素水溶液滴耳。

（2）急性乳突炎（acute mastoiditis）乳突气房黏膜及其骨壁的急性化脓性炎症，多由急性化脓性中耳炎发展而来，儿童多见。主要表现：在急性化脓性中耳炎的基础上，鼓膜穿孔后耳痛不减轻，耳流脓增多或突然减少，伴有高热等较严重的全身症状，耳郭后沟及乳突部皮肤红肿压痛，外耳道骨部后上壁红肿、塌陷，X线或CT示乳突气房模糊。早期治疗同急性化脓性中耳炎，若感染未能控制，或出现可疑并发症时，应立即行乳突切开术。

（3）慢性化脓性中耳炎（chronic suppurative otitis media）中耳黏膜、骨膜或深达骨质的慢性化脓性炎症，根据病理及临床表现分为三型，即单纯型、骨疡型及胆脂瘤型，几型有时可合并存在。临床表现主要为耳内长期持续流脓或间歇流脓，鼓膜紧张部或松弛部穿孔，听力检查呈传导性聋或混合性聋，颞骨CT见中耳乳突有软组织阴影或有骨质破坏。治疗以手术为主，目的是彻底清除病灶，重建鼓膜及听骨链的传音功能。

3. 医案选录

（1）一妇人因怒，发热，每经行两耳出脓，两太阳作痛，胸胁乳房胀痛，或寒热往来，或小便频数，或小腹胀闷，皆属肝火血虚，先用栀子清肝散二剂，又用加味逍遥散数剂，诸症悉退，乃以补中益气而痊。

（《续名医类案·卷十七》）

（2）赵养葵治一小儿，患脓耳，医以药治之，经年累月不效，殊不知此肾疳也，用六味丸加桑螵蛸服之愈。

（《续名医类案·卷十七》）

（3）赵某，男，4岁。1999年5月15日初诊。感冒第4天，发烧已退，但右耳深部疼痛，翌日更痛而难以承受，身体也同时出现疼痛。今天高烧，疼痛如雀啄，日夜难眠，大便两日未解，拒食狂饮，溲赤。检查：右耳鼓膜窥测不清楚。深部已有黄色稠脓积液，擦净后可见鼓膜充血，中央部已有细小溃孔，脓从中部排出，呈灯塔征。鼓沟及其附近也呈充血状态。右颌下可扪到淋巴结，无粘连，无压痛。体温38.5℃。舌苔黄腻，脉数（102次/分钟）。医按：感冒时邪，不泻横窜，化热生脓，犯及听宫，中医所谓聤耳，正指此而名。脓初溃溢，适在高峰之顶巅。急予清热解毒，用以挫其锋而杀其威。黄连解毒汤主之：川黄连2g，黄芩2g，甘草3g，银花6g，苍术3g，大贝母6g。3剂，水煎服。另，黄柏水3支，用法面嘱。

1999年5月19日二诊：脓泻很多，质稠而厚，昨天起转为稀而色白。寒热退，食欲来，平静能眠，大便已解。检查：外耳道脓液潴积，清除后可见鼓膜中央性穿孔，旁及鼓沟的充血消失，已还其正常状态。体温：36.8℃。舌苔薄，脉平。医按：大脓一泻，邪毒排空，但仍宜重视与治疗，诚恐转入慢性，则后患无穷矣。用药则宗外科惯例，"高峰苦寒以挫其峰，溃后甘寒以理其后"。该取五味消毒饮：银花6g，菊花6g，地丁6g，蚤休6g，半枝莲6g，白芷3g，大贝6g，桔梗4g，甘草3g。5剂，煎服。

1999年5月25日三诊：脓液日渐减少，一切进入正常状态。嬉戏而食欲旺盛。检查：外耳道干净干燥，鼓膜溃孔残痕已模糊难见。舌苔薄，脉平。医按：为岖之摧已摧，慢性之虑可免。再予解毒，作扫尾之用。

（《中医临床家干祖望》）

（4）刘某，女，32 岁。1991 年 8 月 30 日初诊。先右后左耳病 20 多年，有时淌水流脓，或有疼痛。每年有 2～3 次急性发作，同时伴以听力下降和耳鸣，鸣声为持续性，音调不高，音量一般。非急性发作时诸症稍轻。现在为急性发作的后期，溢脓比前几天减少。检查：右耳鼓膜大穿孔，鼓室尚干净、潮润；左鼓膜混浊，标志消失。中央有一钙化点，且有菲薄感，未见明显穿孔。舌苔薄腻滑润，底有紫气，舌质淡白，脉濡。医按：耳虽隶属于肾，但时邻长夏，脉舌提示湿浊内停，不能"刻舟求剑"，执泥于书本。应取渗湿化浊，稍参益气升清：升麻 3g，太子参 10g，苍术 6g，川黄柏 3g，茯苓 10g，夏枯草 10g，陈皮 6g，六一散 15g。5 剂，煎服。

1991 年 9 月 5 日二诊：上诊之后，脓水告涸，但为时无几，再度潮润而外溢，至今仍难干燥。无疼痛，听力似乎好些，耳内憋气及耳鸣仍然存在。鸣声调高而音量大，对外来噪音感到很不舒服，全身无力。检查：双耳同上诊。舌苔薄，脉细。医按：内湿难彻，浊逼听宫，虽常规有六味、左慈，但总感治肾不及治脾。取异功散加味，佐以升清：升麻 3g，葛根 6g，白术 6g，太子参 10g，茯苓 10g，陈皮 6g，川黄柏 3g，夏枯草 10g，菊花 10g，甘草 3g。7 剂，煎服。

（《中医临床家干祖望》）

第十一节　脓耳变证

脓耳变证是指由脓耳变生的病证。多因脓耳邪毒炽盛，邪毒扩散走窜所致，病情较为复杂、严重，甚则危及生命。

常见的脓耳变证有耳后附骨痈、脓耳面瘫、脓耳眩晕及黄耳伤寒等。

一、耳后附骨痈

耳后附骨痈指脓耳邪毒炽盛、侵蚀耳后完骨而形成的痈肿，以耳内流脓、耳后完骨部红肿疼痛或溃破流脓为特征。古代医籍中的耳后附骨痈、耳后疽、耳根毒、天疽锐毒、耳后发疽等病证中有类似本病的记载。西医的化脓性中耳乳突炎并发耳后骨膜下脓肿可参考本病进行辨证施治。

【病因病机】

本病在脓耳的基础上发生。急者多因脓耳火毒壅盛，缓者病程缠绵，多有气血亏虚。

1. 热毒壅盛，灼腐完骨　脓耳火热邪毒炽盛，肝胆湿热内壅，脓毒本应循耳道外泄，若引流不畅，致热毒壅盛内攻，灼腐完骨，脓毒流窜耳后，血肉腐败而为痈肿。

2. 气血亏虚，余毒滞耳　肾元虚损，邪毒滞耳，则耳后附骨痈反复发作，流脓不止；久病气血不足，耳后痈肿穿溃，疮口不敛，流脓不止，而形成耳后瘘管。

【诊断】

（一）诊断要点

1. **病史**　有脓耳病史。
2. **临床症状**　脓耳耳痛较剧，流脓黄稠，耳后红肿疼痛，伴高热头痛和全身不适。
3. **检查**　耳后完骨红肿压痛，并有波动感，耳郭向前下方耸起，肿起处穿刺可抽出脓液。脓肿穿破骨膜和皮肤，可形成瘘管。外耳道可见肿胀，外耳道后上壁骨质塌陷，鼓膜穿孔，有黄稠或污秽脓液。乳突 X 片或 CT 扫描有骨质破坏。

（二）鉴别诊断

本病应与耳疖及原发于耳后的痈肿相鉴别。

【辨证及治疗】

（一）分型论治

1. 热毒壅盛，灼腐完骨

主证：脓耳病程中，耳流脓突然减少，耳内及耳后疼痛加剧，全身可有发热、头痛、口苦咽干、尿黄便秘等症，舌质红，苔黄厚，脉弦数或滑数。检查见外耳道后上壁塌陷，有污秽脓液或肉芽，鼓膜穿孔，耳后完骨部红肿、压痛，甚则将耳郭推向前方，数天后肿处变软波动，穿溃溢脓。

证候分析：脓耳毒邪内攻，热毒壅盛而脓液引流不畅，故耳痛加剧，流脓减少，有污秽物及肉芽积聚；邪毒积聚蚀损耳后完骨，灼腐血肉，初起局限于耳及完骨内，故耳内剧痛，耳后叩痛压痛，耳道后上壁塌陷；若灼腐完骨窜至皮下，则耳后红肿突起，耳郭高耸向前；流脓黄赤为热毒壅盛之故；发热、头痛、口苦咽干、尿黄便秘等为邪热炽盛于少阳、阳明之象，舌质红、苔黄厚、脉弦数或滑数为热夹湿浊之象。

治法：泻火解毒，祛腐排脓。

方药：初起可用龙胆泻肝汤加减。体壮热者去当归，选加金银花、连翘、蒲公英、紫花地丁等以清热解毒；疼痛甚可加乳香、没药以行气活血、祛瘀止痛；肿甚未溃可加皂角刺、穿山甲消肿溃坚。若痈肿溃破脓出，宜仙方活命饮加减，促其排脓消肿。脓多者加桔梗、薏苡仁；便秘者加大黄、芒硝。

2. 气血亏虚，余毒滞耳

主证：脓耳日久，耳后流脓，反复发作，缠绵不愈，或兼头晕乏力，面色苍白，唇舌淡，脉细。检查见耳后痈肿溃破，溃口经久不愈，形成窦道，脓稀色白，疮口暗淡。

证候分析：身体虚弱或久病耗伤，气血不足，正不胜邪，以致余毒滞耳，故病程迁延，痈肿反复发作，溃口经久不愈；气血亏虚，无力祛邪，致腐物不去而新肉难生，疮口暗淡，溢脓不断，形成耳后窦道；全身症状系气血不足、失于荣养所致。

治法：补益气血，托里排脓。

方药：托里消毒散加减。本方可益气养血，托毒排脓。若疮口暗淡、溢脓不断、脓液清稀，可加薏苡仁、白扁豆、车前子、地肤子以健脾渗湿；若脓稠排出不畅，加蒲公英、桔梗、野菊花以解毒排脓，清解余毒；气血不足、头晕乏力者可选用补中益气汤加减。

（二）外治法

1. **耳局部处理** 同"脓耳"。
2. **外敷** 耳后红肿者可用如意金黄散、紫金锭等药以醋调敷患处。
3. **排脓** 痈肿表面波动成脓者，应予切开排脓，并放置引流条，每日换药；对已自行溃破者，应予扩创引流，每日换药。
4. **手术** 可行中耳乳突手术清理脓耳乳突病灶，有耳后窦道者，一并切除。

【预防与调护】

1. 根治脓耳以防止发生耳后附骨痈。
2. 脓耳病程中，应定时清洗耳道，清除脓液脓痂，保持耳内引流通畅。
3. 忌服燥热助火食物，保持二便通畅。

【预后及转归】

本病如及时恰当治疗，一般均能治愈，故预后良好。若治疗不及时或体质虚弱，痈肿穿溃后长期溢脓可形成窦道。若病变发展，耳后痈肿可流窜至颈深部、纵隔，甚至烂及血脉，危及生命。

二、脓耳面瘫

脓耳面瘫是指因脓耳失治，邪毒侵蚀耳内脉络而发生的面瘫。西医的化脓性中耳炎及乳突炎并发面瘫可参考本病进行辨证施治。

【病因病机】

面部脉络循行耳中及耳之前后，若脓耳失治，日久病深，邪毒潜伏于里，灼腐耳内脉络，致使脉络闭阻不通，则可导致面瘫。

1. **热毒壅盛，蒸灼络脉** 肝胆热盛，热毒上攻，与耳内气血搏结，致使脉络闭阻，气血阻滞，肌肤失养，而致筋肉弛缓不收。
2. **气血亏虚，湿毒阻络** 脓耳日久，气血亏虚，无力祛邪，湿毒困结耳窍，闭阻脉络，使面部肌肤失养而为病。

【诊断】

（一）诊断要点

1. **病史** 有脓耳史。

2. **临床症状** 患侧面肌运动功能减退或丧失，不能提额皱眉、闭眼，患侧鼻唇沟变浅或消失；嘴角歪向健侧，患侧口角下垂，鼓腮、吹口哨漏气；口涎外流，不能自收；在说话、发笑、闭眼、露齿时面容不对称。

3. **检查** 鼓膜穿孔多位于松弛部或紧张部边缘，鼓室内有污秽黏脓及豆腐渣样物或肉芽，味臭。X线或CT扫描示乳突有骨质破坏。听力检查呈传导性聋或混合性聋。

（二）鉴别诊断

本病应与中枢性面瘫、耳带状疱疹及其他原因所致的耳面瘫相鉴别。

【辨证及治疗】

（一）分型论治

1. 热毒壅盛，蒸灼脉络

主证：口眼㖞斜，耳内流脓，耳痛剧烈。全身可见发热头痛，口苦咽干，尿赤便秘，舌质红，苔黄，脉弦滑数。检查见鼓膜充血、穿孔，流脓稠厚味臭，完骨部有叩压痛。

证候分析：热毒炽盛，蒸灼耳窍，故耳流脓、耳痛；脓毒内攻，损及脉络，气血阻滞，则口眼㖞斜、完骨疼痛；热毒壅盛，火热上攻，故流脓黄稠味臭、发热头痛；口苦咽干、尿赤便秘、舌红苔黄、脉弦滑数为肝胆火热之象。

治法：清热解毒，活血通络。

方药：龙胆泻肝汤加减。本方清肝胆火热而解毒，可加桃仁、红花、全蝎以活血通络，合牵正散以祛风通络。

2. 气血亏虚，湿毒阻络

主证：耳内流脓日久，渐发生面瘫，初起面部运动失灵，弛缓不收，日久患侧肌肤麻木，肌肉萎僻。全身见食少便溏，肢倦无力，唇舌淡白无华，舌苔白腻，脉细弱或涩。检查见鼓膜松弛部或边缘部穿孔，脓液污秽味臭，有肉芽或息肉。

证候分析：脓耳日久，气血亏虚，加之湿毒闭阻脉络，致使面部肌肤失养，故面部麻木、肌肉萎僻；湿毒侵蚀，故鼓膜穿孔，流脓污秽，肉芽滋生；脾失健运，湿浊内困，故食少便溏，肢倦无力，苔白腻；唇舌淡而无华、脉细弱为气血亏虚之象。

治法：托毒排脓，祛瘀通络。

方药：托里消毒散合牵正散。方用托里消毒散以托毒排脓；合牵正散祛瘀通络。若脓多者，可加入薏苡仁、冬瓜仁、车前草。

若面瘫日久，气血亏虚，脉络瘀阻，可用补阳还五汤。此方重用黄芪补益元气；更兼用当归尾、川芎、赤芍、桃仁、红花、地龙等活血祛瘀通络。诸药合用，益气活血，使气血旺，脉络通。

（二）外治法

1. 耳局部处理 同"脓耳"。

2. 手术治疗 行根治性中耳乳突手术，彻底清除脓耳病灶，同时行面神经减压术。

（三）针灸疗法

1. 针刺及灸法 以翳风、地仓、合谷为主穴，配阳白、太阳、人中、承浆、颊车、下关、四白、迎香、大椎、足三里等，针刺或用电针治疗。气血虚者，可用灸法。

2. 电磁疗法 选用上穴，行电磁疗法，每日1次。

3. 梅花针 用梅花针叩击患处，每日1次。

4. 穴位敷贴或注射 取颊车、地仓、下关、曲池、翳风、外关等穴，用蓖麻仁捣烂，敷贴穴位。亦可选用丹参、当归或黄芪等注射液进行穴位注射，每次1~2穴，各穴轮流使用。每穴注入药液0.5~1ml，隔日1次，5~7日为1疗程。

【预防与调护】

1. 根治脓耳，是预防本病的关键。
2. 注意眼部防护，如白天戴眼罩，晚上涂眼膏。
3. 经常按摩患侧面肌，有利于防止或减轻面部肌肉萎缩。

【预后及转归】

本病预后视面瘫轻重程度和治疗情况而不同。若病变轻而治疗及时，则愈后良好；若病变重而失治，则难愈或遗留功能不全，可致眼睑闭合不全而发生患侧角膜炎、结膜炎，面肌萎缩可影响面容。

三、脓耳眩晕

脓耳眩晕是指因脓耳失治，邪毒流窜内耳引起的以视物旋转、恶心呕吐为主要特征的病证。可反复发作，病情轻重不等。西医的化脓性中耳乳突炎并发迷路炎可参考本病进行辨证施治。

【病因病机】

1. 肝胆热盛，风扰耳窍 肝胆热毒炽盛，蔓延入里，热盛生风，风火相煽，扰乱清窍而为病。

2. 脾虚湿困，蒙蔽耳窍 脓耳病久，脾气虚弱，运化失职，湿浊内困耳窍，致使耳窍功能受损而发眩晕。

3. 肾精亏损，邪蚀耳窍 肾精亏损，骨失所养，脓耳邪毒日久蚀损骨质，内攻耳窍，致平衡功能失司，眩晕频作。

【诊断】

（一）诊断要点

1. 病史 有脓耳病史。

2. 临床症状 眩晕阵发性发作，感觉自身及外物旋转，恶心呕吐，喜闭目静卧，稍事活动眩晕更甚；眩晕可由转身、行车、低头屈体、挖耳、压耳屏等动作激发；脓耳发作期症状加重；听力下降。

3. 检查 鼓膜穿孔多位于松弛部或边缘部，鼓室内有污秽黏脓及豆腐渣样物或肉芽，味臭；听力检查为传导性聋或混合性聋，瘘管试验阳性；眩晕发作时可见自发性水平性眼震，早期快相向患侧，后期快相转为向健侧。

（二）鉴别诊断

本病应与中枢性眩晕相鉴别。

【辨证及治疗】

（一）分型论治

1. 肝胆热盛，风扰耳窍

主证：眩晕剧烈，恶心呕吐，动则尤甚，耳痛，耳内流脓黄稠，耳鸣耳聋。伴口苦咽干，急躁易怒，便秘尿赤，或有发热、头痛、目赤，舌质红，苔黄，脉弦数。检查见鼓膜充血、穿孔，流脓色黄稠厚，完骨部有叩压痛。

证候分析：脓毒内聚，风热引动肝风，故眩晕剧烈、恶心呕吐；热毒炽盛，灼腐耳窍，故耳痛、流脓黄稠；肝胆热盛，伤阴耗津，故口苦咽干；耳鸣、耳聋、急躁易怒、便秘尿赤、舌质红、苔黄、脉弦数为肝胆热盛之象。

治法：清热泻火，解毒息风。

方药：龙胆泻肝汤合天麻钩藤饮加减。龙胆泻肝汤泻火热，祛湿毒；天麻钩藤饮清内火，息肝风。两方合用以清泄脓耳之热毒，止内耳之眩晕。

2. 脾虚湿困，蒙蔽耳窍

主证：眩晕反复发作，头额重胀，耳鸣失聪，流脓日久，缠绵不愈，脓液腐臭。可伴胸闷泛恶，痰涎多，倦怠无力，纳少便溏，面色萎黄，舌质淡红，苔白润，脉缓弱或濡滑。检查见鼓膜松弛部或边缘部穿孔，脓液污秽味臭，有肉芽或息肉。

证候分析：湿浊脓毒稽留，蒙蔽耳窍，故眩晕反复发作、耳鸣失聪；脾胃虚弱，湿浊困结，故脓耳缠绵难愈，脓液腐臭；湿浊上泛，清阳不升，故头额重胀、胸闷泛恶、痰涎多；倦怠无力、纳少便溏、面色萎黄、舌质淡红、苔白润、脉缓弱或濡滑为脾虚失运之象。

治法：健脾祛湿，涤痰止眩。

方药：托里消毒散合半夏白术天麻汤加减。托里消毒散健脾益气，托毒排脓，半夏白术天麻汤健脾、燥湿、涤痰、息风，两方合用共奏健脾祛湿、涤痰止眩之功。湿浊盛者可加泽泻、薏苡仁、石菖蒲，以加强利湿化浊的作用。

3. 肾精亏损，邪蚀耳窍

主证：眩晕时发，或步态不稳，耳鸣耳聋，耳内流脓持续，经久不愈，脓液污秽味臭，或有豆腐渣样物，或伴精神委靡，腰膝酸软，健忘多梦，舌质淡红或红绛，脉细弱或细数。检查见鼓膜松弛部或边缘部穿孔，脓液污秽有臭味或可见白色豆腐渣样物，有肉芽或息肉。

证候分析：肾虚髓海不足，清窍失养，又因邪毒流窜内耳，使耳失衡失聪，故眩晕时发、耳鸣耳聋；肾虚精亏，骨质松脆，易为邪毒滞留蚀损，邪毒侵蚀，腐败成脓，故脓液臭秽；肾精不充，髓海不足，故精神委靡、腰膝酸软、健忘多梦；舌质淡红、脉细弱为肾阳虚之象；舌质红绛、脉细数为肾阴虚之象。

治法：补肾培元，祛邪排毒。

方药：偏于肾阴虚者，可用六味地黄丸加减。本方可滋补肾阴，临床应用时可酌加石决明、生牡蛎以滋阴潜阳止眩；加蒲公英、金银花、皂角刺等以祛邪排毒。偏于阳虚者可用肾气丸加减。

（二）外治法

1. 耳局部处理　同"脓耳"。
2. 手术　脓耳眩晕发作症状控制后应行中耳乳突手术清理病灶并封闭迷路瘘管。

（三）针灸疗法

参考"耳眩晕"一节。

【预防与调护】

1. 彻底根治脓耳，是预防本病发生的关键。
2. 脓耳眩晕发作期，应卧床静养，注意观察病情变化，及时对症处理，以防发生黄耳伤寒。

【预后及转归】

本病若及时治疗，预后良好。若失治误治，邪毒侵入颅内，可引起黄耳伤寒，甚则危及生命。

四、黄耳伤寒

黄耳伤寒是指由于脓耳失治，邪毒壅盛，深入营血，内陷心包，引动肝风而致的，以寒战高热、头痛神昏、项强抽搐等危重症状为特征的脓耳变证重候，若治之不及时，可危及生命。西医的耳源性颅内并发症可参考本病进行辨证施治。

有关黄耳伤寒症状的最早记述，见于《诸病源候论·卷二十九》，文中描述了耳疼痛猝然引发脊强背直的症状及其病机。而"黄耳伤寒"病名，由明代《赤水玄珠·卷十九》提出："凡耳中策策痛者，皆是风入肾经也。不治，流入肾则卒然变恶寒发热，脊背强直如痉之状，曰黄耳伤寒也。"

【病因病机】

脓耳日久病深，邪毒稽留耳窍，浸渍腐蚀骨质，渐成缝隙暗道。若流脓不畅，或复感外邪，脓毒炽盛，脓汁沿腐骨裂隙流窜于耳窍之外，以致邪毒深陷，入于营血，闭阻心包，引动肝风而为病。

1. **气营两燔**　脓耳火热炽盛，病势发展，热毒深伏于里，内陷营血，心神受扰而致病。
2. **热入心包**　脓耳热毒深陷，困郁于内，耗血伤津，痰热闭阻心包而致病。
3. **热盛动风**　脓耳热毒炽盛，引动肝风，上扰神明，痰阻脉络而为病。

【诊断】

（一）诊断要点

1. **病史**　有脓耳病史，近期有急性发作史。
2. **临床症状**　脓耳病程中出现剧烈耳痛及头痛，喷射状呕吐，寒战高热，项强，神志不清，甚至抽搐、肢瘫。
3. **检查**　耳内流脓不畅，脓液污秽味臭，鼓膜松弛部或边缘部穿孔，透过穿孔可见豆腐渣样物。乳突 X 线照片或 CT 扫描有骨质破坏，颅脑 MRI 检查有助于诊断。脑脊液检查、颅内压测定、眼底检查、血培养、定位体征对分析发生变证的部位及类型有参考价值。

（二）鉴别诊断

本病应与流行性脑膜炎、结核性脑膜炎、脑肿瘤等病相鉴别。

【辨证及治疗】

（一）分型论治

1. 气营两燔

主证：耳内流脓臭秽，突然脓液减少，耳痛剧烈，头痛如劈，项强呕吐，身热夜甚，心烦躁扰，甚或时有谵语，舌质红绛，少苔或无苔，脉细数。

证候分析：脓毒沿侵蚀骨质流窜入里，故耳痛剧烈，脓液反而减少；热毒炽盛，流窜入脑，入于营血，邪正相搏则憎寒壮热、头痛如劈；火毒上逆，则呕吐项强；营气通于心，热毒入营，心神被扰，故心烦躁扰；舌质红绛少苔为热伤营阴之象。

治法：清营凉血，清热解毒。

方药：清营汤加减。方中犀角清解营分之热毒，黄连清心解毒，生地、玄参、麦冬清热滋阴，金银花、连翘、竹叶清热解毒，丹参凉血活血。诸药配合，泄热解毒而清营凉血。

2. 热入心包

主证：耳内流脓臭秽，耳痛、头痛剧烈，高热不退，颈项强直，呕吐，嗜睡，神昏谵语，舌质红绛，脉细数。

证候分析：热毒炽盛，内陷心包，神明被扰，故头痛、呕吐、嗜睡、神昏、谵语；邪热闭郁于内，故高热不退；舌质红绛、脉细数为心营热盛之象。

治法：清心开窍。

方药：清宫汤送服安宫牛黄丸或紫雪丹、至宝丹。清宫汤专清包络邪热，犀角（水牛角代）清心热，玄参、莲子心、麦冬清心养液，竹叶、连翘清心泄热，以便心包邪热向外透达。痰热盛可加竹沥、瓜蒌等。

安宫牛黄丸、紫雪丹、至宝丹均为清心开窍之成药，具有苏醒神志之效。安宫牛黄丸重于清热解毒，紫雪丹兼能息风，至宝丹则重于芳香开窍，可酌情选其中之一。

3. 热盛动风

主证：耳内流脓臭秽，耳痛、头痛剧烈，高热，手足躁动，甚则神志昏迷，筋脉拘急，四肢抽搐，颈项强直，或肢软偏瘫，舌质红绛而干，脉弦数。

证候分析：邪毒内陷上逆，故耳痛、头痛剧烈；热毒炽盛，故高热；热扰心神，则神志昏迷；热极动风，则手足躁动、筋脉拘急、四肢抽搐；风痰阻络则见肢软偏瘫；舌质红绛而干、脉弦数为热盛伤阴之象。

治法：清热解毒，凉肝息风。

方药：羚角钩藤汤加减。热盛可加生石膏、知母；便秘加大黄、芒硝以通腑泄热；口干、舌红绛加水牛角、丹皮、紫草、板蓝根凉血解毒；如有抽搐可选加全蝎、地龙、蜈蚣以息风止痉；痰涎壅盛者加竹沥、生姜汁，也可加服安宫牛黄丸。

（二）外治法

1. 耳局部处理同"脓耳"。
2. 尽早行手术治疗，清除耳部病灶。

【预防与调护】

1. 治疗脓耳是预防本病的关键。
2. 本病变化迅速而危重，应注意密切观察病情变化，保持生命体征稳定，采取积极治疗措施以使病情转轻向好。

【预后及转归】

本病系危急重症，若能及时诊断，及时治疗，尚可治愈，若不及时抢救可致死亡。

【参考资料】

1. **古代文献摘录**　《诸病源候论·卷二十九》："凡患耳中策策痛者，皆是风入于肾之经也，不治流入肾，则卒然变脊强背直，或痉也。若因痛而肿生痈疖，脓溃邪气歇，则不成痉。所以然者，足少阴为肾之经，宗脉之所聚，其气通于耳。上焦有风邪，入于头脑，流至耳内，与气相击，故耳中痛。耳为肾候，其气相通，肾候腰脊，主骨髓，故邪流入肾，脊强背直。"

2. **现代相关疾病简介**　耳源性并发症（otogenic complications）指急、慢性化脓性中耳乳突炎引起的颅内外并发症。一般将耳源性并发症分为两类：颅外并发症及颅内并发症。

颅外并发症较常见的有耳后骨膜下脓肿、迷路炎、耳源性面瘫等。耳后骨膜下脓肿系炎症穿破鼓窦外侧骨壁或乳突尖部骨皮质，致乳突腔内的脓液聚集于耳后乳突骨膜下而形成脓肿，临床表现为耳内及耳后疼痛，耳后红肿及压痛，耳郭被推向前、外方，脓肿破溃者可形成瘘管。迷路炎是中耳乳突炎经半规管、鼓岬瘘管或两窗侵入而引起的内耳迷路感染，按病变范围及病理改变可分为局限性迷路炎、浆液性迷路炎、化脓性迷路炎三个类型，主要表现为耳痛、流脓，以及典型的旋转性眩晕、恶心呕吐、耳鸣、耳聋，瘘管试验阳性，听力检查可呈混合性聋或全聋，颞骨CT可见到迷路瘘管。耳源性面瘫系化脓性中耳炎侵犯面神经而导致的面瘫。

颅内并发症较常见的有乙状窦血栓性静脉炎、硬膜外脓肿、脑膜炎、脑脓肿等。乙状窦血栓性静脉炎系化脓性炎症侵入乙状窦周围，形成乙状窦周围炎或周围脓肿。其临床表现有弛张热或稽留热，耳后疼痛，患侧枕部及颈部疼痛，有时患侧颈部有条索状肿块，压痛明显。耳源性脑膜炎系中耳乳突炎所并发的软脑膜、蛛网膜的急性化脓性炎症，临床以高热、剧烈头痛、喷射状呕吐为主要症状，并可出现烦躁不安、抽搐、嗜睡、谵妄、昏迷。耳源性脑脓肿是化脓性中耳乳突炎最严重的并发症，脓肿可见于大脑颞叶、小脑等部位，其典型临床表现可分为起病期、潜伏期、显症期、终末期4期，处理不当则危及生命。

各种耳源性并发症一旦确立诊断，均须采取积极的手术治疗，彻底清除中耳的化脓性病灶，通畅引流，并视不同的并发症类型处理局部病变，同时积极进行抗感染治疗及对症支持治疗。

第十二节　耳　鸣

耳鸣指因脏腑功能失调所致的以自觉耳内或头颅鸣响而周围环境中并无相应的声源为主要特征的病证。其既是多种疾病的常见症状之一，亦是以耳鸣为主证之一种独立的疾病。耳鸣早在《内经》已有明确记载，历代医籍中还有苦鸣、蝉鸣、耳中鸣、耳数鸣、耳虚鸣等不同的名称。西医学的各种不同原因导致的耳鸣可参考本病进行辨证施治。

【病因病机】

耳鸣的原因有虚有实，实者多因风邪侵袭、痰湿困结或肝气郁结，虚者多因脾胃虚弱、肾元亏损或心血不足所致。

1. **外邪侵袭**　寒暖失调，风邪乘虚而入，侵袭肌表，使肺失宣降，风邪循经上犯清窍，与气相击，导致耳鸣。

2. **痰湿困结**　素食肥甘厚腻，痰湿内生，困结中焦，致枢纽升降失调，湿浊之气上蒙清窍，引起耳鸣。

3. **肝气郁结**　肝喜条达而恶抑郁，情志不遂，易致肝气郁结，气机阻滞，升降失调，导致耳鸣，肝郁日久可化火，肝火循经上扰清窍，亦可导致耳鸣。

4. **脾胃虚弱**　饮食不节，损伤脾胃，或劳倦过度，或思虑伤脾，致脾胃虚弱，清阳不升，浊阴不降，宗脉空虚，引起耳鸣。

5. **肾元亏损**　恣情纵欲，损伤肾中所藏元气，或年老肾亏，元气不足，精不化气，致肾气不足，无力鼓动阳气上腾温煦清窍，导致耳鸣。

6. **心神不宁**　劳心过度，思虑伤心，心血暗耗，或大病、久病之后，心血耗伤，或气虚心血化源不足，皆可导致心血不足，不能濡养清窍，引起耳鸣。

【诊断】

一、诊断要点

1. **临床症状**　患者自觉一侧或两侧耳内或头颅内外有鸣响声，如蝉鸣声、吹风声、流水声、电流声、沙沙声、嗞嗞声、嗡嗡声、唧唧声等，这种声感可出现一种或数种，呈持续性或间歇性，鸣响的部位甚至可出现在身体周围。患者常因听到这种鸣声而引起烦躁、焦虑、抑郁、失眠、注意力不集中等症状，影响学习和工作。

2. **检查**　耳鸣音调、响度匹配及残余抑制试验等可了解耳鸣的心理声学特征，听力学检查可了解是否同时存在听力损失及其性质。

二、鉴别诊断

本病应与幻听、存在客观声源的鸣响声（如耳周围的血管搏动、肌肉颤动、呼吸气流声等）及因其他疾病（如耳胀、脓耳、耵耳、耳眩晕等）导致的症状性耳鸣相鉴别。

【辨证及治疗】

一、分型论治

1. 外邪侵袭

主证：耳鸣骤起，病程较短，可伴耳内堵塞感或听力下降，或伴有鼻塞、流涕、头痛、咳嗽等。舌质淡红，苔薄白，脉浮。

证候分析：风邪侵袭，肺失宣降，风邪循经上犯清窍，与气相击，故骤起耳鸣；风邪阻络，经气痞塞，则耳内堵塞，甚至听力下降；风邪导致肺的宣降功能失调，故鼻塞、流涕、头痛、咳嗽；舌质淡红、苔薄白、脉浮均为风邪袭表之象。

治法：疏风散邪，宣肺通窍。

方药：芎芷散加减。方中川芎、白芷、细辛善散头面之风邪；桂枝、生姜、葱白、苏叶诸辛温之药疏散风寒；陈皮、制半夏、苍术、厚朴、木通化痰祛湿；石菖蒲芳香通窍；炙甘草调和诸药。本方适用于风邪夹寒湿侵袭所致的耳鸣。若湿邪不明显，可去半夏、苍术、厚朴、木通；若偏于风热，可选用桑菊饮加减。

2. 痰湿困结

主证：耳鸣，耳中胀闷，头重如裹，胸脘满闷，咳嗽痰多，口淡无味，大便不爽，舌质淡红，苔腻，脉弦滑。

证候分析：痰湿困结中焦，升降失调，湿浊之气上蒙清窍，故耳鸣、耳中胀闷、头重如裹；痰湿中阻，气机不利，则胸脘满闷；痰湿阻肺，宣降失职，则咳嗽痰多；痰湿困脾，运化失司，则口淡无味、大便不爽；舌苔腻、脉弦滑为内有痰湿之象。

治法：祛湿化痰，升清降浊。

方药：涤痰汤加减。方中半夏、胆南星、竹茹化痰降浊；人参、茯苓、甘草健脾祛湿；橘红、枳实化痰理气；石菖蒲芳香化湿通窍。诸药合用，共收祛湿化痰、理气健脾、升清降浊之功。若口淡、纳呆明显，可加砂仁以醒脾开胃，兼芳香化湿；若失眠，可加远志、合欢皮以安神；若痰湿郁而化热，苔黄腻，可加黄芩。

3. 肝气郁结

主证：耳鸣的起病或加重与情志抑郁或恼怒有关，胸胁胀痛，夜寐不宁，头痛或眩晕，口苦咽干，舌红，苔白或黄，脉弦。

证候分析：情志抑郁或恼怒则肝气郁结，气机阻滞，升降失调，浊气上干清窍，故耳鸣、头痛、眩晕；肝郁气滞，气机不利，则胸胁胀痛；肝郁化火，内扰心神，则夜寐不宁、口苦咽干；脉弦主肝病。

治法：疏肝解郁，行气通窍。

方药：逍遥散加减。方中柴胡疏肝解郁；白芍、当归养血柔肝；茯苓、白术、甘草健脾；生姜、薄荷助柴胡疏肝。若肝郁化火，可加丹皮、栀子清肝降火；失眠严重者，可加酸枣仁、远志以安神；大便秘结者，可加大黄以泄热。

4. 脾胃虚弱

主证：耳鸣的起病或加重与劳累或思虑过度有关，或在下蹲站起时加重，倦怠乏力，少气懒言，面色无华，纳呆，腹胀，便溏。舌质淡红，苔薄白，脉弱。

证候分析：劳倦、思虑伤脾，脾胃虚弱，清阳不升，浊阴不降，宗脉空虚，故耳鸣；脾虚则气血生化不足，故倦怠乏力、少气懒言、面色无华；脾胃虚弱，运化失职，则纳呆、腹胀、便溏；舌质淡红、苔薄白、脉弱为气虚之象。

治法：健脾益气，升阳通窍。

方药：益气聪明汤加减。方中人参、黄芪、甘草健脾益气；升麻、葛根、蔓荆子升阳通窍；白芍敛肝以防升散太过；黄柏反佐以防参、芪之温燥。若兼湿浊而苔腻者，可加茯苓、白术、砂仁以健脾祛湿；若手足不温者，可加干姜、桂枝以温中通阳；若夜不能寐者，可加酸枣仁以安神。

5. 肾元亏损

主证：耳鸣日久，腰膝酸软，头晕眼花，发脱或齿摇，夜尿频多，性功能减退，畏寒肢冷。舌质淡胖，苔白，脉沉细弱。

证候分析：肾元亏损，精不化气，肾气不足，无力鼓动阳气上腾温煦清窍，故耳鸣、头晕眼花；腰为肾之府，肾精不足，府失所养，则腰膝酸软；肾主骨，发为肾之余，肾虚则发脱齿摇；肾主水及生殖，肾气不足，则夜尿频多、性功能减退；元阳不足，不能温煦肌肤，则畏寒肢冷；舌质淡胖、脉沉细弱为肾元之气不足之象。

治法：补肾填精，温阳化气。

方药：肾气丸加减。方中熟地补肾填精；因肝肾同源，故用山萸肉、丹皮补肝清肝；山药、茯苓健脾，补后天以滋先天；泽泻引药入肾经；附子、桂枝温阳化气。夜尿频多者，可加益智仁、桑螵蛸以固肾气；虚阳上浮而致口苦、咽干者，可加磁石、五味子以潜阳、纳气归肾。

6. 心神不宁

主证：耳鸣的起病或加重与精神紧张或压力过大有关，心烦失眠，惊悸不安，注意力不能集中，面色无华，舌质淡，苔薄白，脉细弱。

证候分析：心主神明，长期精神紧张或压力过大，则心血暗耗，不能濡养清窍，故易产生耳鸣；心神有赖心血的滋养，心血不足，神不守舍，则惊悸不安、注意力不能集中；心血属阴，阴血不足，虚阳独亢，阳不入阴，则心烦失眠；心主血，其华在面，心血不足，则面色无华；舌质淡、苔薄白、脉细弱为血虚之象。

治法：益气养血，宁心通窍。

方药：归脾汤加减。方中黄芪、党参、白术、炙甘草健脾益气；当归、龙眼肉养血和营；茯神、远志、酸枣仁养心安神；木香理气，使补而不滞；生姜、大枣调和脾胃，以资生化。诸药合用，能益气养血，宁心通窍。若心烦失眠、惊悸不安较重者，可加龙齿以镇静安神；若阴血不足，虚阳上扰，心肾不交者，可配合交泰丸（由黄连、肉桂组成）。

二、针灸疗法

1. 体针　局部取穴与远端辨证取穴相结合，局部可取耳门、听宫、听会、翳风为主，每次选取2穴。风邪侵袭者，可加外关、合谷、风池、大椎；痰湿困结者，可加丰隆、足三里；肝气郁结者，可加太冲、丘墟、中渚；脾胃虚弱者，可加足三里、气海、脾俞；肾元亏损者，可加肾俞、关元；心神不宁者，可加通里、神门。实证用泻法，虚证用补法，或不论虚实，一律用平补平泻法，每日针刺1次。

2. 耳穴贴压　取内耳、脾、肾、肝、神门、皮质下、肾上腺、内分泌等耳穴，用王不留行子贴压以上穴位，不时按压以保持穴位刺激。

3. 穴位注射　可选用听宫、翳风、完骨、耳门等穴，药物可选用当归注射液、丹参注射液、维生素B_{12}注射液、利多卡因注射液等，针刺得气后注入药液，每次每穴注入0.5~1ml。

4. 穴位敷贴　用吴茱萸、乌头尖、大黄三味为末，温水调和，敷贴于涌泉穴，或单用吴茱萸末，用醋调和，敷贴于足底涌泉穴。

三、导引法

1. **鸣天鼓法**　方法参见第六章第三节。
2. **营治城郭法**　以两手按耳轮，一上一下摩擦之，每次做15分钟左右。
3. **鼓膜按摩法**　方法参见第六章第三节。

【预防与调护】

1. 怡情养性，保持心情舒畅，消除来自工作或生活上的各种压力，解除对耳鸣不必要的紧张和误解，可防止耳鸣的发生及加重。
2. 耳鸣患者，应避免处于过分安静的环境下，适度的有声环境有助于减轻耳鸣。
3. 保持良好的睡眠，有助于防止耳鸣加重。
4. 注意饮食有节，起居有常，顺应天时。
5. 晚上睡前用热水泡脚，有引火归原作用，有助于睡眠及减轻耳鸣。

【预后及转归】

耳鸣系耳科难治证之一，一般来说，病程短者，治疗较易，病程久者，较难完全消失。部分耳鸣虽不能完全消失，但只要消除了因耳鸣所导致的烦躁、焦虑、抑郁、失眠、注意力不集中等继发症状，也可视为临床治愈。

【参考资料】

1. 古代文献摘录

(1)《灵枢·口问》："耳者，宗脉之所聚也，故胃中空则宗脉虚，虚则下溜，脉有所竭者，故耳鸣。"

（2）《素问·六元正纪大论》："木郁之发……甚则耳鸣眩转，目不识人，善暴僵仆。"

（3）《诸病源候论·卷二十九》："劳动经血，而血气不足，宗脉则虚，风邪乘虚，随脉入耳，与气相击，故为耳鸣。"

（4）《济生方·耳门》："肾气通于耳，心寄窍于耳。风寒暑湿燥热，得之于外，应乎肾，忧愁思虑得之于内，系乎心。心气不平，上逆于耳，亦致聋聩、耳鸣。"

（5）《景岳全书·卷二十七》："耳鸣当辨虚实。凡暴鸣而声大者多实，渐鸣而声细者多虚；少壮热盛者多实，中衰无火者多虚；饮酒味厚、素多痰火者多实，质清脉细、素多劳倦者多虚。且耳为肾窍，乃宗脉之所聚，若精气调和，肾气充足，则耳目聪明，若劳伤血气，精脱肾惫，必致聋聩。故人于中年之后，每多耳鸣，如风雨，如蝉鸣，如潮声者，是皆阴衰肾亏而然……老人之耳多见聪不内居，而声闻于外，此正肾元不固，阳气渐涣之征耳。"

2. 现代相关疾病简介 耳鸣（tinnitus）是一种不由外界声音刺激而引起的声响的主观感觉，目前认为是多种耳科疾病及全身疾病的症状之一，其发生机制不明。耳鸣的发生率很高，据国外相关调查资料估计，人群中的患病率约 10% ~ 30%，其中只有小部分（约 1/4）引起了明显的心理困扰乃至身体症状，如烦躁、焦虑、抑郁、失眠、注意力不集中等，影响工作、生活和学习，极少数严重者甚至因无法摆脱耳鸣的困扰而导致自杀。由于耳鸣的病因与发病机制十分复杂，因此尚缺乏公认的有效治疗手段。目前应用于临床的治疗方法主要有心理咨询、掩蔽疗法、习服疗法、认知行为疗法、药物治疗、电刺激治疗、经颅磁刺激治疗、人工耳蜗治疗等。

第十三节 耳 聋

耳聋指因实邪蒙蔽清窍或脏腑虚损、清窍失养所致的以听力减退为主要特征的病证。它既是多种耳病的常见症状之一，也是一种独立的疾病。耳聋程度较轻者，也称"重听"，根据发病的时间长短以及病因病机等不同，在中医古籍中又有暴聋、猝聋、厥聋、久聋、渐聋、劳聋、虚聋、风聋、火聋、毒聋、气聋、湿聋、干聋、聩聋、阴聋、阳聋等不同的名称。西医学的突发性聋、爆震性聋、传染病中毒性聋、噪声性聋、药物中毒性聋、老年性聋、耳硬化症，以及原因不明的感音神经性聋、混合性聋等疾病，可参考本病进行辨证施治。

【病因病机】

耳聋有虚实之分。实者多因外邪、肝火、痰饮、瘀血等实邪蒙蔽清窍；虚者多为脾、肾等脏腑虚损、清窍失养所致。

1. 外邪侵袭 由于寒暖失调，外感风热或风寒，肺失宣降，致外邪循经上犯耳窍，清空之窍遭受蒙蔽，失去"清能感音，空可纳音"的功能，而导致耳聋。

2. 肝火上扰 外邪由表而里，侵犯少阳，或情志抑郁，或暴怒伤肝，致肝失条达，气郁化火，均可导致肝胆火热循经上扰耳窍，引起耳聋。

3. 痰火郁结 饮食不节，过食肥甘厚腻，使脾胃受伤，或思虑过度，伤及脾胃，致水湿不运，聚而生痰，久则痰郁化火，痰火郁于耳中，壅闭清窍，从而导致耳聋。

4. 气滞血瘀　情志抑郁不遂，致肝气郁结，气机不畅，气滞则血瘀，或因跌仆爆震、陡闻巨响等伤及气血，致瘀血内停；或久病入血，均可造成耳窍经脉壅阻，清窍闭塞，发生耳聋。

5. 肾精亏损　先天肾精不足，或后天病后失养，恣情纵欲，伤及肾精，或年老肾精渐亏等，均可导致肾精亏损。肾阴不足，则虚火内生，上扰耳窍，肾阳不足，则耳窍失于温煦，二者均可引起耳聋。

6. 气血亏虚　饮食不节，饥饱失调，或劳倦、思虑过度，致脾胃虚弱，清阳不升，气血生化之源不足，而致气血亏虚，不能上奉于耳，耳窍经脉空虚，导致耳聋，或大病之后，耗伤心血，心血亏虚，则耳窍失养而致耳聋。

【诊断】

一、诊断要点

1. 病史　可有耳外伤史、爆震史、噪声接触史、耳毒性药物用药史等。

2. 临床症状　轻者听音不清，重者完全失听。暴聋者耳聋突然发生，以单侧为多见，常伴有耳鸣及眩晕；渐聋者听力逐渐减退，可单侧或双侧发病。部分耳聋可呈波动性听力减退。

3. 检查　对耳聋者一般可选择进行以下检查：①外耳道及鼓膜检查。②听力学检查，如音叉试验、纯音测听、声导抗测试、耳声发射测试、电反应测听等。③影像学检查，如颞骨及颅脑 X 线、CT、MRI 等。

二、鉴别诊断

本病应与耵耳、耳异物、耳胀、脓耳等疾病导致的听力减退相鉴别。

【辨证及治疗】

一、分型论治

1. 外邪侵袭

主证：听力骤然下降，或伴有耳胀闷感及耳鸣。全身可伴有鼻塞、流涕、咳嗽、头痛、发热恶寒等。舌质红，苔薄黄，脉浮数。

证候分析：风热外袭，肺经受病，宣降失常，外邪循经上犯，蒙蔽清窍，故耳聋；风热上犯，经气痞塞，则耳内胀闷；鼻塞、流涕、咳嗽、头痛、发热恶寒、舌红、苔薄黄、脉浮数等均系风热表证之象。

治法：疏风清热，宣肺通窍。

方药：银翘散加减。临床应用时可加入蝉衣、石菖蒲以疏风通窍；若无咽痛、口渴，可去牛蒡子、淡竹叶、芦根；伴鼻塞、流涕者，可加苍耳子、白芷；头痛者，可加蔓荆子。

2. 肝火上扰

主证：耳聋时轻时重，或伴耳鸣，多在情志抑郁或恼怒之后加重，口苦，咽干，面红或目赤，尿黄，便秘，夜寐不宁，胸胁胀痛，头痛或眩晕，舌红苔黄，脉弦数有力。

证候分析：肝胆互为表里，足少阳胆经入耳中，肝火循经上扰耳窍，则耳聋；情志抑郁或恼怒则肝气郁结，气郁化火，故使耳鸣耳聋加重；肝火上炎，则面红目赤、头痛或眩晕；肝火内炽，灼伤津液，则口苦咽干、便秘溲黄；肝火内扰心神，则夜寐不宁；肝经布胁肋，肝气郁结，则胸胁胀痛；舌红苔黄、脉数主热证，脉弦主肝病。

治法：清肝泄热，开郁通窍。

方药：龙胆泻肝汤加减。方中以龙胆草、栀子、黄芩苦寒直折，清泄肝胆；柴胡疏肝解郁；车前子、泽泻、木通利湿清热，导热下行；生地养阴清热；当归养血活血；甘草调和诸药。诸药合用，共奏清肝泄热、开郁通窍之功。临床应用时可加石菖蒲以通窍。若肝气郁结之象较明显而火热之象尚轻者，亦可选用丹栀逍遥散加减。

3. 痰火郁结

主证：听力减退，耳中胀闷，或伴耳鸣，头重头昏，或见头晕目眩，胸脘满闷，咳嗽痰多，口苦或淡而无味，二便不畅，舌红，苔黄腻，脉滑数。

证候分析：痰火郁结，蒙蔽清窍，故听力减退、耳中胀闷、头重头昏或头晕目眩；痰湿中阻，气机不利，则胸脘满闷、二便不畅；痰火犯肺，肃降失常，则咳嗽痰多；痰湿困脾，则口淡无味；内热则口苦；舌红、苔黄腻、脉滑数为内有痰热之象。

治法：化痰清热，散结通窍。

方药：清气化痰丸加减。方中用胆南星、瓜蒌仁化痰清热；半夏燥湿化痰；茯苓利湿化痰；黄芩苦寒清热；陈皮、枳实行气解郁；杏仁降气化痰。诸药合用，使气顺则火自降，热清则痰自消，痰消则火无所附。临床应用时，可加石菖蒲以开郁通窍。

4. 气滞血瘀

主证：听力减退，病程可长可短，全身可无明显其他症状，或有爆震史，舌质暗红或有瘀点，脉细涩。

证候分析：耳为清空之窍，若因情志郁结，气机阻滞，或爆震之后，致瘀血停滞，耳窍经脉痞塞，则听力减退。舌暗红或有瘀点、脉细涩为内有瘀血之象。

治法：活血化瘀，行气通窍。

方药：通窍活血汤加减。方中以桃仁、红花、赤芍、川芎活血化瘀；麝香、老葱辛香走窜，行气通窍；生姜、大枣调和营卫，滋气血生化。诸药合用，可行气活血，祛瘀通窍。临床应用时，可加丹参、香附子等以加强行气活血之功。

5. 肾精亏损

主证：听力逐渐下降，头昏眼花，腰膝酸软，虚烦失眠，夜尿频多，发脱齿摇，舌红少苔，脉细弱或细数。

证候分析：肾开窍于耳，肾精亏损，不能上奉于耳，则听力渐降；肾主骨生髓，脑为髓之海，齿为骨之余，肾元亏损，髓海空虚，则头昏眼花、发脱齿摇；肾主水，肾气不固则夜尿频多；腰为肾之府，肾虚则腰膝酸软；肾阴不足，虚火内扰心神，则虚烦失眠；舌红少苔、脉细弱或细数为精血不足之象。

治法：补肾填精，滋阴潜阳。

方药：耳聋左慈丸加减。方中用熟地黄、山药、山茱萸、茯苓、丹皮、泽泻滋阴补肾，磁石重镇潜阳，五味子收敛固精，石菖蒲通利耳窍。亦可选用杞菊地黄丸或左归丸等加减。若偏于肾阳虚，治宜温补肾阳，可选用右归丸或肾气丸加减。

6. 气血亏虚

主证：听力减退，每遇疲劳之后加重，或见倦怠乏力，声低气怯，面色无华，食欲不振，脘腹胀满，大便溏薄，心悸失眠，舌质淡红，苔薄白，脉细弱。

证候分析：脾失健运，气血生化之源不足，耳窍失养，则听力减退；气虚则倦怠乏力、声低气怯；血虚则面色无华；脾虚失运，则食少、腹胀、便溏；血虚心神失养则心悸失眠；舌质淡红、苔薄白、脉细弱为气血不足之象。

治法：健脾益气，养血通窍。

方药：归脾汤加减。方中以党参、黄芪、白术、甘草健脾益气；当归、龙眼肉养血；酸枣仁、茯神、远志养心安神；佐木香理气，使补而不滞；生姜、大枣调和营卫。诸药合用，既能益气又能养血。若手足不温，可加干姜、桂枝以温中通阳。

二、针灸疗法

1. 体针　局部取穴与远端辨证取穴相结合，局部可以耳门、听宫、听会、翳风等穴为主，每次选取 2 穴。风热侵袭可加外关、合谷、曲池、大椎；肝火上扰可加太冲、丘墟、中渚；痰火郁结可加丰隆、大椎；气滞血瘀可加膈俞、血海；肾精亏损可加肾俞、关元；气血亏虚可加足三里、气海、脾俞。实证用泻法，虚证用补法，或不论虚实，一律用平补平泻法，每日针刺 1 次。

2. 耳穴贴压　取内耳、脾、肾、肝、神门、皮质下、内分泌等耳穴，用王不留行子贴压以上穴位，不时按压以保持穴位刺激。

3. 穴位注射　可选用听宫、翳风、完骨、耳门等穴，药物可选用当归注射液、丹参注射液、维生素 B_{12} 注射液等，针刺得气后注入药液，每次每穴注入 $0.5\sim1ml$。

4. 穴位敷贴　用吴茱萸、乌头尖、大黄三味为末，温水调和，敷贴于涌泉穴，或单用吴茱萸末，用醋调和，敷贴于足底涌泉穴。

三、导引法

1. **鸣天鼓法**　方法参见第六章第三节。
2. **营治城郭法**　方法参见"耳鸣"一节。
3. **鼓膜按摩法**　方法参见第六章第三节。

【预防与调护】

1. 避免使用耳毒性药物，如氨基苷类抗生素、袢利尿剂（如速尿、利尿酸）等，若因病情需要必须使用，应严密监测听力变化。

2. 避免噪声刺激。

3. 根据不同的体质类型选择合适的饮食。

【预后及转归】

暴聋若能及时治疗，预后较好，若延误治疗，或渐聋时间已久者，通常恢复听力较为困难。婴幼儿可因耳聋丧失学习语言的机会而导致聋哑。

【参考资料】

1. 古代文献摘录

（1）《左传·僖公二十四年》："耳不听五声之和为聋。"

（2）《灵枢·邪气脏腑病形》："十二经脉，三百六十五络，其血气皆上于面而走空窍……其别气走于耳而为听。"

（3）《素问·脏气法时论》："肝病者……气逆则头痛，耳聋不聪。"

（4）《诸病源候论·卷二十九》说："劳伤于肾，宗脉虚损，血气不足，故为劳聋。"

（5）《医林改错·上卷》："两耳通脑，所听之声归于脑……耳窍通脑之道路中，若有阻滞，故耳实聋。"

2. 现代相关疾病简介

耳聋（hearing loss）国际通用的耳聋分级为国际标准化组织（ISO）1964年公布的标准，以500Hz、1000Hz和2000Hz的平均听阈为准，听力损失26～40dB、41～55dB、56～70dB、71～90dB和>90dB依次为轻度聋、中度聋、中重度聋、重度聋和极度聋。双耳聋者，若好耳达到中度以上的耳聋则为听力残疾。根据耳聋发生部位和性质不同，可将其分为传导性聋、感音神经性聋和混合性聋三类。传导性聋的病变位于外耳道及中耳，大多可通过药物治疗或手术治疗而恢复或部分恢复听力。感音神经性聋病变位于内耳、听神经或听中枢，较常见的疾病有突发性聋、药物中毒性聋、噪声性聋、爆震性聋、老年性聋、感染性聋、全身疾病相关性聋等，治疗原则是早期发现、早期诊断、早期治疗，目的是尽早恢复内耳供血、供氧，争取恢复或部分恢复已丧失的听力。对于病程较长的感音神经性聋患者，可利用其残余听力佩带合适的助听器，若全聋者，可行人工耳蜗植入。

第十四节 耳眩晕

耳眩晕是指因风邪、痰饮上犯耳窍或脏腑虚损、耳窍失养所致的，以头晕目眩、如立舟船、天旋地转，甚或恶心呕吐为主要特征的疾病。西医的内耳疾病所引起的眩晕，如梅尼埃病、良性阵发性位置性眩晕、前庭神经炎、前庭药物中毒、迷路炎等均可参考本病辨证施治（其中迷路炎所引起的耳眩晕可参考"脓耳变证"一节中的"脓耳眩晕"）。

眩晕在中医学里是一类较广泛的头部不适的感觉，眩即目眩，指眼前昏花缭乱或昏暗；晕为头晕，指头部运转不定的感觉。两者可以单独出现，也可以同时并见。在中医古文献中尚有眩运、眩冒、旋晕、头眩、掉眩、脑转、风眩、风头眩、头晕、昏晕等别称。

早在《内经》里已有类似耳眩晕的记载。如《灵枢·海论》谓："髓海不足，则脑转耳鸣，胫酸眩冒，目无所见，懈怠安卧。"《丹溪心法·卷四》则描述得更为形象："眩者言其黑运转旋，其状目闭眼暗，身转耳聋，如立舟船之上，起则欲倒。"

【病因病机】

本病有虚有实。虚者多为肾、脾之虚，如髓海不足、上气不足等；实者可见于外邪、痰浊、肝阳、寒水等上扰清空为患。

1. **外邪侵袭** 风性主动，若因气候突变，或起居失常，遭风邪外袭，引动内风，上扰清窍，则可致平衡失司，发为眩晕。

2. **痰浊中阻** 饮食不节，或劳倦、思虑过度，损伤脾胃，致脾失健运，不能运化水湿，内生痰饮。痰浊阻遏中焦，则气机升降不利，清阳不升，浊阴不降，清窍为之蒙蔽，发为眩晕。

3. **肝阳上扰** 情志不遂，致肝气郁结，气郁化火生风，风火上扰清窍，则生眩晕；若素体阴虚，水不涵木，则肝阳上亢，扰乱清空，亦可导致眩晕。

4. **寒水上泛** 素体阳虚，或久病及肾，肾阳衰微，阳虚则生内寒，不能温化水湿，寒水内停，上泛清窍，发为眩晕。

5. **髓海不足** 先天禀赋不足，或后天失养，年老体弱，房劳过度，耗伤肾精，则肾精亏损，髓海空虚，不能濡养清窍，而发为眩晕。

6. **上气不足** 脾气虚弱，运化失常，则气血生化之源不足，且升降失常，清阳不升，可致上部气血不足，清窍失养，而发为眩晕。

【诊断】

一、诊断要点

1. **病史** 本病大多有反复发作史，部分患者可有应用耳毒性药物史或感冒史。

2. **临床症状** 眩晕发作时的典型症状是诊断本病的主要依据。即：眩晕突然发作，自觉天旋地转，身体有向一侧倾倒的感觉，站立不稳，体位变动或睁眼时可诱发或加重眩晕，但神志清楚，多伴有恶心呕吐、出冷汗、耳鸣、耳聋等症状。眩晕持续时间可长可短。

3. **检查**

（1）**自发性眼震** 眩晕发作时可见自发性水平型或水平旋转型眼球震颤，快相向病侧或健侧，发作过后眼震逐渐消失。必要时可行体位诱发试验。

（2）**外耳道及鼓膜检查** 多无异常发现。

（3）**听力检查** 部分患者可显示波动性感音性听力减退，即眩晕发作期听力减退，间歇期听力好转，但听力检查正常不能排除本病，必要时可考虑行甘油试验、耳蜗电图、耳声发射等检查。

（4）前庭功能检查 初次发作者，可显示病侧前庭功能亢进，或有向病侧的优势偏向。多次发作者，则病侧前庭功能减退甚至消失，或有向健侧的优势偏向。部分患者虽有多次发作，前庭功能可正常。

二、鉴别诊断

本病应与中枢性眩晕，以及头昏、头重脚轻感或莫可名状的头部不适感等病证相鉴别。

【辨证及治疗】

一、分型论治

本病在眩晕发作期以实证为多见，如风邪外袭、痰浊中阻、肝阳上扰等，亦可见于虚中夹实，如寒水上泛等。在发作间歇期以虚证为多见，如髓海不足、上气不足等。临床上应针对不同情况进行辨证论治。

1. 外邪侵袭

主证：突发眩晕，如立舟船，恶心呕吐，可伴有鼻塞流涕，咳嗽，咽痛，发热恶风，舌质红，苔薄黄，脉浮数。

证候分析：风性主动，风邪外袭，引动内风，上扰清窍，故眩晕突发、如立舟船、恶心呕吐；风邪犯肺，肺气不宣，故鼻塞、流涕；风邪袭肺，肺气上逆，故咳嗽；风邪袭表，正邪相争，则发热恶寒；舌质红、苔薄黄、脉浮数为风热之象。

治法：疏风散邪，清利头目。

方药：桑菊饮加减。方用桑叶、菊花、薄荷、连翘疏风散邪；桔梗、杏仁宣降肺气；可加蔓荆子、蝉衣清利头目；眩晕较甚者，加天麻、钩藤、白蒺藜以息风；呕恶较甚者，加半夏、竹茹以降逆止呕。

2. 痰浊中阻

主证：眩晕而见头重如蒙，胸中闷闷不舒，呕恶较甚，痰涎多，或见耳鸣耳聋，心悸，纳呆倦怠，舌苔白腻，脉濡滑。

证候分析：痰浊中阻，清阳不升，浊阴不降，清窍为之蒙蔽，故眩晕、头重、耳鸣、耳聋；痰阻中焦，气机升降不利，故胸闷、心悸；痰湿困脾，脾胃升降失常，故呕恶痰涎、纳呆倦怠；舌苔白腻、脉濡滑为痰湿之象。

治法：燥湿健脾，涤痰止眩。

方药：半夏白术天麻汤加减。方中用陈皮、半夏燥湿化痰，茯苓、白术健脾燥湿；天麻息风止头眩；甘草调和诸药。湿重者，倍用半夏，加泽泻；痰火互结者，加黄芩、胆南星、黄连；呕恶较甚者，加竹茹。亦可选用泽泻汤加味。

眩晕缓解后，应注意健脾益气、调理脾胃，以杜绝生痰之源，防止复发，可用六君子汤加减以善后。

3. 肝阳上扰

主证：眩晕每因情绪波动、心情不舒、烦恼时发作或加重，常兼耳鸣耳聋，口苦咽干，面红目赤，急躁易怒，胸胁苦满，少寐多梦，舌质红，苔黄，脉弦数。

证候分析：肝气郁结，化火生风，风火上扰清窍，故眩晕、耳鸣、耳聋、面红目赤；肝喜条达而恶抑郁，肝气郁结则急躁易怒；气机郁滞则胸胁苦满；肝火灼伤津液则口苦咽干；肝藏魂，魂不守舍，则少寐多梦；舌质红、苔黄、脉弦数为肝阳上扰之象。

治法：平肝息风，滋阴潜阳。

方药：天麻钩藤饮加减。方中用天麻、钩藤、石决明平肝潜阳息风；黄芩、栀子清肝火；牛膝、杜仲、桑寄生、益母草滋养肝肾；茯神、夜交藤安神定志。若眩晕较甚，偏于风盛者，可加龙骨、牡蛎以镇肝息风；偏于火盛者，可加龙胆草、丹皮以清肝泄热，或用龙胆泻肝汤以清泄肝胆之火。

因阳亢火盛，每致伤阴，故眩晕缓解后，应注意滋阴养液，以潜降肝阳，可用杞菊地黄丸调理善后。

4. 寒水上泛

主证：眩晕时心下悸动，咳嗽，痰稀白，恶心欲呕，或频频呕吐清涎，耳鸣耳聋，腰痛背冷，四肢不温，精神委靡，夜尿频而清长。舌质淡胖，苔白滑，脉沉细弱。

证候分析：肾阳衰微，不能温化水湿，寒水上泛清窍，故眩晕、耳鸣、耳聋；寒水上凌心肺，故心下悸动、咳痰稀白；寒水上犯中焦，脾胃升降失常，则恶心呕吐清涎；阳虚则寒，故腰痛背冷、四肢不温；肾阳虚弱，气不化水，故夜尿频而清长；舌质淡胖、苔白滑、脉沉细弱为肾阳不足之象。

治法：温壮肾阳，散寒利水。

方药：真武汤加减。方中用附子大辛大热，温壮肾阳，化气行水；生姜散寒利水；茯苓、白术健脾利水；配以白芍养阴，以缓和附子之辛燥。寒甚者，可加川椒、细辛、桂枝、巴戟天等药，以加强温阳散寒的作用。

5. 髓海不足

主证：眩晕经常发作，耳鸣耳聋，腰膝酸软，精神委靡，失眠多梦，记忆力差，男子遗精，手足心热，舌质嫩红，苔少，脉细数。

证候分析：肾精亏损，髓海不足，清窍失养，故眩晕经常发作、耳鸣耳聋、记忆力差、精神委靡；阴虚则阳亢，相火妄动，扰乱心神，故失眠多梦、遗精；腰为肾之府，肾虚则腰膝酸软；阴虚生内热，故手足心热；舌质嫩红、苔少、脉细数均为阴虚之象。

治法：滋阴补肾，填精益髓。

方药：杞菊地黄丸加味。方中用六味地黄丸滋肾填精；枸杞、菊花养肝血、潜肝阳；临床上还可加入白芍、首乌以柔肝养肝；眩晕发作时可加入石决明、牡蛎以镇肝潜阳；精髓空虚较甚者，加鹿角胶、龟板胶以增强填补精髓之力。

6. 上气不足

主证：眩晕时发，每遇劳累时发作或加重，可伴耳鸣、耳聋，面色苍白，唇甲不华，少气懒言，倦怠乏力，食少便溏，舌质淡，脉细弱。

证候分析：脾气虚弱，气血生化不足，清阳不升，清窍失养，故眩晕时发、耳鸣耳聋；劳则耗气，故每遇劳累时发作或加重；血虚不能上荣头面，则面色苍白、唇甲不华；气虚则少气懒言、倦怠乏力；脾虚不运，故食少便溏；舌质淡、脉细弱为气血不足之象。

治法：补益气血，健脾安神。

方药：归脾汤加减。方中用党参、黄芪、炙甘草健脾益气；茯苓、白术健脾祛湿；当归、龙眼肉、酸枣仁养血安神；配少量木香理气，使补而不滞；生姜、大枣调和营卫。若血虚较明显，可选加枸杞、何首乌、熟地、白芍等以加强养血之力；以气虚为主、中气下陷者，可用补中益气汤以益气升阳。

二、针灸疗法

1. **体针**　根据不同的病因病机，循经取穴，并根据病情虚实而采用不同的手法。

主穴：百会、头维、风池、风府、神门、内关。

配穴：风邪外袭者，配合谷、外关；痰浊中阻者，配丰隆、中脘、解溪；肝阳上扰者，配行间、侠溪、肝俞；寒水上泛者，配肾俞、命门；髓海不足者，配三阴交、关元、肾俞；上气不足者，配足三里、脾俞、气海。

手法：实证用泻法，虚证用补法，并可配合灸法。

2. **耳针**　可选肾、肝、脾、内耳、神门、皮质下、交感等穴，每次取 2～3 穴，中强刺激，留针 20～30 分钟，间歇捻针，每日 1 次，或用王不留行子贴压刺激以上穴位。

3. **头皮针**　取双侧晕听区针刺，每日 1 次。

4. **穴位注射**　可选用合谷、太冲、内关、风池、翳风、四渎、足三里、丰隆等穴，每次取 2～3 穴，每穴随证注射黄芪注射液或丹参注射液 0.5ml。

5. **艾灸**　眩晕发作时，百会穴悬灸至局部发热知痛为止。

6. **穴位敷贴**　用吴茱萸或肉桂、附子细末适量，白醋调和，敷贴于涌泉穴，有引火下行的作用。

【预防与调护】

1. 向病人说明本病虽症状严重，但不会危及生命，解除病人的恐惧心理，鼓励病人加强锻炼，注意劳逸结合。

2. 眩晕发作期间应让病人卧床休息，注意防止起立时因突然眩晕而跌倒。

3. 卧室应保持安静，减少噪声，光线宜暗，但空气要流通。

4. 宜进低盐饮食。

5. 禁烟、酒、咖啡及浓茶。

【预后及转归】

耳眩晕属难治性疾病之一，相当一部分病人经过治疗，眩晕可得到缓解，但容易复发，多次发作后，部分病人可遗留顽固性的耳鸣及不可逆性耳聋，但一般不会危及生命。也有部分病人治疗后很少再发作。

【参考资料】

1. 古代文献摘录

（1）《素问·至真要大论》："厥阴之胜，耳鸣头眩，愦愦欲吐。"

（2）《金匮要略·痰饮咳嗽病脉证并治第十二》："心下有支饮，其人苦冒眩，泽泻汤主之。"

（3）《素问玄机原病式·五运主病》："所谓风气甚而头目眩运者，由风木旺，必是金衰不能制木，而木复生火，风火皆属阳，多为兼化，阳主乎动，两动相搏，则为之旋转。"

（4）《丹溪心法·卷四》："头眩，痰夹气虚并火，治痰为主，夹补气药及降火药。无痰则不作眩，痰因火动，又有湿痰者，有火痰者。湿痰者多宜二陈汤，火者加酒芩，夹气虚者，相火也，治痰为先，夹气药降火，如东垣半夏白术天麻汤之类。"

（5）《景岳全书·卷十七》："眩运一证，虚者居其八九，而兼火兼痰者，不过十中一二耳……在丹溪则曰，无痰不能作眩，当以治痰为主，而兼用他药。余则曰，无虚不能作眩，当以治虚为主，而酌兼其标。"

2. 现代相关疾病简介

（1）梅尼埃病（Meniere's disease）以膜迷路积水为基本病理改变，以反复发作的旋转性眩晕、波动性感音性听力损失、耳鸣和耳内胀满感为临床特征的特发性内耳疾病。其确切病因尚不明确，可能与耳蜗微循环障碍、内淋巴液平衡失调、免疫反应与自身免疫异常、膜迷路破裂、内分泌功能紊乱、病毒感染、自主神经功能失调、遗传等因素有关。诊断主要依据典型的发作史，并参考听力学检查及前庭功能检查，同时应排除其他引起眩晕的疾病。本病尚无特效疗法，发作期以对症处理为主，尽快缓解眩晕、恶心、呕吐，可选用脱水剂、抗组胺药、镇静剂或自主神经调整药物，发作过于频繁经保守治疗无效者可考虑手术治疗。

（2）良性阵发性位置性眩晕（benign paroxysmal positional vertigo，BPPV）本病是在某一特定头位时，激发伴有眼震的短暂阵发性眩晕，为周围性眩晕最常见的疾患之一。其特点是：激发头位时出现眩晕症状，眼震发生于头位变化后 3～10 秒后，持续数秒，一般为 30 秒之内，眩晕则常持续 60 秒之内，可伴恶心呕吐，一般无耳鸣耳聋。本病多见于中年患者，确切病因不明，一般认为与耳石脱落进入并沉积于半规管有关。治疗可应用体位疗法、前庭习服疗法、抗眩晕药等。部分病人可有一定的自愈倾向。

（3）前庭神经炎（vestibular neuritis）也称前庭神经元炎，或称流行性眩晕，常发生于春天及初夏，有流行趋势，多发生于中年人。其临床表现可分两型：①单次发作型：突然强烈的旋转性眩晕发作，伴明显的恶心呕吐，水平旋转性眼震，持续数天或数周（不超过 1～3 周），通常数天后进行性减轻，征象完全消失于 6 个月后。一般无耳鸣耳聋。②多次发作型：表现为反复发作旋转性眩晕或平衡障碍及不稳感，眩晕不如单次发作那样强烈，无听觉及中枢神经系统征象。一般认为本病多数与病毒感染有关。治疗包括卧床休息，避免声、光刺激，以及应用抗眩晕药。

（4）前庭药物中毒（drug toxic vertigo）常见于应用氨基苷类抗生素（如硫酸链霉素、庆大霉素等）的过程中或使用后一段时间内，多同时伴有耳蜗功能损害，因此，除眩晕外，常有耳鸣及耳聋。停止使用耳毒性药物后，眩晕可因代偿而逐渐消失，但听力常难以恢复正常。

3. **医案选录** 李某，女，20岁。初诊日期：1974年12月13日。头晕耳鸣，房屋旋转，胸闷泛恶，时作时止，喉间痰多，病历数月。前医迭进平肝潜阳之剂，病情未减，脉细数，苔白腻。辨证：肝阳夹痰，上扰清窍。治法：平肝和胃，化痰降逆。珍珠母30g，稆豆衣9g，菊花9g，白芍9g，姜竹茹9g，茯苓9g，青陈皮各9g，白蒺藜9g，旋覆花9g（包），代赭石30g，生姜3片，佛手9g。6剂。

二诊：前进平肝和胃、化痰降逆之剂，咯痰增多，呕吐已瘥，眩晕亦减，唯二颞跳痛。苔、脉如前。痰浊渐化，肝阳未平。再宗前意，原方去姜竹茹。6剂。

三诊：眩晕渐平，胸闷亦减，但觉倦怠嗜睡，脉细软，苔薄白。在肝阳痰浊扰动之后，脾胃未健，精神未复。前法加入健脾和胃之品：旋覆花9g（包），青陈皮各9g，白术9g，茯苓9g，佛手9g，白蒺藜9g，珍珠母30g，白芍9g，菊花9g。7剂。

（《黄文东医案》）

第十五节 耳面瘫

耳面瘫是指因耳部脉络痹阻所致的以口眼㖞斜为主要特征的疾病。本病好发于成年人，单侧面瘫多见。西医的周围性面瘫可参考本病进行辨证施治（其中化脓性中耳炎所致的面瘫可参考"脓耳变证"一节的"脓耳面瘫"）。

本病在古代文献中有"僻"、"口㖞斜僻"等别称，早在《内经》中已有论述。如《灵枢·经筋》曰："卒口僻，急者目不合，热则筋纵，目不开。颊筋有寒，则急引颊移口，有热则筋弛纵缓，不胜收故僻。"《金匮要略·中风历节病脉证并治第五》进一步指出："贼邪不泻，或左或右，邪气反缓，正气即急，正气引邪，㖞僻不遂。"历代医家对本病的认识，多遵《内经》《金匮要略》之旨。如《诸病源候论·卷一》说："风邪入于足阳明、手太阳之经，遇寒则筋急引颊，故使口㖞僻，言语不正，而目不能平视。"

【病因病机】

本病多因正气不足，脉络空虚，风邪乘虚入中脉络，气血痹阻，筋脉弛缓而发病。

1. **风邪阻络** 耳为清窍，为手足三阳经脉循行所经之处。若风邪（可夹寒、热、痰等）外袭，痹阻耳部三阳脉络，导致面部筋脉弛缓失用，则发为面瘫。

2. **气虚血瘀** 素体虚弱或久病迁延不愈，气血不足，气虚血运无力，血瘀滞于耳部脉络，筋脉失于荣养，弛缓失用而成面瘫。

【诊断】

一、诊断要点

1. 病史 可有面部受风史。

2. 临床症状 面瘫常突然发生，额弛睛露，额部皱纹消失，鼻唇沟变浅，人中沟、口角歪斜，偏向健侧，鼓腮漏气，口角下垂，口水外溢。

3. 检查 可通过静态观察及闭眼、皱额、鼓腮、呐嘴、吹口哨5个动作的动态观察以评估面瘫的程度。

二、鉴别诊断

本病应与中枢性面瘫相鉴别。

【辨证及治疗】

一、分型论治

本病发病突然，常无明显诱因，初起病多以风邪侵袭为主或夹有寒、热、痰等邪气，日久迁延不愈常为气虚血瘀之证。临床在辨证分型的基础上，可结合定性、定位检查，进行针对性的治疗。

1. 风邪阻络

主证：突然发生单侧口眼㖞斜，面部麻木，或伴完骨部疼痛，头痛拘紧。舌质淡红，苔薄白，脉浮。

证候分析：风邪夹寒或夹热、夹痰，犯及耳窍，痹阻耳部脉络，耳面部筋脉失于气血之濡润，故患侧面部麻木，筋脉弛缓，口眼㖞斜，偏向健侧；邪气痹阻，不通则痛，故耳后完骨疼痛，头痛拘紧；舌质淡红、苔薄白、脉浮是风邪外束之象。

治法：祛风通络。

方药：牵正散加减。方中白附子辛散，可去头面之风，僵蚕解络中风痰，全蝎善行，独入肝经，为祛风通络之药，诸药合用以达祛风通络的目的。若偏于风热者，见发热恶风、咽痛、咳嗽、舌质红、苔薄黄、脉浮数，可在牵正散的基础上加桑叶、菊花、金银花、连翘，也可与银翘散加减使用。若偏于风寒者，可用荆防败毒散加减。若有肝经风热，加天麻、钩藤、菊花、牛膝、地龙。若风寒夹痰者，见头面麻木重胀感，舌淡红，苔腻，脉濡缓，可用正容汤加减。

2. 气虚血瘀

主证：病程日久，单侧口眼㖞斜，表情呆滞，下睑外翻流泪，眼干涩，舌质淡暗，或有瘀点，脉细涩。

证候分析：病程日久则耗伤气血，气为血帅，气虚则血行乏力，经脉失于血气濡润，故表情呆滞、口眼㖞斜；气虚血弱，眼失所养，眼睛缺乏津液滋润而干涩；舌质淡暗或有瘀点、脉细涩为血瘀之象。

治法：益气活血，化瘀通络。

方药：补阳还五汤加减。方中重用生黄芪补气以活血，小剂量用桃仁、红花、归尾、川芎、赤芍、地龙活血以通络，可加用白附子、僵蚕、全蝎祛风化痰通络。

二、针灸疗法

1. **体针** 取太冲、风池、翳风、翳明、阳白、迎香、地仓、合谷、攒竹、太阳、四白、人中、听会、颊车等穴位，采用局部近取与循经远取相结合的方法，面部诸穴酌予针刺或透穴，初期用泻法，后期用补法。

2. **灸法** 灸患侧面部穴位，如四白、迎香、地仓、颊车、太阳等穴。

3. **穴位注射** 取颊车、下关、地仓、曲池、翳风等穴，针刺得气后注入药液。药物可选用丹参注射液、黄芪注射液或维生素 B_1、维生素 B_{12} 注射液等。

4. **皮肤针（梅花针）** 用皮肤针叩刺阳白、太阳、四白、地仓、颊车、合谷等穴，以局部皮肤略有潮红为度。

5. **耳穴贴压** 主穴：面颊、肝、口、眼、皮质下。配穴：肾上腺、脾、枕、额。主配穴各选 2~3 穴，用王不留行子贴压。

6. **穴位敷贴** 马钱子粉 0.3~0.5g，撒于风湿止痛膏上，敷贴患处，或交替贴敷于下关、颊车、地仓、太阳、阳白、翳风等穴位。

三、其他治疗

1. **按摩** 颜面局部按摩，以行气活血，疏通经络。

2. **理疗** 可配合超短波理疗。

【预防与调护】

1. 调畅情志，加强体育锻炼，提高机体抵抗力。

2. 因眼睑不能闭合，要对患眼进行防护，可戴眼罩或以纱布短期覆盖。

3. 每日自行按摩患侧，以免日久面部肌肉萎缩。

【预后及转归】

本病及时综合治疗，大多可痊愈，预后良好。但也有部分患者仅能部分恢复或恢复较差，其中部分病人可遗留连带运动、"鳄鱼泪"、面肌抽搐等后遗症。

【参考资料】

1. 古代文献摘录

（1）《诸病源候论·卷三十七》："偏风口喝是体虚受风。风入于夹口之筋也。足阳明之筋，上夹于口，其筋偏虚而风因乘之，使其经筋偏急不调，故令口喝僻也。"

（2）《卫生保鉴·卷八》："凡喝向右者，为左边脉中风而缓也，宜灸左喝陷中二七壮。凡㖞向左者，为右边脉中风而缓也，宜灸右㖞陷中二七壮。艾炷大如麦粒，频频灸之，以取尽风气，口眼正为度。"

2. 现代相关疾病简介　周围性面瘫（peripheral facial paralysis）为面神经核或面神经核以下的面神经受损所导致的面肌麻痹。引起周围性面瘫的病因很多，其中80%属原发性（称为贝尔面瘫），感染性（如耳带状疱疹）亦较常见。此外，外伤、肿瘤等亦可造成面神经损害导致周围性面瘫。面神经功能一般分为六级，可通过静态及面肌运动状态下综合观察来评估，其中一级为面肌功能正常，六级为面肌完全瘫痪。镫骨肌反射测定、味觉检查及泪腺分泌检查可了解面神经的损害部位，肌电图、神经电图及神经兴奋性试验有助于了解面神经的损害程度。主要应用药物治疗（如糖皮质激素、血管扩张剂、B族维生素等）及物理治疗，对保守治疗效果不理想者，可施行手术治疗。

3. 医案选录　谭某，女，26岁。1981年3月1日初诊。主诉：右侧颈部疼痛9天，鼻塞、流涕5天，3天前起右耳疼痛、口角歪斜、右眼睑不能闭合。胃纳正常，二便调，月经正常。曾于某医院诊断为右侧面神经麻痹并用强的松治疗。检查：右颊部肿胀，右侧额纹消失，右鼻唇沟变浅，口角向左下歪斜。双侧外耳道、鼓膜、鼻腔和鼻咽均无异常，右颈部有一肿大的淋巴结，触之疼痛。舌淡红，苔薄白，脉弦细。证为风痰阻络，治当疏风化痰散结。处方：荆芥9g，防风9g，桑叶9g，菊花9g，连翘9g，忍冬叶9g，板蓝根9g，牛蒡子9g，玄参12g，赤芍药9g，天花粉9g，浙贝母9g，甘草5g，桔梗9g。2剂。

3月3日二诊：右颈淋巴结稍缩小，右耳疼痛减轻，舌脉如前。以上方去牛蒡子、玄参、赤芍药、浙贝母，加黄芩9g、车前子9g。4剂。

3月7日三诊：诸症俱减，但难入睡。处方：生地黄15g，麦门冬12g，白芍药12g，天花粉12g，菊花12g，钩藤12g，金银花12g，桑白皮12g，荆芥9g，防风9g，甘草6g，桔梗9g。3剂。教睡前做放松功。

3月10日四诊：右颊肿胀消退，面部肌肉渐能活动，以陈皮5g易花粉。

3月15日五诊：右眼上下睑能闭合，以玉竹15g易钩藤，再服药3剂，痊愈。

（《中国现代名中医医案精华·杨志仁医案》）

第八章　鼻科常见疾病

第一节　鼻　疔

鼻疔是指因火毒上攻所致以外鼻部局限性红肿疼痛为主要特征的鼻病。疔肿一般呈单个出现，少数可同时呈多个出现。若因邪毒壅盛，正气虚弱，以致邪毒内陷，可转为疔疮走黄之重证而危及生命。

鼻疔一名早见于《证治准绳·疡医·卷三》。历代文献关于鼻疔的记载很多。如《医宗金鉴·外科心法要诀·鼻部》说："鼻疔生在鼻孔中，鼻窍肿引脑门疼，甚则唇腮俱浮肿，肺经火毒蟾离宫。"本病又有白疔、白刃疔、鼻尖疔、鼻柱痈等别称。

【病因病机】

本病多因挖鼻、拔鼻毛等损伤肌肤，邪毒乘机外袭，火毒上攻鼻窍，熏蒸肌肤而致。

1. 邪毒外袭，火毒上攻　因挖鼻、拔鼻毛损伤鼻窍肌肤或毛根，风热邪毒乘虚而入，内犯于肺，郁而化火，内外邪毒壅聚鼻窍而致病，或因恣食膏粱厚味、辛辣炙煿，肺胃积热，以致火毒结聚，循经上犯鼻窍而为病。

2. 邪毒炽盛，内陷营血　正气虚弱，火毒势猛，邪毒内陷，或早期失治、误治，导致邪毒内窜，入犯营血及心包，而成疔疮走黄之危候。

【诊断】

一、诊断要点

1. 病史　多有挖鼻或拔鼻毛史，部分病人可有消渴病史。

2. 临床症状　鼻部疼痛，触之痛甚，成脓时有跳痛。可伴有发热、头痛等全身症状。

3. 检查　可见鼻前庭或鼻尖、鼻翼处丘状隆起，周围发红发硬，成熟后，顶有黄白色脓点。病情重者，可引起同侧上唇、面部、下睑等处肿胀。如疔疮走黄，则见疮头紫暗、顶陷无脓、根脚散漫、鼻肿如瓶、目胞合缝等。

二、鉴别诊断

本病应注意与鼻疖、鼻部丹毒相鉴别。

【辨证及治疗】

一、分型论治

1. 邪毒外袭，火毒上攻

主证：病初起表现为外鼻部局限性潮红，继则渐次隆起，状如粟粒，渐长如椒目，周围发硬，焮热微痛，根脚坚硬，3～5天后，疮顶呈黄白色脓点，顶高根软。一般全身症状不明显，或伴头痛、发热、全身不适等。舌质红，苔白或黄，脉数。

证候分析：邪毒外袭，火毒上攻鼻窍，蒸灼肌肤，气血凝滞，聚集不散而成疔疮，故见局部红肿疼痛；热毒久聚，肌肤被灼，热盛则肉腐，肉腐则为脓；热毒壅盛，正邪相搏，故见恶寒发热；邪毒上扰，故头痛；舌质红、苔白或黄、脉数为热盛之象。

治法：清热解毒，消肿止痛。

方药：五味消毒饮加味。方中金银花、野菊花、青天葵清热解毒；蒲公英、紫花地丁苦寒泄热消肿。若疼痛较甚者，可加归尾、赤芍、丹皮以助活血止痛；若脓成不溃者，可加穿山甲、皂角刺以助消肿溃脓；若恶寒发热，可加连翘、荆芥、防风以疏风解表；若病情严重，可配合用黄连解毒汤加减。

2. 邪毒炽盛，内陷营血

主证：疮头紫暗，顶陷无脓，根脚散漫，鼻肿如瓶，目胞合缝，局部红肿灼痛，头痛如劈。可伴有高热、烦躁、呕恶、神昏谵语、痉厥、口渴、便秘等。舌质红绛，苔厚黄燥，脉洪数。

证候分析：火毒壅盛，蒸灼鼻窍，则见红肿剧痛、鼻肿如瓶、目胞合缝；火毒势猛，正不胜邪，致邪毒内陷，故见疮头紫暗，顶陷无脓；毒入营血，犯及心包，内扰心神，则见高热头痛、恶心呕吐、烦躁不安、神昏谵语、痉厥等重症；舌质红绛、苔厚黄燥、脉洪数均为邪热火毒内壅之象。

治法：泄热解毒，清营凉血。

方药：黄连解毒汤合犀角地黄汤加减。黄连解毒汤泻火解毒，犀角地黄汤清营凉血，二方合用，以苦寒泄热，凉血解毒。如出现神昏谵语，加服安宫牛黄丸、至宝丹或紫雪丹，以清心开窍，镇痉息风；若病程日久，气阴耗伤，脉象虚弱，宜用生脉散，以补益气阴。

二、外治法

1. **外敷** 脓未成者，可用内服中药渣再煎，纱布蘸汤热敷患处；或用紫金锭、四黄散等水调涂敷患处；亦可用野菊花、仙人掌、鱼腥草、芙蓉花叶、苦地胆等捣烂外敷。

2. **排脓** 脓成顶软者，局部消毒后，用尖刀片挑破脓头，用小镊子钳出脓头或用吸引器头吸出脓栓。切开时不可切及周围浸润部分，不可过深过大，且忌挤压，以免脓毒走散。

三、针灸疗法

刺血法：取同侧耳尖、耳背或耳垂，用三棱针点刺放血，或少商、商阳、中冲点刺放血，以泄热解毒。

【预防与调护】

1. 禁忌早期切开引流及一切挤压、挑刺、灸法，以免脓毒扩散，入侵营血，内犯心包，引起疗疮走黄之危症。
2. 注意休息，忌食辛辣炙煿、肥甘厚腻之品，保持大便通畅。
3. 戒除挖鼻及拔鼻毛之恶习，积极治疗各种鼻病，保持鼻部清洁，以防鼻部疾患。
4. 患有消渴病者，应积极治疗。

【预后及转归】

本病如能及时恰当治疗，多可痊愈。若正虚邪盛或处理不当，可致疗疮走黄之重证，甚至危及生命。

【参考资料】

1. 古代文献摘录

（1）《素问·生气通天论》："膏粱之变，足生大疗。"

（2）《证治准绳·疡医·卷二》："鼻疗生于鼻内，痛引脑门，不能运气，鼻如大瓶，黑色者不治。"

（3）《疮疡经验全书·卷四》："疗疮初生时红肿温和，忽然顶陷黑，谓之癀走，此症危矣。"

2. 现代相关疾病简介　　海绵窦血栓性静脉炎（thrombophlebitis of the cavernous sinus）

为鼻疗最严重的颅内合并症。海绵窦是颅底主要静脉汇集处，位于眼眶后部和蝶窦两侧，前者分别接受眼上及眼下静脉的血供，后者接受外鼻及上唇血液的回流。面部静脉无瓣膜，血液可双向流动，当鼻疗或上唇蜂窝织炎挤压或治疗不当时，细菌可经血流感染至海绵窦。若海绵窦炎症向周围扩散，可形成失明、硬脑膜脓肿、脑膜炎及脑脓肿等。

3. 医案选录　　严某，女，16 岁。1975 年 11 月 20 日初诊。左鼻翼处肿胀作痛侵及

面颊部已有 4 天，曾用青霉素、链霉素肌注 2 天，症状未见改善。现见疗毒结于左鼻外侧迎香部，红肿胀痛及于面颧，按之略硬而觉痛。脉、舌正常。检查：左鼻翼处肿胀突出，触痛明显，左面颊部亦然。诊为鼻疗并发面颊部蜂窝组织炎。证属热毒内蕴，上攻鼻窍。治宜清热解毒，佐以消散。赤芍 9g，粉丹皮 9g，紫花地丁 12g，杭菊花 9g，金银花 12g，甘草 3g，黄芩 9g，绿豆壳 18g，芙蓉花 9g。3 剂。外用芙蓉软膏敷患处周围，每日更换 1~2 次。1975 年 12 月 9 日随访，患者经用内服与外敷药同治后，鼻疗消失，余症亦愈。

按：本例鼻窍红肿延及面颧，是属热毒炽盛，则始终采用清热和营、消肿解毒之剂

治疗而奏效，说明中医辨证论治的重要性和可靠性。

（《张赞臣临床经验选编》）

第二节　鼻　疳

鼻疳是指因湿热邪毒上犯或血虚生风化燥而致的以鼻前孔及其附近皮肤红肿、糜烂、渗液、结痂、灼痒或皲裂为主要特征的鼻病。在古代医籍中又有鼻疮、鼻䘌疮、鼻䘌、䘌鼻、赤鼻、疳鼻等别称。西医的鼻前庭炎及鼻前庭湿疹等疾病可参考本病进行辨证施治。

【病因病机】

1. 肺经蕴热，邪毒外袭　肺经素有蕴热，又因起居不慎，复感风热邪毒，或挖鼻损伤肌肤，或患鼻病脓涕经常浸渍，邪毒乘虚侵袭，外邪引动肺热，上灼鼻窍，熏蒸鼻前孔肌肤而为病。

2. 脾胃失调，湿热郁蒸　饮食不节，脾失运化，以致湿浊内停，湿郁化热；或因小儿脾胃虚弱，积食化热，疳热上攻，致使湿热之邪循经上犯，熏蒸鼻窍肌肤而为病。

3. 阴虚血燥，鼻窍失养　患病日久，邪热留恋不去，内耗阴血，阴虚血燥，血虚生风，虚热上攻，久蒸鼻窍，而致鼻疳久治不愈。

【诊断】

一、诊断要点

1. 病史　可有挖鼻史，长期流鼻涕或过敏等病史。

2. 临床症状　鼻前孔或上唇肌肤灼热疼痛，或瘙痒，可反复发作，时轻时重，缠绵难愈。

3. 检查　鼻前庭及其周围皮肤红肿、糜烂、结痂，或见水疱、渗流脂水，或局部暗红，肌肤粗糙、皲裂、脱屑，鼻毛脱落，鼻前孔缩窄。

二、鉴别诊断

本病应与鼻疔相鉴别。

【辨证及治疗】

一、分型论治

1. 肺经蕴热，邪毒外袭

主证：鼻前孔及周围肌肤红肿或糜烂，灼热干燎，疼痛。舌质红，苔黄，脉数。

证候分析：肺经蕴热，风热外袭，内外邪热结聚于鼻，熏灼鼻孔处肌肤，则出现鼻部红肿疼痛；舌质红、苔黄、脉数为热象。

治法：疏风散邪，清热泻肺。

方药：黄芩汤加减。方中黄芩、栀子、桑白皮、甘草清肺热而解毒；连翘、薄荷、荆芥穗疏风清热；赤芍清热凉血；麦冬清热养阴；桔梗清肺热，载诸药直达病所；甘草调和药性而解毒。若大便结者，加入瓜蒌仁、生大黄；热毒壅盛，焮热痛甚者，可加黄连、丹皮以清热解毒，凉血止痛；红肿甚者，加大青叶、板蓝根。

2. 脾胃失调，湿热郁蒸

主证：鼻前孔及周围肌肤糜烂、渗液、结痂、瘙痒，甚者可侵及鼻翼及口唇，纳呆，大便黏滞不爽或溏薄，小便黄浊；小儿可见啼哭易怒、搔抓鼻部。舌质红，苔黄腻，脉滑数。

证候分析：脾胃失调，湿浊内生，蕴而生热，湿热循经上蒸，壅结鼻窍，腐蚀肌肤，则鼻窍肌肤糜烂、渗液、结痂、瘙痒；湿热困脾，运化失职，则大便黏滞不爽或溏薄，小便黄浊；舌红、苔黄腻、脉滑数皆为湿热之象。

治法：清热燥湿，解毒和中。

方药：萆薢渗湿汤加减。方中以黄柏、萆薢、滑石、泽泻、通草清热祛湿而解毒；茯苓、薏苡仁除湿和中；丹皮清热凉血。若湿热盛者，加黄连、苦参、土茯苓以助清热燥湿之力；痒甚者，加荆芥、防风、白鲜皮、地肤子以祛风除湿止痒；病情缠绵，反复发作者，加黄芪、白术、金银花以扶正解毒。小儿脾弱，腹胀便溏者，可合用参苓白术散以健脾消积除湿。

3. 阴虚血燥，鼻窍失养

主证：鼻前孔及周围干燥、瘙痒或灼痛，皮肤粗糙、增厚、皲裂，鼻毛脱落，或伴口干咽燥，面色萎黄，大便干结。舌质红，少苔，脉细数。

证候分析：肺热久蕴，或脾胃湿热久留，内耗阴血，致阴血亏虚，生风化燥，鼻部失养，故鼻前孔肌肤粗糙、增厚、皲裂、结痂、鼻毛脱落；血燥风盛，则痒剧；虚热上攻，则灼热干痛；舌质红、少苔、脉细数为阴虚血燥之象。

治法：滋阴润燥，养血息风。

方药：四物消风饮加减。方中四物汤养血活血、养阴润燥，以扶正祛邪；黄芩、甘草清热解毒；荆芥穗、薄荷、柴胡疏风散邪止痒。若鼻部肌肤干燥、皲裂甚，加玄参、麦冬、首乌之类以助滋阴养血；痒甚加蝉衣、防风、全蝎以祛风止痒；肌肤色红、干燥、疼痛，加金银花、野菊花以解毒祛邪。

二、外治法

可用清热解毒，收敛止痒的中药外洗或外敷。

1. 外洗 可选用以下方药煎水局部外洗：①内服中药渣再煎。②苦楝树叶、桉树叶各30g。③苦参、苍术、白鲜皮各15g。④菊花、蒲公英各60g。⑤马齿苋、地肤子、黄柏、枯矾各30克。

2. 外敷

（1）红肿、糜烂、渗液，可用青蛤散涂敷。

（2）糜烂不愈，脂水多者，可取瓦松或五倍子适量，烧灰研细末，敷于患处。

（3）干燥、皲裂、脱屑者，用黄连膏外涂。

（4）灼热疼痛者，取辰砂定痛散用麻油调敷。

三、针灸疗法

1. 体针

可取合谷、曲池、外关、少商等穴，提插捻转，用泻法。

2. 耳穴贴压

取鼻、肺、胃、下屏间等耳穴，用王不留行子贴压，经常用手轻按贴穴，维持刺激。

【预防与调护】

1. 积极治疗鼻腔、鼻窦疾病，避免涕液浸渍鼻窍肌肤。

2. 保持鼻部清洁，忌用热水烫洗或肥皂水洗涤，避免局部刺激。

3. 戒除挖鼻、拔鼻毛等不良习惯。

4. 忌食辛辣炙煿之品，忌食鱼、虾、蟹等发物。

5. 小儿患者，应注意饮食调养，并应防治各种寄生虫病，以防疳热上攻。

【预后及转归】

鼻疳若及时恰当治疗，一般预后良好。

【参考资料】

1. 古代文献摘录

（1）《仁斋直指方·小儿附遗方论》："鼻下两旁赤痒疮湿，是为鼻疳，其疮不痛，汁所流处，随即成疮，亦名疳䘌。"

（2）《诸病源候论·卷四十八》："䘌鼻之状，鼻下两边赤，发时微有疮而痒是也，亦名赤鼻，亦名疳鼻。"

2. 医案选录　傅某，男，48 岁。1976 年 3 月 20 日初诊。3 天来发热，鼻流涕，右鼻翼红肿热痛作胀，并伴有头胀。检见右鼻翼、鼻前庭红肿，多发性片状糜烂结痂。脉滑数，舌质红，苔淡。诊为鼻疮，证属外感风热上攻鼻窍。治宜疏邪清热解毒。薄荷叶3g（后下），牛蒡子9g，赤芍9g，丹皮9g，金银花9g，连翘9g，甘草3g，杭菊花9g，黄芩9g。外用青灵软膏涂患处。

上药连服 3 剂后，症状逐渐好转，其后来诊两次，按上方随症加减又服 6 剂，鼻部症状消失。检见右鼻翼、前庭糜烂肿胀全部消退而愈。

按：《医宗金鉴》："此证生于鼻窍内，初觉干燥疼痛，状如粟粒，甚者鼻外色红微肿，痛似火炙。由肺经壅热，上攻鼻窍，聚而不散，致成此疮。"本例除见鼻翼红肿热痛作胀外，尚有发热、流涕等表证，故辨证为风热郁于肺卫，上攻鼻窍，治用薄荷、牛蒡子辛散祛邪，银花、连翘、黄芩、甘草之甘苦泄热解毒。

（《张赞臣临床经验选编》）

第三节　伤风鼻塞

伤风鼻塞是因感受风邪所致的以鼻塞、流涕、打喷嚏为主要症状的鼻病。俗称"伤风"、"感冒"。西医学的急性鼻炎等可参考本病进行辨证施治。

古代医家对本病论述多散载于"伤风"、"嚏"、"流涕"、"鼻塞"等病证范畴内。《世医得效方·卷十》首次提出"伤风鼻塞"一名："茶调散治伤风鼻塞声重，兼治肺热涕浊。"《医林绳墨·卷七》进一步指出了本病的病因病机："触冒风邪，寒则伤于皮毛，而成伤风鼻塞之候，或为浊涕，或流清水。"

【病因病机】

本病多因气候变化，寒热不调，或生活起居不慎，过度疲劳，风邪乘虚侵袭鼻窍而为病。因风为百病之长，常夹寒、夹热侵袭人体，故本病之发，又有风寒、风热之分。

1. **风寒外侵**　肺开窍于鼻，外合皮毛。若卫气不固，腠理疏松，风寒之邪乘机外袭，肺失宣肃，鼻窍壅塞而为病。

2. **风热外袭**　风热之邪，从口鼻而入，首先犯肺；或因风寒之邪束表，郁而化热犯肺，致肺气不宣，鼻失宣畅而为病。

【诊断】

一、诊断要点

1. **病史**　发病前多有受凉或疲劳史。

2. **临床症状**　初起鼻痒，打喷嚏，流清涕，持续鼻塞，嗅觉减退，语声重浊，数天后打喷嚏停止，清涕渐转为黏黄涕。可伴有周身不适、发热、恶风、头痛等。

3. **检查**　鼻黏膜充血肿胀，鼻腔内有较多鼻涕，初期为清水样涕，后渐转为黄黏性（彩图9）。

二、鉴别诊断

本病应与时行感冒、鼻鼽等病相鉴别。

【辨证及治疗】

一、分型论治

1. 风寒外侵

主证：鼻塞声重，喷嚏频作，流涕清稀，伴头痛，恶寒发热。检查见鼻黏膜红肿，鼻内积有清稀涕液。舌淡红，苔薄白，脉浮紧。

证候分析：风寒外袭，肺卫失宣，邪壅鼻窍，故鼻塞声重、鼻黏膜红肿；风寒袭表，正气抗争，驱邪外出，故打喷嚏；肺失肃降，水道不利，故流涕清稀；风寒束表，卫阳被郁，营卫失调，故见恶寒发热、头痛；舌质淡红、苔薄白、脉浮紧均为外感风寒之象。

治法：辛温解表，散寒通窍。

方药：通窍汤加减。方中以麻黄、防风、羌活、藁本疏风散寒解表；川芎、白芷、细辛疏散风寒通窍；升麻、葛根辛甘发散，解表升阳；苍术发汗行湿助阳；甘草调和药性。川椒大热，不利表散，可去而不用。亦可用荆防败毒散、葱豉汤加减。

2. 风热外袭

主证：鼻塞较重，鼻流黏稠黄涕，发热，微恶风，头痛，口渴，咽痛，咳嗽痰黄。检查见鼻黏膜红肿，鼻内有黄涕。舌质红，苔薄黄，脉浮数。

证候分析：风热外袭，肺失宣降，风热上扰鼻窍，故见鼻塞较重、鼻黏膜色红肿胀、鼻流黏黄涕；风热犯肺，肺气上逆，故咳嗽痰黄；发热、微恶风、头痛、口渴、咽痛、舌质红、苔薄黄、脉浮数均为风热犯肺之象。

治法：疏风清热，宣肺通窍。

方药：银翘散加减。方中以金银花、连翘疏风清热、消肿通窍；薄荷、荆芥、牛蒡子、淡竹叶、桔梗、淡豆豉助主药疏风清热、宣肺通窍；芦根生津护阴，而解口渴；甘草调和药性而解毒。若鼻塞甚者，加辛夷花、苍耳子以加强散邪通窍之功；若头痛较甚者，加蔓荆子、菊花以清利头目；咽部红肿疼痛者，加板蓝根、射干以清热解毒利咽；咳嗽痰黄，加前胡、瓜蒌以宣肺止咳化痰。亦可选用桑菊饮加减。

二、外治法

1. **滴鼻**　用芳香通窍类的中药滴鼻剂滴鼻，以疏通鼻窍。

2. **蒸汽吸入**　用内服中药药渣蒸汽熏鼻或选用疏风解表、芳香通窍的中药煎煮蒸汽熏鼻。

三、针灸疗法

鼻塞者，取迎香、印堂穴；头痛、发热者，取太阳、风池、合谷、曲池穴。针刺，用泻法，每日1次。

【预防与调护】

1. 适当休息，适量饮水，清淡饮食，保持大便通畅。
2. 鼻塞时，勿强力擤鼻，以防邪毒窜入耳窍，引发耳疾。
3. 锻炼身体，适当户外运动，增强机体抵抗力。
4. 感冒流行期间尽量不出入公共场所，注意居室通风，外出应戴口鼻罩。

【预后及转归】

伤风鼻塞经适当休息，及时治疗，多能痊愈，病程一般 5～7 天。若感邪过重，治疗不及时，可并发鼻渊、喉痹、耳胀等。少数患者，因失于治疗，病情迁延不愈，可致鼻窒。

【参考资料】

古代文献摘录

1. 《医林绳墨·卷七》："又有触冒风邪，寒则伤于皮毛，而成伤风鼻塞之候，或为浊涕，或流清水。治宜先解寒邪，后理肺气，使心肺之阳交通，而鼻息之气顺利，则香臭可闻者也，如桂枝汤、参苏饮之类，量其时令而与之。"

2. 《杂病源流犀烛·卷二十三》："鼻为肺窍，外象又属土，故寒伤皮毛，则鼻塞不利。新者偶感风寒，必兼喷嚏、清涕、声重，宜参苏饮，羌活冲和汤……若风热壅盛，郁于肺中，亦致鼻塞声重，宜疏散之，宜抑金散、川芎茶调散。"

第四节　鼻　窒

鼻窒是指因脏腑失调、邪滞鼻窍所致的以经常性鼻塞为主要特征的慢性鼻病。西医学的慢性鼻炎等疾病可参考本病进行辨证施治。

鼻窒一名，首见于《素问·五常政大论》："大暑以行，咳嚏鼽衄鼻窒。"《素问玄机原病式·六气为病》曰："鼻窒，窒，塞也"，又曰："但见侧卧上窍通利，下窍窒塞"，指出了鼻窒的主要症状特点。

【病因病机】

本病多因正气虚弱，伤风鼻塞反复发作，余邪未清而致。鼻窍及其邻近病灶的影响，不洁空气，过用血管收缩剂滴鼻等亦可致本病。其病机与肺、脾二脏功能失调及气滞血瘀有关。

1. **肺经蕴热，壅塞鼻窍**　伤风鼻塞失于调治或反复发作，邪热伏肺，久蕴不去，致邪热壅结鼻窍，鼻失宣通，气息出入受阻而为病。

2. **肺脾气虚，邪滞鼻窍**　久病体弱，耗伤肺卫之气，致使肺气虚弱，邪毒留滞鼻窍而为病，或饮食不节，劳倦过度，病后失养，损伤脾胃，致脾胃虚弱，运化失健，湿浊滞留鼻窍而为病。

3. 邪毒久留，血瘀鼻窍　伤风鼻塞失治，或外邪屡犯鼻窍，邪毒久留不去，壅阻鼻窍脉络，气血运行不畅而为病。

【诊断】

一、诊断要点

1. **病史**　可有伤风鼻塞反复发作史。

2. **临床症状**　以鼻塞为主要症状，鼻塞呈间歇性或交替性，病变较重者，可呈持续性鼻塞，鼻涕不易擤出，久病者可有嗅觉减退，或有头晕、头重、咽部不适等症状。

3. **检查**　早期鼻黏膜色红或暗红，下鼻甲肿胀，表面光滑，触之柔软，弹性好。久病者见下鼻甲肥大，呈桑椹状或结节状（彩图10），触之有硬实感，弹性差。部分患者可见严重的鼻中隔偏曲。

二、鉴别诊断

本病应与鼻息肉及鼻异物、鼻菌等所致鼻塞相鉴别。

【辨证及治疗】

一、分型论治

1. 肺经蕴热，壅塞鼻窍

主证：鼻塞时轻时重，或交替性鼻塞，鼻涕色黄量少，鼻气灼热，常有口干，咳嗽痰黄，舌尖红，苔薄黄，脉数。检查见鼻黏膜充血，下鼻甲肿胀，表面光滑、柔软有弹性。

证候分析：肺经蕴热，熏灼鼻窍，故见鼻甲肿胀、鼻塞、涕黄量少、鼻气灼热；口干、咳嗽、痰黄、舌质红、苔薄黄、脉数均为肺经蕴热之象。

治法：清热散邪，宣肺通窍。

方药：黄芩汤加减。方中黄芩、栀子、桑白皮、甘草清泄肺热而解毒；连翘、薄荷、荆芥穗疏风清热通窍；赤芍清热凉血；麦冬清热养阴；桔梗清肺热，载诸药直达病所。全方有清热泻肺、宣通鼻窍之功。

2. 肺脾气虚，邪滞鼻窍

主证：鼻塞时轻时重，或呈交替性，涕白而黏，遇寒冷时症状加重。可伴有倦怠乏力，少气懒言，恶风自汗，咳嗽痰稀，易患感冒，纳差便溏，头重头昏，舌质淡、苔白，脉浮无力或缓弱。检查见鼻黏膜及鼻甲淡红肿胀。

证候分析：肺脾气虚，卫外不固，邪滞鼻窍，故鼻塞不通；肺卫不固，不能抵御外寒，故恶风自汗，遇寒时症状加重；证属虚寒，故鼻黏膜肿胀，色淡红，流涕白黏；肺不布津，聚而生痰，肺气上逆，故咳嗽痰稀；脾虚运化失常，则饮食欠佳、大便时溏；

少气懒言、倦怠乏力、舌质淡、苔白、脉浮无力或缓弱均为气虚之象。

治法：补益肺脾，散邪通窍。

方药：肺气虚为主者，可选用温肺止流丹加味。方中以细辛、荆芥疏散风寒；人参、甘草、诃子补肺敛气；桔梗、鱼脑石散结除涕；临床应用时加用黄芪、白术以补益肺脾。若脾气虚为主者，可用补中益气汤加减，以健脾益气，升阳通窍。易患感冒或遇风冷则鼻塞加重者，可合用玉屏风散以益气固表。

3. 邪毒久留，血瘀鼻窍

主证：鼻塞较甚或持续不减，鼻涕黏黄或黏白，语声重浊或有头胀头痛，耳闭重听，嗅觉减退。舌质暗红或有瘀点，脉弦或弦涩。检查见鼻黏膜暗红肥厚，鼻甲肥大质硬，表面凹凸不平，呈桑椹状。

证候分析：鼻窒日久，邪毒久留鼻窍，气血瘀阻，故鼻甲暗红肥厚、鼻塞声重；邪浊蒙蔽清窍，故头胀头痛、耳闭重听；舌质暗红或有瘀点、脉弦涩为气滞血瘀之象。

治法：行气活血，化瘀通窍。

方药：通窍活血汤加减。方中以桃仁、红花、赤药、川芎活血化瘀，疏通血脉；麝香（人工麝香）、老葱通阳开窍；黄酒温通血脉。全方合用，有行气活血、化瘀通窍之功。鼻塞甚、嗅觉迟钝者，可选加辛夷花、白芷、石菖蒲、丝瓜络；头胀痛、耳闭重听者，加柴胡、蔓荆子、菊花以清利头目。

二、外治法

1. 滴鼻 可用芳香通窍的中药滴鼻剂滴鼻。

2. 蒸汽吸入 可用中药煎煮液如苍耳子散，或将柴胡、当归、丹参注射液等雾化经鼻吸入。

3. 下鼻甲注射 鼻甲肥大者，可酌情选用当归、黄芪、复方丹参注射液等行下鼻甲注射。

此外，古医籍记载尚有吹鼻法。如用碧云散、鱼脑石散、苍耳散等吹鼻内，或用药棉裹药塞鼻内。

三、针灸疗法

1. 体针 主穴：迎香、鼻通、印堂。配穴：百会、风池、太阳、合谷、足三里。每次取主穴2~3穴，配穴2~3穴，针刺，辨证施用补泻手法。

2. 耳穴贴压 取鼻、内鼻、肺、脾、内分泌、皮质下等穴，用王不留子贴压。

3. 艾灸 对于肺脾气虚、气血瘀阻证，取迎香、人中、印堂、百会、肺俞、脾俞、足三里等穴，温灸。

【预防与调护】

1. 锻炼身体，增强体质，避免受风受凉，积极防治伤风鼻塞。

2. 戒除烟酒，注意饮食卫生和环境保护，避免粉尘长期刺激。

3. 避免长期局部使用血管收缩剂滴鼻，鼻塞重时，不可强行擤鼻，以免邪毒入耳。

【预后及转归】

本病若在早期治疗得当，可获痊愈。长期失治，则缠绵难愈，并可引发耳胀、喉痹等疾病。

【参考资料】

1. 古代文献摘录

（1）《诸病源候论·卷二十九》："肺主气，其经手太阴之脉也，其气通鼻。若肺脏调和，则鼻气通利而知香臭；若风冷伤于脏腑，而邪气乘于太阴之经，其气蕴积于鼻者，则津液壅塞，鼻气不宣调，故不知香臭，而为齆也。"

（2）《东垣试效方·卷五》："若因饥饱劳役，损伤脾胃，生发之气既弱，其营运之气不能上升，邪害空窍，故不利而不闻香臭也。宜养胃气，使营运阳气宗气上升，鼻则通矣。"

（3）《四圣心源·卷八》："鼻病者，手太阴之不清也。肺窍于鼻，司卫气而主降敛。宗气在胸，卫阳之本，贯心肺而行呼吸，出入鼻窍者也。肺降则宗气清肃而鼻通，肺逆则宗气壅阻而鼻塞。"

2. 现代相关疾病简介
慢性鼻炎（chronic rhinitis）临床上分为慢性单纯性鼻炎和慢性肥厚性鼻炎两种类型，后者多因前者发展、转化而来。慢性单纯性鼻炎以间歇性或交替性鼻塞为特点，检查见下鼻甲黏膜肿胀，表面光滑；触之柔软，有弹性，对血管收缩剂反应敏感。慢性肥厚性鼻炎以持续性鼻塞为特点，检查见下鼻甲黏膜肥厚，表面凹凸不平，呈结节状或桑椹样，触之硬实，无弹性，对血管收缩剂反应不敏感。

3. 医案选录
王某，女，38 岁。1991 年 10 月 21 日初诊。鼻塞常作，往往寒则作，温则缓，嗅觉接近消失，受寒则清涕滂沱，长期呈阻塞性鼻音，鼻塞严重时头痛，用力擤涕时耳中哄鸣及暂时性失听。检查：下鼻甲稍感肥大，用收缩剂后未见异常。鼻咽部检查未见异常。舌苔薄，脉细。医按：肺怯金寒，清阳失举。检查则器质无恙。治疗应温肺升阳。柴胡 3g，升麻 3g，细辛 3g，马兜铃 10g，黄芪 10g，白术 6g，防风 6g，淫羊藿 10g，陈皮 6g。7 剂，煎服。

1991 年 10 月 30 日二诊：鼻塞缓解，失嗅依然无佳兆，稍稍受凉幸无反应，阻塞性鼻音仍有，鼻涕清而难擤。检查：鼻腔（－）。舌苔薄，脉细。医按：温肺升阳已有微效，但阻塞性鼻音一无改善。法宗原旨，小试疏导肺气之壅。柴胡 3g，升麻 3g，细辛 3g，马兜铃 10g，黄芪 10g，白术 6g，防风 6g，淫羊藿 10g，陈皮 6g。7 剂，煎服。

1991 年 11 月 8 日三诊：药进 7 剂，毫无效益，鼻塞情况白天尚可，入夜紧塞，涕多而色白，紧塞之际擤尽潴涕，也可通些。检查：鼻腔未见异常。舌苔薄，脉细。医按：鼻窍阻塞，得暖或活动而缓解，其病在瘀；擤尽潴涕而通，今也病在后者。两用温肺泻肺，俱不理想，其在此乎！兹从制涕之酿成，清涕之潴积裁方。桑白皮 10g，黄芩 3g，桔梗 6g，象贝母 10g，鱼腥草 10g，陈皮 6g，半夏 6g，鸭跖草 10g，路路通 10g，辛夷 6g。7 剂，煎服。

1991 年 11 月 15 日四诊：阻塞似有改善（但仍有些阻塞性鼻音），但失嗅感无丝毫改善，涕量已减少，其质很清。检查：鼻（-）。舌苔薄，脉细。医按：肺怯生寒，阳和之气难转，则鼻塞；清阳不举，浊阴之气蒙蔽，乃鼻聋。治以温肺升阳。至于制涕之减少，但肺温而清升，制涕法亦寄寓其中矣。①升麻 3g，柴胡 3g，桑白皮 10g，路路通 10g，菖蒲 3g，辛夷 6g，益母草 10g，淫羊藿 10g，荜茇 6g，红花 6g。7 剂，煎服。②细辛 6g，角针 6g。3 剂，水煎熏鼻窍。

1991 年 12 月 3 日五诊：药进 14 剂，客观上阻塞性鼻音明显改善，入暮有些堵塞，对浓郁的气味偶然闻到。涕不太多，但难外擤。检查：鼻腔未见异常。舌苔薄，脉细。医按：温肺升阳，矢已中鹄，更以鼻音之改善，殊为可慰，诊得脉来细小而弱，则正气显然不充，欲知血以气行，益气亦间接行血。乘胜追击之方，再助以益气。至于仿通关散之外用药，再予续用。①黄芪 10g，党参 10g，升麻 3g，路路通 10g，柴胡 3g，菖蒲 3g，荜茇 6g，淫羊藿 10g，红花 6g，泽兰 6g。7 剂，煎服。②细辛 6g，角针 6g，阿魏 3g。3 剂，水煎熏鼻窍。

1991 年 12 月 20 日六诊：近来自觉鼻堵塞减轻一些，可以闻到一些香气，客观上阻塞性鼻音有所减轻，呼吸感到吸气性困难。检查：鼻腔（-）。舌苔薄，脉右沉细左细。医按：温肺升阳，仍然为主导。原方损益一二：①黄芪 10g，党参 10g，升麻 3g，紫河车 10g，柴胡 3g，菖蒲 3g，白术 6g，怀山药 10g，茯苓 10g，红花 6g，仙茅 6g。7 剂，煎服。②角针 5g，蔓荆子 10g，细辛 6g。4 剂，水煎熏鼻窍。

（《干祖望耳鼻喉科医案选粹》）

第五节　鼻　槁

鼻槁是指由于阴津不能滋润鼻窍所致的以鼻内干燥感、肌膜萎缩甚或鼻腔宽大为主要特征的鼻病。西医的干燥性鼻炎、萎缩性鼻炎等病可参考本病进行辨证施治。

鼻槁一词，首见于《灵枢·寒热病》。其曰："皮寒热者，不可附席，毛发焦，鼻槁腊，不得汗。"《难经》《金匮要略》及后世医家亦有"鼻槁"、"鼻燥"等记载，但多指病变中的症状而言。

【病因病机】

本病的病因与燥邪、阴虚、气虚等有关。病机主要是津伤而致鼻窍失养。

1. **燥邪犯肺**　多因气候干燥，或多尘、高温的工作环境，燥热之邪伤肺，循经上灼鼻窍，耗伤津液，鼻窍失养，发为鼻槁。

2. **肺肾阴虚**　久病伤阴，肺阴不足，津液不能上输于鼻，鼻失滋养，甚则肺虚及肾，肺肾阴虚，虚火上炎，灼伤鼻窍黏膜，致使鼻干、黏膜枯萎而为病。

3. **脾气虚弱**　久病体弱，或饮食不节，劳倦过度，损伤脾胃，致脾胃虚弱，气血精微生化不足，无以上输充养鼻窍，鼻失气血滋养而为病。若脾不化湿，湿蕴化热，湿热上蒸，熏灼鼻窍黏膜，亦可导致本病。

【诊断】

诊断要点

1. 病史 可有慢性鼻病、鼻特殊传染病史，或有害粉尘、气体长期刺激史。

2. 临床症状 鼻内干燥感为主要症状，易鼻出血，或有鼻塞，甚则嗅觉减退或丧失，鼻气腥臭。

3. 检查 鼻黏膜干燥，甚或萎缩，鼻甲缩小（尤以下鼻甲为甚），鼻腔宽大，可见大量灰绿色脓痂覆盖（彩图11）。

【辨证及治疗】

一、分型论治

1. 燥邪犯肺

主证：鼻内干燥，灼热疼痛，涕痂带血，咽痒干咳，舌尖红，苔薄黄少津，脉细数。检查见鼻黏膜充血干燥，或有痂块。

证候分析：燥热袭肺，耗伤津液，鼻窍黏膜失养，故鼻内干燥、灼热疼痛、鼻黏膜干燥；燥热伤络，则涕痂带血；燥热伤肺，肺失清肃，故咽痒干咳；舌尖红、苔薄黄少津、脉细数亦为燥热伤肺之象。

治法：清燥润肺，宣肺散邪。

方药：清燥救肺汤加减。方中以桑叶、石膏清宣肺经燥热；麦冬、人参、阿胶、火麻仁养阴生津润燥；杏仁、枇杷叶宣肺散邪；甘草调和诸药。鼻衄者加白茅根、茜草根等凉血止血。

2. 肺肾阴虚

主证：鼻干较甚，鼻衄，嗅觉减退，咽干燥，干咳少痰，或痰带血丝，腰膝酸软，手足心热，舌红少苔，脉细数。检查见鼻黏膜色红干燥，鼻甲萎缩，或有脓涕痂皮积留，鼻气恶臭。

证候分析：肺肾阴虚，津不上承，鼻失滋养，兼以虚火上炎，灼伤鼻窍黏膜，故见鼻干较甚、鼻衄、嗅觉减退、涕痂积留鼻窍、鼻黏膜红干、鼻甲萎缩、鼻气恶臭；阴虚肺燥，故见干咳少痰；阳络受损则痰带血丝；肾阴不足，腰膝失养，虚火内盛，故见腰膝酸软、手足心热；舌红少苔、脉细数亦为阴虚之象。

治法：滋养肺肾，生津润燥。

方药：百合固金汤加减。方中以熟地、生地、百合、麦冬、玄参滋养肺肾之阴，生津润燥；白芍、当归养血益阴；贝母、桔梗清肺而利咽喉；甘草调和诸药。若鼻衄加白茅根、旱莲草、藕节凉血止血；腰膝酸软者，加牛膝、杜仲补肾强腰。

3. 脾气虚弱

主证：鼻内干燥，鼻涕黄绿腥臭，头痛头昏，嗅觉减退，常伴纳差腹胀，倦怠乏力，面色萎黄，唇舌色淡，脉缓弱。检查见鼻黏膜色淡，干萎较甚，鼻腔宽大，涕痂积留。

证候分析：脾胃虚弱，气血生化不足，水谷精微不能上输，鼻失滋养，故见鼻内干燥、黏膜色淡、干萎较甚、鼻腔宽大；脾虚湿盛，湿蕴化热，熏蒸鼻窍，故见鼻涕黄绿腥臭，涕痂积留；脾气虚弱，清阳不升，清窍失养，故头痛头昏，嗅觉减退；纳差腹胀、倦怠乏力、面色萎黄、唇舌色淡、脉缓弱均为脾气虚弱之象。

治法：健脾益气，祛湿化浊。

方药：补中益气汤加减。以补中益气汤健脾益气，升清降浊。鼻涕黄绿腥臭、痂皮多者，加薏苡仁、土茯苓、鱼腥草以清热祛湿化浊；纳差腹胀，加砂仁、麦芽助脾运化。

本病属慢性疾患，若久病不愈，易夹瘀，故根据"瘀血不去，新血不生"的理论，可在辨证用药时，酌加活血化瘀之品，如丹参、归尾、鸡血藤、桃仁、红花、赤芍、水蛭、穿山甲、土鳖虫之类，以助活血通络，化瘀生肌。嗅觉不灵者，可选加辛夷花、苍耳子、鹅不食草、薄荷等以宣发肺气，芳香通窍。涕痂腥秽者可加藿香、佩兰芳香化浊。

二、外治法

1. **鼻腔冲洗** 用生理盐水或中药煎水冲洗鼻腔，以清除鼻内痂块，减少鼻腔臭气。

2. **滴鼻** 宜用滋养润燥药物滴鼻，如用蜂蜜、芝麻油加冰片少许滴鼻，每日2～3次。

3. **蒸汽吸入** 可用内服中药，再煎水，或用清热解毒排脓中药煎水，或用鱼腥草注射液进行蒸汽吸入。

4. **下鼻甲注射** 可选用当归注射液或丹参注射液进行双下鼻甲注射，每侧0.5～1ml。

三、针灸疗法

1. **体针** 取迎香、禾髎、足三里、血海、三阴交、肺俞、脾俞等穴，用补法，每日1次。

2. **耳穴贴压** 取内鼻、肺、脾、肾、内分泌等耳穴，用王不留行子贴压。

3. **迎香穴位埋线** 方法见第六章第三节。

【预防与调护】

1. 保持鼻腔清洁湿润，及时清除积留涕痂。

2. 禁用血管收缩剂滴鼻。

3. 加强营养，多食蔬菜、水果、动物肝脏及豆类食品，忌辛辣炙煿燥热之物，戒烟酒。

4. 积极防治各种鼻病及全身性慢性疾病。

5. 加强卫生管理，注意劳动保护，改善生活与工作环境，减少粉尘吸入，在高温、粉尘多的环境，要采取降温、除尘通风、空气湿润等措施。

【预后及转归】

本病一般病程长，缠绵难愈。年幼患病，长期不愈者，可致外鼻畸形。

【参考资料】

1. 古代文献摘录

（1）《太平圣惠方·卷三十七》："夫鼻干无涕者，由脏腑壅滞，内有积热，攻于上焦之所致也。凡肺气通于鼻，主于涕。若其脏夹于风热，则津液不通，皮毛枯燥，两颊时赤，头痛鼻干，故令无涕也。"

（2）《医学入门·卷四》："又有不必外感，四时鼻塞干燥，不闻香臭，宜清金降火消痰之药，清气化痰丸、上清丸。"

（3）《万氏秘斋片玉心书·卷五》："鼻干者，心脾有热，上蒸于肺，故津液枯竭而结，当清热生津，导赤散吞服抱龙丸治之。"

2. 现代相关疾病简介

萎缩性鼻炎（atrophic rhinitis）是一种以鼻黏膜萎缩或退行性变为其病理特征的慢性炎症，其特征是鼻黏膜萎缩、嗅觉减退或消失和鼻腔多量结痂形成，严重者鼻甲骨膜和骨质亦发生萎缩，黏膜萎缩性改变可向下发展到鼻咽、口咽、喉咽等处。临床上有原发性和继发性两种。前者病因仍不明确，后者可继发于慢性鼻炎、鼻窦炎脓性分泌物的长期刺激、高浓度有害粉尘及气体的长期刺激、不适当的鼻腔手术所致的鼻黏膜广泛损伤、特殊传染病（如结核、梅毒、麻风等）对鼻黏膜的损害等。本病目前尚无特效疗法，局部治疗可采用鼻腔冲洗、鼻内用药及手术治疗。全身治疗可补充维生素 A、B、C、D、E，以及微量元素，如铁、锌等。

3. 医案选录

陈某，女，21 岁。1991 年 6 月 21 日初诊。鼻子既干且痛，涕液基本没有，发现已半年多，进行性发展，嗅觉未见丧失，但有异味感，大块涕痂脱出，时带有血丝。检查：鼻腔未见异常，后端有空旷感（不严重）。舌少苔，脉细。医按：正虚质弱，肺怯金枯。求愈之术，唯有一径，养阴益肺耳。熟地 10g，生地 10g，百合 10g，桑白皮 10g，玄参 10g，沙参 10g，白芍 6g，知母 10g，桔梗 6g，甘草 3g。5 剂，煎服。外用蜂蜜涂鼻腔。

1991 年 7 月 26 日二诊：进上方 5 剂之后，痛去而干依然存在，嗅觉迟钝，鼻中异味也未减轻。此后 1 个月未出血。检查：鼻后腔已萎缩，右重左轻。舌苔薄，脉细。医按：情符鼻槁（即萎缩性鼻炎），初诊检查未敢确诊。幸处方用药，早已及之，刻下诊断，可以定论矣。至于病因，上诊按语早已言之详矣。再步原旨深入：熟地 10g，生地 10g，百合 10g，桑白皮 10g，玄参 10g，黄精 10g，知母 10g，肥玉竹 10g，天花粉 10g，蛤粉炒阿胶珠 15g。7 剂，煎服。

1991 年 8 月 1 日三诊：上方平稳，但无明显感觉。月事量多，一周始净，色红，经前少腹坠重，关节有些疼痛。检查：鼻同上诊。舌苔薄，脉细。医按：药不柄凿而效微，症之顽也。补诉诸症，显示异病而同证，再加益气以摄之。党参 10g，黄芪 10g，熟地 10g，五味子 10g，当归 10g，白芍 6g，玉竹 10g，桑白皮 10g，黄精 10g，蛤粉炒阿胶珠 10g。7 剂，煎服。

1991 年 8 月 9 日四诊：近来感冒第 5 天，涕一度增多，有些硬感（在鼻腔内），曾出血，量不多，今天仍在发烧，头痛头昏，食欲锐减。检查：鼻腔较干，后端同前诊。舌苔薄白，脉数。医按：坎坷难愈之途，横遭感冒。良以虽临盛暑而凉热善变，本已荏弱之卫气，难以应变自卫而然。急则治标，先清外感为是。桑叶 6g，菊花 10g，豆豉 6g，板蓝根 10g，金银花 10g，薄荷 5g，桔梗 6g，象贝母 10g，杏仁 10g，鸡苏散 12g。3 剂，煎服。

1991 年 8 月 30 日五诊：感冒早已告失，鼻干仍然严重，口唇也干，狂饮难解，无涕痰，对异气异味很难接受。嗅觉似乎有些提高。检查：鼻后腔空旷，但尚红润。舌苔薄，脉细。医按：痼疾难痊，力求不予发展，而且铜炉丹灶不可日日举火。建议燥季或严重（单指干燥）时进服汤药，平稳时取用药丸、药膏。熟地 10g，生地 10g，百合 10g，桑白皮 10g，党参 10g，山药 10g，麦冬 10g，白扁豆 10g，黄精 10g，紫河车 10g。7 剂，煎服。梨膏、二至丸（最好为二至膏）长期服用。

1991 年 12 月 3 日六诊：8 月之方仅进 7 剂，另用蜂蜜涂鼻腔外治，干燥逐渐改善。现在鼻涕奇多，更在晨兴之际，伴以狂嚏及咽痛，鼻干仅仅在左侧，唇干还有一些。检查：咽后壁淋巴滤泡散在性增生，黏膜有萎缩感，两腭弓有小血管暴露。鼻如上所见。舌苔薄，脉细。医按：涕称肺液，原出于津液，古人所谓"多耗一分痰涕，即多损一分津液"。故而同时唇干。治当养阴而敛涕，因治新病更能泽及凤恙。生地 10g，玄参 10g，麦冬 10g，益智仁 10g，天花粉 10g，山药 10g，辛夷 6g，天竺黄 6g，桑白皮 10g。7 剂，煎服。

1991 年 12 月 10 日七诊：上诊进药 7 剂，鼻中干燥依然，涕仍多而稀者转稠，鼻子通气右侧好些，有血淋渗。检查：咽后壁小血管网布。鼻同上诊。舌苔薄，脉细。医按：顽症求痊，抽丝剥茧。欲求桴声竿影，事所不能。取方无讹，毋容易辙。生地 10g，玄参 10g，桑白皮 10g，丹皮 6g，赤芍 6g，麦冬 10g，天竺黄 6g，沙参 10g，玉竹 10g，天花粉 10g。7 剂，煎服。

（《中医临床家干祖望》）

第六节　鼻　鼽

鼻鼽是指由于脏腑虚损、卫表不固所致的，以突然和反复发作的鼻痒、喷嚏、流清涕、鼻塞等为主要特征的鼻病。本病为临床上较常见和多发的疾病，可常年发病，亦可呈季节性发作。西医的变应性鼻炎、血管运动性鼻炎、嗜酸性粒细胞增多性非变应性鼻炎等疾病可参考本病进行辨证施治。

《素问·脉解》曰："所谓客孙脉则头痛、鼻鼽、腹肿者，阳明并于上，上者则其孙络太阴也，故头痛、鼻衄、腹肿也。"此外，在古代文献中尚有鼽嚏、鼽鼻、鼽水、鼻流清水等别称。《素问玄机原病式·卷一》谓："鼽者，鼻出清涕也"，"嚏，鼻中因痒而气喷作于声也"。

【病因病机】

本病多由脏腑虚损，正气不足，腠理疏松，卫表不固，风邪、寒邪或异气侵袭，寒邪束于皮毛，阳气无从泄越，故喷而上出为嚏。

1. **肺气虚寒，卫表不固**　肺气虚寒，卫表不固，则腠理疏松，风寒乘虚而入，邪聚鼻窍，邪正相搏，肺气不宣，津液停聚，遂致喷嚏、流清涕、鼻塞等，发为鼻鼽。

2. **脾气虚弱，清阳不升**　脾为后天之本，化生不足，鼻窍失养，外邪或异气从口鼻侵袭，停聚鼻窍而发为鼻鼽。

3. **肾阳不足，温煦失职**　肾阳不足，则摄纳无权，气不归元，温煦失职，腠理、鼻窍失于温煦，则外邪、异气易侵，而发为鼻鼽。

4. **肺经伏热，上犯鼻窍**　肺经素有郁热，肃降失职，邪热上犯鼻窍，亦可发为鼻鼽。

【诊断】

一、诊断要点

1. **病史**　部分病人有过敏史或家族史。

2. **临床症状**　本病发作时主要表现为鼻痒、喷嚏频频、清涕如水、鼻塞，具有突然发作和反复发作的特点。

3. **检查**　在发作期鼻黏膜多为灰白或淡蓝色（彩图12），亦可充血色红，鼻甲肿大，鼻道有较多水样分泌物。在间歇期以上特征不明显。

二、鉴别诊断

本病应与伤风鼻塞相鉴别。

【辨证及治疗】

一、分型论治

1. 肺气虚寒，卫表不固

主证：鼻痒，喷嚏频频，清涕如水，鼻塞，嗅觉减退，畏风怕冷，自汗，气短懒言，语声低怯，面色苍白，或咳嗽痰稀。舌质淡，舌苔薄白，脉虚弱。下鼻甲肿大光滑，鼻黏膜淡白或灰白，鼻道可见水样分泌物。

证候分析：肺气虚寒，卫表不固为本，风寒乘虚而入为标，邪正相争，争而不胜，则喷嚏频频；肺失清肃，气不摄津，津液外溢，则清涕自流不收；水湿停聚，肺卫不固，腠理疏松，故恶风自汗；因风寒束肺，肺气不宣，则咳嗽痰稀；水湿停聚鼻窍，则鼻黏膜苍白、肿胀，鼻塞不通；肺气虚弱，精微无以输布，则面色苍白、气短懒言、语声低怯；苔薄白、脉虚弱为气虚之象。

治法：温肺散寒，益气固表。

方药：温肺止流丹加减。方中以细辛、荆芥疏风散寒；人参、甘草、诃子补肺敛气；桔梗、鱼脑石散结除涕。此方气味温和，功能暖肺，而性带散，又能祛邪。鼻痒甚，可酌加僵蚕、蝉蜕；若畏风怕冷、清涕如水者，可酌加桂枝、干姜、大枣等。临床上亦可用玉屏风散合苍耳子散加减。

2. 脾气虚弱，清阳不升

主证：鼻痒，喷嚏突发，清涕连连，鼻塞，面色萎黄无华，消瘦，食少纳呆，腹胀便溏，四肢倦怠乏力，少气懒言，舌淡胖，边有齿痕，苔薄白，脉弱。检查见下鼻甲肿大光滑，黏膜淡白，或灰白，可有水样分泌物。

证候分析：脾气虚弱，清阳不升，鼻窍失养为本，风寒、异气乘虚而袭，正邪相争，争而不胜，则鼻痒、喷嚏频频；脾气虚弱，水湿不运，停聚鼻窍，故鼻塞、清涕连连、下鼻甲肿大、黏膜淡白；脾胃虚弱，受纳、腐熟、输布之功能失职，则腹胀便溏、食少纳呆；少气懒言、四肢倦怠乏力、舌质淡、舌体胖、舌边有齿痕、脉弱均为脾气虚之象。

治法：益气健脾，升阳通窍。

方药：补中益气汤加减。方中人参、黄芪、白术、炙甘草健脾益气；陈皮理气健脾，使补而不滞；当归养血；升麻、柴胡升举中阳。若腹胀便溏、清涕如水、点滴而下者，可酌加山药、干姜、砂仁等；若畏风怕冷，遇寒则喷嚏频频者，可酌加防风、桂枝等。

3. 肾阳不足，温煦失职

主证：清涕长流，鼻痒，喷嚏频频，鼻塞，面色苍白，形寒肢冷，腰膝酸软，神疲倦怠，小便清长，或见遗精早泄。舌质淡，苔白，脉沉细。检查见鼻黏膜苍白、肿胀，鼻道有大量水样分泌物。

证候分析：肾阳不足，外邪及异气易从鼻窍、皮肤肌表入侵，正邪相争，争而不胜，则鼻痒、喷嚏频作；肾阳虚弱，气化失职，寒水上泛鼻窍，故清涕长流不止、鼻塞、下鼻甲肿大、黏膜苍白；形寒肢冷、小便清长、面色苍白、腰膝酸软、神疲倦怠、遗精早泄、舌质淡、舌苔白、脉沉细等均为肾阳虚之象。

治法：温补肾阳，化气行水。

方药：真武汤加减。方中附子温肾助阳，以化气行水；茯苓、白术健脾利水；生姜温散水气；白芍酸敛止嚏。若喷嚏多、清涕长流不止者，可酌加乌梅、五味子；若遇风冷即打喷嚏、流清涕者，可加黄芪、防风、白术；兼腹胀、便溏者，可酌加黄芪、人参、砂仁。

4. 肺经伏热，上犯鼻窍

主证：鼻痒，喷嚏频作，流清涕，鼻塞，常在闷热天气发作。全身或见咳嗽、咽痒，口干烦热，舌质红，苔白或黄，脉数。检查见鼻黏膜色红或暗红，鼻甲肿胀。

证候分析：肺经郁热，肃降失职，邪热上犯鼻窍，故鼻痒、喷嚏频作、流清涕、鼻塞；肺热上炎，故咳嗽、咽痒；邪热煎熬津液，故口干烦热；舌质红、苔白或黄、脉数为内热之象。

治法：清宣肺气，通利鼻窍。

方药：辛夷清肺饮加减。方中黄芩、栀子、石膏、知母、桑白皮清肺热；辛夷花、枇杷叶、升麻清宣肺气，通利鼻窍；百合、麦冬养阴润肺。合而用之，有清肺热、通鼻窍之功。

二、外治法

1. **滴鼻法**　可选用芳香通窍的中药滴鼻剂滴鼻。
2. **嗅法**　可用白芷、川芎、细辛、辛夷共研细末，置瓶内，时时嗅之。
3. **吹鼻法**　可用碧云散吹鼻，亦可用皂角研极细末吹鼻。
4. **塞鼻法**　细辛膏，棉裹塞鼻。

三、针灸疗法

1. **体针**　选迎香、印堂、风池、风府、合谷等为主穴，以上星、足三里、禾髎、肺俞、脾俞、肾俞、三阴交等为配穴。每次主穴、配穴各选 1～2 穴，用补法，留针 20 分钟。

2. **灸法**　选足三里、命门、百会、气海、三阴交、涌泉、神阙、上星等穴，悬灸或隔姜灸，每次 2～3 穴，每穴 20 分钟。

3. **耳穴贴压**　选神门、内分泌、内鼻、肺、脾、肾等穴，以王不留行子贴压以上穴位，两耳交替。

4. **穴位注射**　可选迎香、合谷、风池等穴，药物可选当归注射液、丹参注射液，或维生素 B_1、维丁胶性钙、胎盘组织液等，每次 1 穴（双侧），每穴 0.5～1ml。

5. **穴位敷贴**　可用斑蝥虫打粉，取少许撒于胶布，敷贴于内关或印堂穴，约 12～24 小时后取下（亦可视皮肤反应程度而定）。若有水疱可待其自然吸收，或可用注射器抽吸水疱。

四、按摩疗法

通过按摩以疏通经络，使气血流通，驱邪外出，宣通鼻窍。方法：患者先自行将双手大鱼际摩擦至发热，再贴于鼻梁两侧，自鼻根至迎香穴反复摩擦至局部觉热为度；或以两手中指于鼻梁两边按摩 20～30 次，令表里俱热，早晚各 1 次；再由攒竹向太阳穴推按至热，每日 2～3 次，患者亦可用手掌心按摩面部及颈后、枕部皮肤，每次 10～15 分钟；或可于每晚睡觉前，自行按摩足底涌泉穴至发热，并辅以按摩两侧足三里、三阴交等。

【预防与调护】

1. 保持环境清洁卫生，避免或减少粉尘、花粉等之刺激。

2. 有过敏史之患者，应避免接触或进食易引起机体过敏反应之物，如鱼虾、海鲜、羽毛、兽毛、蚕丝等。

【预后及转归】

本病经积极防治，可控制症状，但容易反复。部分病人可并发鼻息肉、哮喘等疾病。

【参考资料】

1. 古代文献摘录

（1）《素问·至真要大论》："少阴之复，懊热内作，烦躁鼽嚏。"

（2）《灵枢·口问》："人之嚏者，何气使然？岐伯曰：阳气和利，满于心，出于鼻，故为嚏。"

（3）《诸病源候论·卷二十九》："肺气通于鼻，其脏有冷，冷随气入乘于鼻，故使津涕不能自收。"

（4）《辨证录·卷三》："兹但流清涕而不腥臭，正虚寒之病也。热证宜用清凉之药，寒证宜用温和之剂，倘概用散而不用补，则损伤肺气，而肺金益寒，愈流清涕矣。方用温肺止流丹。"

2. 现代相关疾病简介

（1）变应性鼻炎（allergic rhinitis）属Ⅰ型变态反应，可常年发作，亦可于花粉季节发病，更可因气候突变、接触粉尘、不洁气体等刺激而发病。常见的变应原有螨虫、室尘、真菌、羽毛、棉絮、宠物皮屑、花粉、牛奶、鸡蛋、海鲜或某些化妆品、染料、化纤织物、化学制剂等。治疗方法有特异性治疗和非特异性治疗两大类：特异性治疗包括避免疗法及免疫疗法；非特异性治疗主要应用糖皮质激素、抗组胺药、肥大细胞稳定剂、减充血药、抗胆碱药等进行对症治疗。

（2）嗜酸性粒细胞增多性非变应性鼻炎（eosinophilic nonallergic rhinitis，ENR）临床症状及鼻腔检查所见与变应性鼻炎相同，鼻分泌物中可找到较多的嗜酸性粒细胞，但变应原皮肤试验及特异性 IgE 抗体阴性。其发病多与环境气候、湿度等非特异性因素有关。本病病因不明，类固醇激素治疗有效。

（3）血管运动性鼻炎（vasomotor rhinitis）又称血管舒缩性鼻炎、神经反射性鼻炎，是鼻部植物神经平衡失调、血管反应性增强所致的一种应激性疾病。其临床症状与变应性鼻炎极为相似，表现为阵发性鼻痒、打喷嚏、流清涕、鼻塞，常在清晨起床时突然发作，并与情绪变化有关，鼻黏膜色泽变化较大，有时苍白，有时红润，鼻分泌物嗜酸性粒细胞阴性，变应原皮肤试验及特异性 IgE 抗体阴性。治疗可应用减充血药及抗组胺药。

3. 医案选录　谢某，女，22 岁。1976 年 9 月 24 日初诊。主诉：半年来晚间临睡前和晨间起床时鼻痒流清涕，喷嚏连作数十次，十分难受，要用热毛巾敷鼻部方稍觉舒适。3 个月来头顶痛，腰痛，深呼吸时胸痛和右胁痛，肝功能检查未见异常。月经期准，经期头昏、下腹痛甚。平素怕冷，穿衣要比常人多。胃纳正常，大便干结，每日一次，小便正常，睡眠多梦。诊查：今天中午自觉微微发热，体温 37.1℃。舌色红，苔少，脉细数。辨证：既有肾虚，复感风热。治法：先清风热，再补肾气。处方：桑叶 12g，杭菊花 12g，龙脷叶 12g，桔梗 9g，甘草 6g，板蓝根 12g，生苡仁 12g，冬瓜仁 12g，白芍药 9g。2 剂。

9 月 29 日二诊：发热已退，口淡，口水多，舌淡红、质嫩，苔白，脉细弱。处方：党参 12g，白术 9g，茯苓 12g，炙甘草 5g，熟地黄 12g，制首乌 12g，菟丝子 12g，枸杞子 12g，覆盆子 12g，香附 9g，陈皮 5g，佛手 9g。建议散步活动，由每日坚持 10 分钟，逐步增加至每日 1 小时，以不感觉疲劳为度。

10 月 26 日三诊：偶有喷嚏两三次，头痛、痛经均减轻，月经期可以上班。以上方加续断 12g 继服。

11 月 2 日四诊：精神好，诸痛已除，上方去香附、佛手，加怀山药 12g、桑寄生 15g。

1 月 24 日五诊：药后鼽涕已痊愈，随访 3 年无复发。

（《中国现代名中医医案精华·杨志仁医案》）

第七节　鼻　渊

鼻渊指外邪侵袭或脏腑失调所致的以鼻流浊涕、量多不止为主要特征的鼻病。是鼻科的常见、多发病之一。本病有虚证与实证之分。实证起病急，病程短；虚证病程长，缠绵难愈。西医的鼻窦炎等疾病可参考本病进行辨证施治。

鼻渊病名，最早见于《内经》。《素问·气厥论》说："胆移热于脑，则辛頞鼻渊。鼻渊者，浊涕下不止也。"继《内经》后，历代医家对本病的论述也较多，并根据《内经》对其病机、病位、症状特点的论述，又有"脑漏"、"脑渗"、"脑崩"、"脑泻"等病名。

【病因病机】

鼻渊的发生，实证多因外邪侵袭，引起肺、脾胃、胆之病变而发病，虚证多因肺、脾脏气虚损，邪气久羁，滞留鼻窍，致病情缠绵难愈。

1. 外邪袭肺　起居不慎，冷暖失调，或过度疲劳，风热袭表伤肺，或风寒外袭，邪壅肺系，肺失清肃，邪聚鼻窍而为病。

2. 肺经蕴热　肺经素有蕴热，或外受邪热，邪热壅肺，肺失宣畅，邪热上攻，壅遏鼻窍，发为本病。

3. 胆腑郁热 情志不遂，恚怒失节，胆失疏泄，气郁化火，胆火循经上犯，移热于脑，伤及鼻窍，或邪热犯胆，胆热上蒸鼻窍而为病。

4. 脾胃湿热 饮食失节，过食肥甘煎炒、醇酒厚味，湿热内生，郁困脾胃，运化失常，湿热邪毒循经熏蒸鼻窍而为病。

5. 肺气虚寒 久病体弱，或病后失养，致肺脏虚损，肺卫不固，易为邪犯，正虚托邪无力，邪滞鼻窍而为病。

6. 脾气虚弱 久病失养，或疲劳思虑过度，损及脾胃，致脾胃虚弱，运化失健，气血精微化生不足，鼻窍失养，加之脾虚不能升清降浊，湿浊内生，困聚鼻窍而为病。

【诊断】

一、诊断要点

1. 病史 可有伤风鼻塞或鼻窒等病史。

2. 临床症状 浊涕量多为必备的症状，可流向鼻前孔，也可向后流入咽部，常同时伴有鼻塞及嗅觉减退，症状可局限于一侧，也可双侧同时发生，部分病人可伴有明显的头痛，头痛的部位常局限于前额、鼻根部或颌面部、头顶部等，并有一定的规律性。

3. 检查 鼻黏膜充血肿胀，尤以中鼻甲及中鼻道为甚，或为淡红色，中鼻甲肥大或呈息肉样变，中鼻道、嗅沟、下鼻道或后鼻孔可见脓涕（彩图13）。上颌窦穿刺冲洗、鼻窦 X 片或 CT 检查可协助诊断。

二、鉴别诊断

本病应注意与鼻窒及鼻菌相鉴别。

【辨证及治疗】

一、分型论治

1. 外邪袭肺

主证：鼻塞，鼻涕量多而白黏或黄稠，嗅觉减退，头痛，可兼有发热恶风，汗出，舌质红，舌苔薄白，脉浮。鼻黏膜充血肿胀，尤以中鼻甲为甚，中鼻道或嗅沟可见黏性或脓性分泌物。头额、眉棱骨或颌面部叩痛或压痛。

证候分析：风热犯肺或外感风寒，客于肺系，肺气闭郁，郁而化热，邪热循经上壅鼻窍，燔灼黏膜，则鼻甲充血肿大、鼻塞不通、鼻涕增多；邪壅肺系，肺气不利，则嗅觉减退、头晕头痛；风热内郁，气血壅阻，上困鼻窍，故前额、颌面部疼痛；风热外袭，则发热恶风、汗出；舌红苔白、脉浮为风邪外袭之象。

治法：疏风散邪，宣肺通窍。

方药：风热外袭者以银翘散加减。方中银花、连翘辛凉透邪，解毒清热；荆芥、薄荷、牛蒡子、淡豆豉辛凉宣散，解表祛邪；桔梗、甘草宣肺气，祛痰排脓。若鼻涕量多者，可酌加蒲公英、鱼腥草、瓜蒌等；若鼻塞甚者，可酌加苍耳子、辛夷等；风寒侵袭者则以荆防败毒散加减。

2. 肺经蕴热

主证：鼻塞，鼻涕量多黄稠，嗅觉减退，头痛，可兼有汗出，咳嗽，痰多，舌质红，苔黄，脉数。检查见鼻黏膜充血肿胀，尤以中鼻甲为甚，中鼻道或嗅沟可见黏性或脓性分泌物。头额、眉棱骨或颌面部有叩痛或压痛。

证候分析：肺经蕴热，邪热夹痰浊蒸灼鼻窦，化腐成脓，故鼻流黄浊涕，鼻塞不利，鼻黏膜红肿；肺失宣降，肺气上逆，故咳嗽；津液输布障碍，津聚为痰，加之热邪灼津，故痰少而黄；热灼津液，故口渴；热邪壅肺，咽喉不利而咽痛。舌红、苔黄、脉数为肺经蕴热之象。

治法：清宣肺脏，泄热通窍。

方药：泻白散加减。若肺热甚，加黄芩、栀子以清泄肺热；若鼻塞，咳嗽痰多者，可酌加杏仁、紫菀、款冬花等；若鼻塞，涕多者，可酌加半夏、陈皮、苍耳子、辛夷等；若鼻涕脓稠，带血者，可酌加白茅根、仙鹤草、茜草等；热毒重者，加生石膏、败酱草、芦根等；便秘者加生大黄；涕多难出者，加皂角刺。

3. 胆腑郁热

主证：脓涕量多，色黄或黄绿，或有腥臭味，鼻塞，嗅觉减退，头痛剧烈。可兼有烦躁易怒，口苦，咽干，目眩，寐少梦多，小便黄赤等全身症状，舌质红，苔黄或腻，脉弦数。检查见鼻黏膜充血肿胀，中鼻道、嗅沟或鼻底可见有黏性或脓性分泌物潴留。头额、眉棱骨或颌面部可有叩痛或压痛。

证候分析：胆腑郁热，循经上犯鼻窍，燔灼气血，熏腐黏膜，故脓涕量多色黄，鼻黏膜充血肿胀，鼻道见脓性分泌物；胆经火热上攻头目，清窍不利，故头痛剧烈、目赤、耳鸣耳聋、口苦咽干；胆热内郁，扰乱神明，故失眠梦多、急躁易怒；舌质红、苔黄或腻、脉弦数为胆经火热之象。

治法：清泄胆热，利湿通窍。

方药：龙胆泻肝汤加减。方中柴胡、龙胆草、黄芩、栀子清肝泻火；泽泻、车前子、木通清热利湿；生地、当归滋阴养血，以防过用苦寒伤正；甘草调和诸药。若鼻塞甚者，可酌加苍耳子、辛夷、薄荷等；若头痛甚者，可酌加菊花、蔓荆子。

4. 脾胃湿热

主证：鼻塞重而持续，鼻涕黄浊而量多，嗅觉减退，头昏闷，或头重胀，倦怠乏力，胸脘痞闷，纳呆食少，小便黄赤，舌质红，苔黄腻，脉滑数。检查见鼻黏膜红肿，尤以肿胀更甚，中鼻道、嗅沟或鼻底见有黏性或脓性分泌物，颌面、额头或眉棱骨压痛。

证候分析：脾胃湿热，循经上蒸鼻窍，故鼻涕黄浊量多；湿热滞鼻，壅阻脉络，湿胜则肿，热盛则红，故鼻黏膜红肿甚，鼻塞重而持续；湿热上蒸，蒙闭清窍，则头昏闷重，或局部压痛、叩痛等；湿热蕴结脾胃，受纳运化失职，则胸脘痞闷、倦怠乏力、食少纳呆；小便黄赤、舌红、苔黄腻、脉滑数为湿热之候。

治法：清热利湿，化浊通窍。

方药：甘露消毒丹加减。方中藿香、石菖蒲、白豆蔻、薄荷芳香化浊，行气醒脾；滑石、茵陈、黄芩、连翘、木通清热利湿；辅以贝母、射干止咳利咽。若鼻塞甚者，可酌加苍耳子、辛夷等；若头痛者，可酌加白芷、川芎、菊花等；若鼻涕带血者，可酌加仙鹤草、白茅根、鱼腥草、蒲公英等。

5. 肺气虚寒

主证：鼻塞或重或轻，鼻涕黏白，稍遇风冷则鼻塞加重，鼻涕增多，喷嚏时作，嗅觉减退，头昏，头胀，气短乏力，语声低微，面色苍白，自汗畏风，咳嗽痰多，舌质淡，苔薄白，脉缓弱。检查见鼻黏膜淡红肿胀，中鼻甲肥大或息肉样变，中鼻道可见有黏性分泌物。

证候分析：肺气虚弱，无力托邪，邪滞鼻窍，则鼻塞、涕多、鼻甲肿大、嗅觉减退；肺卫不固，腠理疏松，故自汗、畏寒，稍遇风冷则鼻塞加重、鼻涕增多、喷嚏时作；肺气虚，肃降失常，则咳嗽痰多；肺气不足，则气短乏力、语声低微、头昏、面色苍白；舌质淡、苔薄白、脉弱无力亦为气虚之象。

治法：温补肺脏，益气通窍。

方药：温肺止流丹加减。临床应用时可加辛夷花、苍耳子、白芷以芳香通窍。若头额冷痛，可酌加羌活、白芷、川芎等；若畏寒肢冷、遇寒加重者，可酌加防风、桂枝等；若鼻涕多者，可酌加半夏、陈皮、薏苡仁等；若喷嚏、流清涕者，可酌加黄芪、白术、防风等。

6. 脾气虚弱

主证：鼻涕白黏或黄稠，量多，嗅觉减退，鼻塞较重，食少纳呆，腹胀便溏，脘腹胀满，肢困乏力，面色萎黄，头昏重，或头闷胀。舌淡胖，苔薄白，脉细弱。检查见鼻黏膜淡红，中鼻甲肥大或息肉样变，中鼻道、嗅沟或鼻底见有黏性或脓性分泌物潴留。

证候分析：脾气虚弱，健运失职，湿浊上犯，停聚鼻窍，则鼻塞、涕多、嗅觉减退、鼻甲肿大；脾虚湿困，升降失常，则食少纳呆、脘腹胀满、便溏、头昏重或头胀；面色萎黄、舌淡胖、苔薄白、脉弱无力为脾气虚弱之象。

治法：健脾利湿，益气通窍。

方药：参苓白术散加减。方中人参、白术、茯苓、甘草共为四君子汤，以补脾益气；山药、扁豆、薏苡仁、砂仁健脾渗湿，芳香醒脾；桔梗开宣肺气，祛痰排脓。若鼻涕浓稠量多者，可酌加陈皮、半夏、枳壳、瓜蒌等；若鼻塞甚者，可酌加苍耳子、辛夷花。

二、外治法

1. **滴鼻法**　用芳香通窍的中药滴鼻剂滴鼻，以疏通鼻窍。

2. **熏鼻法**　用芳香通窍，行气活血的药物，如苍耳子散、川芎茶调散等，放砂锅中，加水2000ml，煎至1000ml，倒入合适的容器中，先令患者用鼻吸入热气，从口中吐出，反复多次，待药液温度降至不烫手时，用纱布浸药热敷印堂、阳白等穴位。

3. 鼻窦穿刺冲洗法　多用于上颌窦（方法见第十四章第二节），穿刺冲洗后，可选用适宜药液注入。

4. 置换法　用负压吸引法将鼻窦内的脓液吸引出来，再将适宜的药物置换进入鼻窦，以达到治疗目的。

5. 理疗　可配合局部超短波或红外线等物理治疗。

三、针灸疗法

1. 针刺疗法　主穴：迎香、攒竹、上星、禾髎、印堂、阳白等。配穴：合谷、列缺、足三里、丰隆、三阴交等。每次选主穴和配穴各1～2穴，每日针刺1次。

2. 艾灸法　主穴：百会、前顶、迎香、四白、上星等。配穴：足三里、三阴交、肺俞、脾俞、肾俞、命门等。每次选取主穴及配穴各1～2穴，悬灸至局部有灼热感、皮肤潮红为度。此法一般用于虚寒证。

3. 穴位按摩　选取迎香、合谷，自我按摩。每次5～10分钟，每日1～2次，或用两手大鱼际，沿两侧迎香穴上下按摩至发热，每日数次。

【预防与调护】

1. 及时彻底治疗伤风鼻塞及邻近器官的疾病（如牙病）。
2. 注意保持鼻腔通畅，以利鼻涕排出。
3. 注意正确的擤鼻方法，以免邪毒窜入耳窍致病。
4. 禁食辛辣刺激食物，戒除烟酒。

【预后及转归】

急性起病者，经及时、恰当的治疗，可获痊愈。病程较长者，易致迁延难愈。脓涕长期倒流至咽部，可诱发喉痹或乳蛾。若擤鼻方法不当，可诱发耳胀或脓耳。

【参考资料】

1. 古代文献摘录

（1）《医学摘粹·杂证要诀·七窍病类》："如中气不运，肺金壅满，即不感风寒，而浊涕时下者，此即鼻渊之谓也，而究其本源，总由土湿胃逆，浊气填塞于上，肺是以无降路矣。"

（2）《张氏医通·卷八》："鼻出浊涕，即今之脑漏是也……是皆阳明伏火所致。"

（3）《医醇賸义·卷二》："脑漏者，鼻如渊泉，涓涓流涕，致病有三，曰风也，火也，寒也。"

（4）《秘传证治要诀及类方·卷十》："有不因伤冷而涕多者，涕或黄或白，或时带血，如脑髓状，此由肾虚所生。"

（5）《辨证录·卷三》："人有鼻塞不通，浊涕稠黏，已经数年皆以为鼻渊而火结于脑也，谁知是肺经郁火不宣。"

2. 现代相关疾病简介　鼻窦炎（sinusitis）是指鼻窦黏膜的化脓性炎症。鼻窦炎可发生于一侧或双侧，可限于一窦或多窦。急性鼻窦炎多继发于急性鼻炎，其病理改变主要是鼻窦黏膜的急性卡他性炎症和化脓性炎症。慢性鼻窦炎多因急性鼻窦炎反复发作未彻底治愈迁延而致，目前认为，窦口的引流和通气障碍是引起鼻窦炎发生的重要机制，因此通过药物或手术解除窦口的引流和通气障碍以恢复鼻窦黏膜的功能是治疗鼻窦炎的基本原则。

3. 医案选录

（1）吴孚先治一人，患鼻渊十载，乃脾肺气虚下陷，须用补中益气汤百剂方愈，不信，用白芷、防风、辛夷、川芎等味，病转甚，复求治，与前方百贴而愈。

（《续名医类案·卷十七》）

（2）沈晋培，年三十许，患鼻渊，黄浊如脓，时医以为风热上淫于脑，与薄荷、辛夷、川芎、苍耳、白芷、蔓荆古方治之，不效，反增左边头痛，所下涕亦唯左鼻孔多。就诊曰：此肝火上炎为疾耳，与生熟地、杞子、沙参、麦冬，十余剂而愈。是症由伤风用力去涕而得者易愈，若因火盛而成，必由水亏而致。盖肝脉上络巅顶，督脉会脑为髓海，为龙火郁蒸，故脓浊腥秽，源源而下，有若渊然。久之督脉之髓亦随输泄，致成劳损者有之。

（《续名医类案·卷十七》）

第八节　鼻息肉

鼻息肉是指因湿浊停聚鼻窍所致的鼻内光滑柔软、状如葡萄或荔枝肉样的赘生物。本病常并发于鼻渊、鼻鼽等鼻病。

鼻息肉一名，首见于《灵枢·邪气脏腑病形》，其曰："若鼻息肉不通"，原是指鼻塞症状而言。至隋代《诸病源候论·卷二十九》始列为病名，并对其病机、症状作了扼要论述。后世医家对本病的论述也较多，并且尚有鼻痔等别名。

【病因病机】

1. 寒湿凝聚　肺气素虚，卫表不固，腠理疏松，易受风寒异气的侵袭，肺气虚寒则鼻塞不利，寒湿凝聚鼻窍，日久则形成息肉。

2. 湿热蕴积　湿热邪毒侵袭，肺经蕴热，失于宣畅，湿热邪浊壅结积聚于鼻窍，日久形成息肉。

【诊断】

一、诊断要点

1. 病史　多有鼻鼽或鼻渊病史。

2. 临床症状　一侧或两侧渐进性鼻塞，逐渐呈持续性，嗅觉减退，常伴头昏头痛。

3. 检查　一侧或双侧鼻腔可见单个或多个表面光滑、灰白色或淡红色的半透明赘生物（彩图14），可移动。

二、鉴别诊断

应与鼻窒、鼻菌及鼻腔良性肿瘤相鉴别。

【辨证及治疗】

一、分型论治

1. 寒湿凝聚

主证：渐进性或持续性鼻塞，嗅觉减退或丧失，流涕清稀或白黏，喷嚏多，易感冒，畏风寒，舌质淡，苔白腻，脉缓弱。鼻黏膜色淡或苍白，鼻息肉色白透明。

证候分析：素体气虚，屡受风寒侵袭，寒湿滞留鼻窍，日久形成色白透明息肉，堵塞鼻道，故见鼻塞日渐加重、嗅觉减退；寒湿为患，津液不行，故鼻流清涕；肺气虚，卫表不固，故易患感冒；舌质淡、舌苔白腻、脉虚缓均为寒湿内盛之象。

治法：温化寒湿，散结通窍。

方药：温肺止流丹加减。方中细辛、荆芥疏散风寒；人参、甘草、诃子补肺敛气；桔梗、鱼脑石散结除涕；可加黄芪、白术、五味子补气敛肺；鼻塞甚者，加辛夷花、白芷芳香通窍；常感冒者，可合玉屏风散。

2. 湿热蕴积

主证：持续性鼻塞，嗅觉减退，涕液黄稠，或有头痛头胀，纳呆腹胀，大便黏滞，口干等全身症状。舌质红，苔黄腻，脉滑数。鼻黏膜色红，息肉灰白、淡红或暗红，鼻道有稠脓涕。

证候分析：因湿热壅滞鼻窍，积聚日久而形成息肉。肿物阻于鼻窍，清窍不通，脉络受阻，故鼻塞多呈持续性，嗅觉减退；鼻之上为頞，頞之上为脑，其气上通于脑，湿热停聚，肺窍不利，故头痛、头昏、涕多；舌质红、苔黄腻、脉滑数均为湿热内蕴之象。

治法：清热利湿，散结通窍。

方药：辛夷清肺饮加减。方中以黄芩、栀子、石膏、知母清利肺胃之热；辛夷花、枇杷叶宣肺通窍；升麻、甘草解毒祛邪；百合、麦冬甘寒养阴碍湿，可去而不用；可加车前子、泽泻、僵蚕、浙贝母以助清热祛湿；加鱼腥草、败酱草以清热解毒除涕；头痛明显者，可加蔓荆子、菊花以清利头目；息肉暗红者，加桃仁、红花、川芎等以活血散结。

二、外治法

1. 滴鼻　用芳香通窍的中药滴鼻剂滴鼻以疏通鼻窍，用白芷、辛夷、杏仁、甘遂各20g，芝麻油250ml。诸药放油内炸至黑黄色，去药渣，加冰片、薄荷冰各1.5g，溶化过滤，滴鼻，每日2~3次。

2. 涂敷法　将有腐蚀收敛作用的中草药研成细末，用水或香油调和，放于棉片上，敷于息肉根部或表面，或于息肉摘除后一星期敷药，可减少复发。

3. **蒸汽吸入法**　使用温经通络，散寒通窍的药物进行蒸汽吸入。

4. **鼻息肉摘除法**　保守治疗无效者，可通过手术摘除息肉。

【预防与调护】

1. 积极防治各种慢性鼻病，如鼻鼽、鼻渊等，预防并发鼻息肉。
2. 锻炼身体，增强机体抗病能力，预防伤风感冒，以免加重症状。
3. 注意饮食起居有节，戒烟酒，忌辛辣厚味，预防术后息肉再发。

【预后及转归】

本病病程较长，内治难获速效，手术虽可迅速去除息肉，但术后有复发的可能。

【参考资料】

古代文献摘录

1.《诸病源候论·卷二十九》："肺气通于鼻，肺脏为风冷所乘，则鼻气不和，津液壅塞，而为鼻齆，冷搏于血气，停结鼻内，故变生息肉。"

2.《外科正宗·卷四》："鼻痔者，由肺气不清、风湿郁滞而成，鼻内息肉结如榴子，渐大下垂，闭塞孔窍，使气不得宣通。内服辛夷清肺饮，外以硇砂散逐日点之，渐化为水乃愈。兼节饮食、断厚味、戒急暴、省房欲，愈后庶不再发。"又曰："硇砂散：治鼻生瘜肉，初如榴子，渐大下垂，名为鼻痔也。硇砂一钱，轻粉三分，冰片五厘，雄黄三分。上共为末，用草桔咬毛醮药，勤点痔上，日用五六次，自然渐化为水而愈。"又曰："取鼻痔秘法：先用茴香散连吹二次，次用细铜筋二根，筋头钻一小孔，用丝线穿孔内，二筋相离五分许，以二筋头直入鼻痔根上，将筋线绞紧，向下一拔，其痔自然拔落；置水中观其大小，预用胎发烧灰同象牙末等分吹鼻内，其血自止。戒口不发。"

第九节　鼻　衄

鼻衄是指因热伤血络或气不摄血所致的以鼻出血为主要特征的病证。它可由鼻部损伤而引起，亦可因脏腑功能失调而致，本节重点讨论后者所引起的鼻衄（前者可参考"鼻损伤"一节）。

鼻衄一证最早见于《内经》，始称"衄"。如《灵枢·百病始生》："阳络伤则血外溢，血外溢则衄血。"古人根据病因和症状不同尚有不同的命名，如伤寒鼻衄、时气鼻衄、温病鼻衄、虚劳鼻衄、经行鼻衄、鼻洪、鼻大衄等。

【病因病机】

鼻衄可分为虚证和实证两大类。实证者，多因火热气逆，迫血妄行而致；虚证者，多因阴虚火旺或气不摄血而致。

1. **肺经风热**　外感风热或燥热之邪，首先犯肺，致肺失肃降，邪热循经上犯鼻窍，损伤阳络，血溢清道而为衄。

2. **胃热炽盛**　胃经素有积热，或因暴饮烈酒，过食辛燥，致胃热炽盛，火热内燔，循经上炎，损伤阳络，迫血妄行而为衄。

3. **肝火上逆**　情志不舒，肝气郁结，郁久化火，循经上炎，或暴怒伤肝，肝火上逆，血随火动，灼伤鼻窍脉络，血溢脉外而为衄。

4. **心火亢盛**　由于情志之火内生，或气郁而化火，致使血热，心火亢盛，迫血妄行，发为鼻衄。

5. **虚火上炎**　素体阴虚，或劳损过度，久病伤阴，而致肝肾阴虚，水不涵木，肝不藏血，水不制火，虚火上炎，损伤鼻窍阳络，血溢脉外而衄。

6. **气不摄血**　久病不愈，忧思劳倦，饮食不节，损伤脾胃，致脾气虚弱，统摄无权，气不摄血，血不循经，渗溢于鼻窍而致衄。

【诊断】

一、诊断要点

1. **病史**　应注意询问有无鼻部外伤、肿瘤或全身各系统疾病等病史，有无其他诱发因素。

2. **临床症状**　单侧或双侧鼻中出血，可表现为间歇反复出血，亦可持续出血。出血量多少不一，轻者仅鼻涕中带血；较重者，渗渗而出或点滴而下；严重者，血涌如泉，鼻口俱出，甚则昏厥。

3. **检查**　鼻腔任何部位均可出现出血点或渗血面，也可发生于鼻咽部，但以鼻中隔前下方的易出血区及下鼻道后部的鼻－鼻咽静脉丛较为多见。

二、鉴别诊断

本证应与肺、胃、咽喉等部位的出血（如咯血、吐血等）经由鼻腔流出相鉴别。

【辨证及治疗】

鼻衄属于急症，临床治疗时要遵照"急则治其标"、"缓则治其本"之原则，同时应稳定病者的情绪，以利于配合治疗和检查。有虚脱者，应及时抢救处理。

一、分型论治

鼻衄实证多见肺经风热、胃热炽盛、肝火上逆、心火亢盛等证；虚证则多属肝肾阴虚或脾不统血。治疗应在辨证用药的基础上，注意止血法的运用。

1. 肺经风热

主证：鼻中出血，点滴而下，色鲜红，量不甚多，鼻腔干燥、灼热感。多伴有鼻塞涕黄，咳嗽痰少，口干身热，溲黄便结，舌质红，苔薄白而干，脉数或浮数。

证候分析：邪热灼伤鼻窍脉络，则衄血且血色鲜红；热邪在表，故出血量不多，点滴而下；邪热犯肺，耗伤肺津，故鼻腔干燥、灼热感；鼻塞涕黄、咳嗽痰少、口干身热、舌质红、苔薄白而干、脉数或浮数均为肺经风热之象。

治法：疏风清热，凉血止血。

方药：桑菊饮加味。本方为疏风清热之剂，应用时可加丹皮、白茅根、栀子炭、侧柏叶等清热止血。

2. 胃热炽盛

主证：鼻中出血，量多，色鲜红或深红，鼻黏膜色深红而干。多伴有口渴引饮，口臭，或齿龈红肿、糜烂出血，大便秘结，小便短赤，舌质红，苔黄厚而干，脉洪数或滑数。

证候分析：胃热炽盛，火热内燔，迫血外溢，故出血量多、色鲜红或深红；热盛伤津，故鼻黏膜干燥、口渴引饮；口臭、齿龈红肿、糜烂出血、大便秘结、小便短赤、舌质红、苔黄厚而干、脉洪数或滑数均为胃热炽盛之象。

治法：清胃泻火，凉血止血。

方药：凉膈散加味。方中以黄芩、栀子清热泻火；薄荷、连翘疏解外邪；竹叶清热利尿，引热下行；大黄、芒硝、甘草利膈通便。全方清上泻下，火热清，则衄自解。若大便通利，可去芒硝。热甚伤津耗液，可加麦冬、玄参、白茅根之类以助养阴清热生津。

3. 肝火上逆

主证：鼻衄暴发，量多，血色深红，鼻黏膜色深红。常伴有头痛头晕，口苦咽干，胸胁苦满，面红目赤，烦躁易怒，舌质红，苔黄，脉弦数。

证候分析：肝藏血，肝火上逆，火邪迫血妄行，溢于清道，故鼻衄暴发、量多色深红，鼻黏膜色深红；肝火上炎，扰于清窍，故见头痛头晕、耳鸣、口苦咽干、面红目赤；肝气郁结，气机不畅，故胸胁苦满、烦躁易怒；舌质红、苔黄、脉弦数为肝经火热之象。

治法：清肝泻火，凉血止血。

方药：龙胆泻肝汤加味。以龙胆泻肝汤清肝泻火。可加牡丹皮、仙鹤草、茜草根等加强凉血止血之功；加石膏、黄连、竹茹、青蒿等以清泄上炎之火。若口干甚者，加麦冬、玄参、知母、葛根等以清热养阴生津；若大便秘结者加大黄、芦荟；若暴怒伤肝，或肝火灼阴，致肝阳上亢而见头晕目眩、面红目赤、鼻衄、舌质干红少苔者，可用羚羊汤加减。

4. 心火亢盛

主证：鼻血外涌，血色鲜红，鼻黏膜红赤，伴有面赤，心烦失眠，身热口渴，口舌生疮，大便秘结，小便黄赤，舌尖红，苔黄，脉数。甚则神昏谵语，舌质红绛，少苔，脉细数。

证候分析：心开窍于舌，其华在面，心火上炎，故面赤、口舌生疮；心主血，热迫血妄行，上溢鼻窍，故鼻干焮热而鼻衄；火热伤津，故口渴；心火内炽则心烦；火扰心神故失眠；心移热于小肠则小便黄赤；舌尖红、苔黄、脉数属心火上亢之象。

治法：清心泻火，凉血止血。

方药：泻心汤加减。本方用大黄、黄芩、黄连苦寒直折，清心泻火，可加白茅根、侧柏叶、茜草根等加强凉血止血之效；心烦不寐、口舌生疮者，加生地、木通、莲子心以清热养阴，引热下行。

5. 虚火上炎

主证：鼻衄色红，量不多，时作时止。鼻黏膜色淡红而干嫩，伴口干少津，头晕眼花，五心烦热，健忘失眠，腰膝酸软，或颧红盗汗，舌红少苔，脉细数。

证候分析：肝肾阴虚，虚火上炎，伤及血络，故鼻衄时作时止；精血不足，则出血量不多，鼻黏膜色淡红干嫩。口干少津，头晕眼花，耳鸣，五心烦热，健忘失眠，腰膝酸软，颧红盗汗，舌红少苔，脉细数均为肝肾阴虚、虚火上炎之象。

治法：滋补肝肾，养血止血。

方药：知柏地黄汤加减。本方能滋阴补肾清虚火，可加旱莲草、阿胶等滋补肝肾，养血；加藕节、仙鹤草、白及等收敛止血；若肺肾阴虚者，可用百合固金汤以滋养肺肾。

6. 气不摄血

主证：鼻衄常发，渗渗而出，色淡红，量或多或少，鼻黏膜色淡。全身症见面色无华，少气懒言，神疲倦怠，食少便溏，舌淡苔白，脉缓弱。

证候分析：脾虚气弱，气不摄血，故鼻衄渗渗而出；脾虚气血生化乏源，则血色淡红，缠绵难愈；脾虚血少，则鼻黏膜色淡；面色无华、少气懒言、神疲倦怠、食少便溏、舌淡苔白、脉缓弱均属脾虚气弱之象。

治法：健脾益气，摄血止血。

方药：归脾汤加减。以归脾汤气血双补，兼养心脾，令脾气健旺，生化有源，统摄之权自复。可加阿胶以补血养血，加白及、仙鹤草以收敛止血，纳差者加神曲、麦芽等。

此外，不论属何种原因引起的鼻衄，总因鼻中出血而使营血耗伤，故出血多者，每见血虚之象，如面色苍白、心悸、神疲、脉细等，除按以上辨证用药外，还可配合和营养血之法，适当加入黄精、首乌、桑椹子、生地等养血之品。若因鼻衄势猛不止，阴血大耗，以致气随血亡，阳随阴脱，症见汗多肢凉，面色苍白，四肢厥逆，或神昏、脉微欲绝者，宜急用回阳益气、固脱摄血之法，以救逆扶危，选用独参汤或参附汤。

二、外治法

对于正在鼻出血的病人，要遵照"急则治其标"的原则，立即止血。常用止血方法如下：

1. 冷敷法 取坐位，以冷水浸湿的毛巾或冰袋敷于患者的前额或颈部，以达凉血止血的目的。

2. 压迫法 用手指紧捏双侧鼻翼10~15分钟，或用手指掐压患者入前发际正中线

1~2寸处，以达止血目的。

3. 导引法 令病人双足浸于温水中，或以大蒜捣烂，或用吴茱萸粉调成糊状敷于同侧足底涌泉穴上，有引火下行的作用，以协助止血。

4. 滴鼻法 香墨（药墨）浓研，滴入鼻中，或用血管收缩剂滴鼻。

5. 吹鼻法 选用云南白药、蒲黄、血余炭、马勃粉、田七粉等具有收涩止血作用的药粉吹入鼻腔，黏附于出血处，而达到止血目的。亦可将上述药物放在棉片上，贴于出血处或填塞鼻腔。

6. 烧灼法 适应于反复小量出血且能找到固定出血点者。用30%～50%硝酸银或30%三氯醋酸烧灼出血点，应避免烧灼过深，烧灼后局部涂以软膏。此外，还可用电灼法或YAG激光、射频烧灼出血点。

7. 鼻腔填塞法 用上述方法未能止血者，可用此法，以持续加压达到止血目的（具体方法参见第十四章第二节）。

上述方法治疗无效者，可行手术结扎颈外动脉、上颌动脉或血管栓塞法等止血。

三、针灸疗法

1. 体针 肺经热盛者，取少商、迎香、尺泽、合谷、天府等穴；胃热炽盛者，取内庭、二间、大椎等穴；心火亢盛者，取阴郄、少冲、少泽、迎香等穴；肝火上逆者，取巨髎、太冲、风池、阳陵泉、阴郄等穴，伴高血压者，加人迎或曲池；肝肾阴虚者，取太溪、太冲、三阴交、素髎、通天等穴；脾不统血者，取脾俞、肺俞、足三里、迎香等穴。实证用泻法，并可点刺少冲、少泽、少商等穴出血；虚证用补法，或平补平泻法。

2. 耳穴贴压 取内鼻、肺、胃、肾上腺、额、肝、肾等耳穴，用王不留行子贴压。

【预防与调护】

1. 鼻衄时，患者多较紧张，因此，先要安定患者情绪，必要时可给予镇静剂。

2. 对鼻衄的病人，一般采用坐位或半卧位，有休克者，应取平卧低头位。嘱患者尽量勿将血液咽下，以免刺激胃部引起呕吐。

3. 检查操作时，动作要轻巧，忌粗暴，以免加重损伤，造成新的出血点。

4. 患者宜少活动，多休息，忌食辛燥刺激之物，以免资助火热，加重病情。可多食蔬菜水果，保持大便通畅。

5. 注意情志调养，保持心情舒畅，忌忧郁暴怒。

6. 戒除挖鼻等不良习惯。

【预后及转归】

本病如能及时止血，后针对病因进行全身调理，预后良好。反复出血或出血量多者可致贫血，甚则可危及生命。

【参考资料】

1. 古代文献摘录

（1）《诸病源候论·卷二十九》：“凡血与气，内荣脏腑，外循经络，相随而行于身，周而复始。血性得寒则凝涩，热则流散。而气，肺之所生也，肺开窍于鼻，热乘于血，则气亦热也，血气俱热，血随气发出于鼻，为鼻衄。”

（2）《景岳全书·卷三十》：“衄血之由内热者，多在阳明经，治当以清降为主。微热者，宜生地、芍药、天冬、麦冬、玄参、丹参或局方犀角地黄汤、生地黄饮子、麦门冬散之类主之。热甚者宜芩连栀柏或茜根散、抽薪饮、加减一阴煎。若兼头痛口渴者，宜玉女煎、白虎汤之类主之，或阳明热极，下不通而火壅于上者，宜拔萃犀角地黄汤之类通其下而上自愈。”

（3）《血证论·卷二》：“凡衄血，久而不止，去血太多，热随血减，气亦随血亡矣……而血尽则死矣。急用独参汤救之，手足冷，气喘促，再加附子，以引气归根。”

（4）《先醒斋医学广笔记·卷二》：“宜行血，不宜止血。血不行经络者，气逆上涌也。行血则血循经络，不止自止……宜补肝不宜伐肝……养肝则肝气平而血有所归，伐之则肝虚不能藏血，血愈不止矣。宜降气不宜降火，气有余，便是火，气降火自降，火降则气不上升，血随气行，无溢出上窍之患矣。降火必用寒凉之剂，反伤胃气，胃气伤则脾不能统血，血愈不能归经矣。”

2. 医案选录

（1）黄某，女，30 岁。1978 年 6 月 18 日初诊。主诉：1963 年患过“甲状腺功能亢进”，1969 年患过“肺结核”，均已治愈。平时吃燥热食物会喉痛，忌食胡椒、生姜、葱、蒜等物。近两月月经来潮时鼻有热感、流血，心烦急躁。经期尚准，七八日干净。平时咽喉胀，多痰，心悸，胃纳正常，小便黄，大便二日一次，睡眠多梦。曾请西医治疗未见效果。诊查：现经期将至，精神不宁，出现以往衄血的先兆。舌色淡，苔薄白，脉细数。辨证：脾肾既虚，肝气又郁。治法：益肾健脾疏肝。处方：熟地黄 12g，茯苓 12g，北沙参 12g，白芍药 12g，当归 9g，百合 15g，怀山药 12g，麦门冬 9g，枇杷叶 12g，旋覆花 9g，怀牛膝 12g，益母草 12g。2 剂。

6 月 20 日二诊：月经来潮而无衄血，经血量稍多，情绪比过去好。腹痛，大便烂，每日一次。上方去当归，加甘草 3g。4 剂。

6 月 28 日三诊：月经已干净，未见衄血。咽喉干，多痰，恶心，嗳气，肠鸣，矢气多，整夜做梦，晨起心悸，白天呵欠多。处方：党参 12g，白术 9g，茯苓 12g，炙甘草 5g，陈皮 3g，法半夏 9g，桑寄生 15g，枸杞子 12g，制首乌 12g，香附 9g，郁金 9g，佛手 6g。

7 月 11 日四诊：持续服上方药后诸症好转，预计 1 周后月经将来。处方：北沙参 12g，麦门冬 9g，百合 15g，干地黄 12g，白芍药 9g，旋覆花 9g，枇杷叶 9g，怀牛膝 9g，益母草 9g，郁金 9g。

两个月后随访，鼻衄已无再发。

（《中国现代名中医医案精华·杨志仁医案》）

（2）张某，男，67岁。1984年5月24日初诊。患者鼻衄两天，出血不止。初发鼻衄，往某医院就诊，经纱布条填塞鼻腔，压迫止血。自述衄血色鲜红，量多不易止，口渴不已，喜凉饮，饮不止渴，牙齿痛，大便3日未行，小便黄，舌质红，苔黄厚而燥，脉弦数等。检查：左侧鼻内肌膜鲜红，鼻内干燥。右侧鼻内抽出纱条后，可见鼻内有块状血痂附着，肌膜鲜红，鼻中隔前下方脉络怒张，肌膜浅表溃烂。按：胃火炽盛，迫血妄行，上冲行鼻，发为鼻衄，故辨证为胃火鼻衄。症由胃火所发，治以清胃为主，选用清胃散加味，以清泄胃火，不至上窜，使火热清，血自降。生地15g，丹皮12g，黄连10g，当归12g，升麻6g，生石膏30g，大黄10g，旱莲草30g，白茅根30g，怀牛膝30g，赤芍12g，生甘草6g。3剂，水煎服，每日1剂，并嘱其勿食热物，勿用温水洗面。

二诊：3剂药尽，鼻衄基本停止，牙痛消失，口渴不甚，大便得通，但稍干燥。为巩固疗效，兼除他症，按上方，减生石膏量为20g，大黄易芒硝（冲服），继投3剂，并给以鼻炎液2支，滴鼻，以滋润鼻腔。

连诊两次，共服药6剂，药后复查，鼻内肌膜已由鲜红色转为淡红色，荣润光泽，溃烂面已愈合良好，诸症皆除。

（《蔡福养临床经验辑要》）

第十节 鼻损伤

鼻损伤是鼻部遭受外力作用而致的损伤。由于外力作用大小及受力方式不同，损伤的程度也不同，常见的有鼻伤瘀肿、皮肉破损、鼻骨骨折、鼻伤衄血等。若伤势较重，可危及生命。

中医学对损伤致病的认识有悠久的历史。如宋代《三因极一病证方论·卷九》："或堕车马，打仆损伤，致血淖溢，发为鼻衄，名折伤衄。"明清时代，对鼻损伤有进一步认识，认为其病因主要有跌仆、撞击、金创等，伤损表现主要有"鼻出血"、"鼻梁凹陷"、"伤开孔窍"、"鼻破歪落"等，并形成了比较完善的治法，如敷贴法、整复法、内服药法等。

【病因病机】

鼻突于面中，易受外来暴力碰撞，故鼻损伤多由外力直接作用于鼻部而致。常见于拳击殴打、跌仆、撞击、金器损伤、弹击、爆炸等事故中，由于外力大小以及受力方式不同，因此损伤的病理变化及损伤的程度也不同。

1. **鼻伤瘀肿** 单纯钝力挫伤，受力广而分散，皮肉不破，表现为外鼻软组织肿胀及皮下瘀血。

2. **皮肉破损** 多为锐器损伤，致皮肉破损、裂开，甚至部分缺损。

3. **鼻骨骨折** 撞击力较强，拳击殴打、跌仆冲撞为常见原因，每可致鼻梁骨折断而畸形，鼻梁骨折者往往合并瘀肿疼痛。

4. **鼻伤衄血** 鼻部受外来损伤，以致皮肉破损，伤及脉络，血液溢出，或鼻骨骨折，脉络破裂而出血。

此外，枪弹与爆炸弹片等飞物所伤，常为穿透性，造成异物残留于内，严重者，还可波及颅脑。

【诊断】

诊断要点

1. **病史**　有鼻外伤史。
2. **临床症状**　主要表现为不同程度的鼻部疼痛，或有鼻塞、衄血。
3. **检查**　可见鼻部瘀肿或出血，触诊或有皮下气肿、捻发音，严重者，皮肉破损，或部分脱落缺损，甚至鼻中隔脱位，或鼻骨骨折。中隔脱位者，见鼻中隔偏离中线，突向一侧鼻腔，或伴有鼻中隔血肿。鼻骨骨折者，移位性骨折可见鼻梁歪斜或塌陷，触之或有骨擦音；非移位性骨折则外形不变，触之骨折线处有明显压痛和变形。鼻部正侧位X线片有助于诊断。

【辨证及治疗】

鼻损伤是鼻科急症，临证时应注意损伤程度及病情变化，及时采用不同的外治和内治方法。

一、分型论治

1. 鼻伤瘀肿

主证：鼻部肿胀，皮下青紫，可连及眼睑，局部疼痛和触痛明显，可有鼻塞，额部胀痛，鼻梁压迫感，或见鼻中隔膨隆，紫暗，光滑柔软，若继发染毒，则形成脓肿，出现发热、局部疼痛加重，或呈跳痛等。

证候分析：多因钝力碰撞，致筋肉受伤，脉络破损，血溢脉外，瘀积于皮肉之间，故局部肿胀、青紫；气血瘀滞，脉络不通，故局部疼痛，触之益甚；若瘀血积于中隔，鼻窍受阻，则见鼻中隔膨隆、鼻塞；若血肿染毒，化热腐肉，则形成脓肿；热毒壅盛，故见发热、局部疼痛增剧等症状。

治法：活血通络，行气止痛。

方药：桃红四物汤加味。以桃红四物汤活血祛瘀、和血止痛，可加香附、延胡索、丹皮行气消肿而止痛。若血肿染毒者，可合五味消毒饮，以清热解毒。

2. 皮肉破损

主证：轻者鼻部表皮擦伤，重者皮肉破损撕裂，甚至部分脱落或缺损，局部有出血或疼痛。

证候分析：钝力损伤或锐器损伤，均可使皮肉破损。轻者，可只有表皮擦伤；重者则可形成较深、较长的裂口，甚至部分断离脱落。血脉破损故血外溢，瘀血阻滞，气血不通，则肿胀疼痛。

治法：活血祛瘀，消肿止痛。

方药：桃红四物汤加减。出血者，加仙鹤草、白及、栀子炭、三七等止血药；因染毒而见伤口边缘红肿者，宜合五味消毒饮，以清热解毒。

3. 鼻骨骨折

主证：若骨折而无移位者，局部可只有疼痛、触痛或肿胀。若骨折已移位，可见鼻梁歪曲或塌陷如马鞍状，触诊时可有摩擦感，若伤后空气进入皮下，可形成皮下气肿，触之有捻发音。严重者，可有鼻中隔骨折、脱位，而致鼻塞。舌质暗紫，苔薄白，脉涩。鼻中隔偏离中线，突向一侧鼻腔。

证候分析：多因钝力撞击鼻梁所致。因鼻梁骨轻薄且脆，故易折断，向内塌陷，形成畸形。血脉破损，血溢皮肉之间，故瘀肿疼痛。鼻为气道，伤后空气沿鼻窍内伤口进入皮下，故有气肿，按之柔软。舌质暗紫，苔薄白，脉涩为脉络破损，瘀滞不通之象。

治法：初期宜活血祛瘀，行气止痛；中期宜行气活血，和营生新；后期宜补气养血，滋补肝肾。

方药：初期用活血止痛汤加减。方中乳香、没药、苏木活血祛瘀、消肿止痛，以红花、三七、地鳖虫破血逐瘀消肿，配以当归、川芎养血活血，助以赤芍、落得打、紫金藤清热凉血祛瘀，陈皮行气健胃，以防苦寒伤胃。有出血者，加仙鹤草、白及、栀子炭等，或用桃红四物汤、七厘散。

中期用正骨紫金丹加减。方中红花、当归、丹皮、大黄活血消肿，血竭、儿茶祛瘀止痛，生新接骨。亦可用续断紫金丹。

后期可用人参紫金丹加减。方中人参、茯苓、甘草、当归健脾补气血而养肝，五加皮、血竭、没药散瘀消肿，定痛生肌，丁香、骨碎补、五味子理气补肾壮筋骨。

4. 鼻伤衄血

主证：鼻部受伤时，出现鼻孔内流血，其量可多可少，为各类鼻损伤的常见合并症，或受伤后衄血量多，持续难止，甚则出现面色苍白，脉微欲绝，血压下降等危重证候，或受伤后数日，仍有反复衄血。

证候分析：鼻部外伤后，血脉破损，并有鼻窍黏膜破裂，血不归经，循伤口外溢流出鼻腔。若受伤当时出血，量不多，乃细小脉络破损，伤势一般较轻；若出血量多，持续难止，甚则面色苍白，脉微欲绝，血压下降者，乃伤势严重；若伤后数日内仍时有出血，乃伤损复杂，部位较深，伤势一般较重。

治法：敛血止血，和血养血。

方药：根据前述鼻伤所属类型用方，加入白及、蒲黄、仙鹤草、栀子炭、侧柏叶、白茅根、藕节、三七之类。若失血过多者，宜加首乌、干地黄、桑椹子、当归、黄精等，以和血养血，或配合生脉散以益气养血；若鼻伤后大衄不止而见面色苍白，脉微欲绝，血压下降者，应根据"无形之气须当急固"的原则，治以益气敛阳固脱，用独参汤，或生脉散合参附龙牡汤主之，并配合西医抢救措施。

二、外治法

1. 鼻伤瘀肿

鼻伤初起，24小时以内，宜予冷敷，以帮助止血或制止瘀血扩散。

24 小时以后，可改用热敷或内服中药渣再煎汤热敷，以活血散瘀，消肿止痛。

2. 皮肉破损　轻者只需用生理盐水或双氧水清洗伤口。伤口较深较长者，应予仔细清理创口，取出异物，尽可能保留皮瓣，再予缝合，并应注射破伤风抗毒素。皮肤缺损严重者应予植皮。

3. 鼻中隔血肿　血肿小者，可穿刺抽吸；血肿大者，宜在表麻下，沿血肿下方做一与鼻底平行的切口，吸尽瘀血后以消毒凡士林纱条紧密填塞鼻腔，防止再出血。同时注意预防感染化脓。

4. 鼻中隔脱位　应予复位。用复位钳伸入两侧鼻腔夹住鼻中隔，将其扶正复位后，双侧鼻腔填塞凡士林纱条。若难以复位者，日后可行鼻中隔黏膜下矫正术或黏膜下切除术，以矫正其偏曲。

5. 鼻骨骨折　骨折无移位者，可参考"鼻伤瘀肿"之治；骨折有移位形成畸形者，应及早进行复位。若因鼻肿较剧，复位有困难者，也可稍延迟数日，待肿胀消退，再行复位。但也不宜太迟，最迟不得超过 14 天，以免骨痂形成太多，或错位愈合，则不易整复（"鼻骨骨折整复法"具体方法见附篇）。

6. 鼻伤衄血　以止血为主，方法参见"鼻衄"一节。

【预防与调护】

1. 有伤口者，要注意保持局部清洁，以免感染邪毒而加重病情。
2. 有瘀肿者，不要用力揉擦患处，以免加重损伤或引起出血。
3. 有骨折者，要防止再度碰撞或按压，以免骨折端移位，难以愈合或形成畸形。
4. 着重进行各项安全宣传教育，避免意外事故发生，是预防本病的关键。

【预后及转归】

本病伤势较轻者，预后较好。但若伤势较重，或失治、误治，则可遗留畸形，影响面容或呼吸功能。若合并有邻近器官损伤（眼眶壁、牙槽突损伤及脑震荡等）或颅底骨折、硬脑膜撕裂伤等，则可遗留其他功能障碍，甚至危及生命。

【参考资料】

古代文献摘录　《医宗金鉴·正骨心法要旨·头面部》："凡鼻两孔伤凹陷者可治，血出无妨。若鼻梁骨凹陷者，用当归膏敷贴；若两孔跌磕伤开孔窍，或金刃伤开孔窍，用封口药敷伤处，外以消毒定痛散贴之退肿。"

第十一节　鼻异物

鼻异物是外来之物误入鼻窍所引起的疾病。异物滞留鼻内，可致鼻塞、流秽臭脓血涕、头痛等症状。本病多见于小儿。

【病因病机】

儿童因无知或不慎将细小物件塞入鼻腔；进食不慎或呕吐时食物经鼻咽部进入鼻腔；因外伤、枪弹伤或爆炸伤致异物留于鼻腔；因露宿野外，小昆虫偶然进入鼻腔；医源性异物遗留在鼻内；精神病患者自行塞入异物等。常见异物有三类：

1. **植物类** 如黄豆、花生粒、玉米、瓜子、果仁等异物滞留鼻腔，可致鼻塞流涕，若滞留时间较长，异物遇水膨胀，则症状加重。

2. **生物类** 小昆虫、蚂蚁、水蛭等进入鼻腔，爬行骚动，可致疼痛、出血。

3. **非生物类** 纸团、橡皮、玻璃球、粉笔、纽扣、泡沫、沙石、弹头、弹片等滞留鼻内，阻塞鼻窍，可致鼻塞流涕，甚者染毒溃烂。

【诊断】

一、诊断要点

1. **病史** 有异物入鼻史。

2. **临床症状** 因其异物的种类、大小及滞留时间长短而有不同的临床表现。异物滞留可出现患侧鼻塞不通，黏脓涕或脓血涕，并有臭味。昆虫类异物，常有骚动爬行感。若异物进入的位置较深，损伤部位较广，可有出血、头痛、视力障碍。儿童单侧鼻流脓血涕且秽臭者，应首先考虑鼻异物。

3. **检查** 鼻腔检查发现异物可确立诊断（彩图 15），或疑有金属异物时，可行 X 线摄片或 CT 检查协助诊断。

二、鉴别诊断

婴幼儿等不能明确提供异物入鼻病史者，应注意与鼻渊相鉴别。

【辨证及治疗】

本病的治疗以外治为主，可根据异物的性质、形态、大小及存留的位置，采取适当的取出法。如细小异物，可用通关散吹鼻，借喷嚏将异物喷出；圆形异物，如珠子、豆子、纽扣等，可用异物钩或小刮匙，绕至异物后方，由后向前拨出，不可用镊子夹取，以免将异物推向深处；质软或条状异物，如纸团、纱条等，可直接用镊子夹取；形态不整或体形较大的异物，可夹碎分次取出，经鼻前孔难以取出之异物，可取仰卧低头位，将异物推向鼻咽部，经口腔取出；动物性异物，须先将其麻醉或杀死后再用钳取出；较深的金属异物，需在 X 线荧光屏观察下手术取出。

异物取出后，如局部黏膜有糜烂、破损者，可用减充血剂滴鼻，以防粘连。若已有粘连，则分离后填入明胶海棉或凡士林纱条。

【预防与调护】

1. 教育儿童不要将异物塞入鼻内。另外，一旦发现儿童出现单侧鼻塞、流臭秽涕等症状，要警惕鼻异物发生的可能，要及时诊治，以免贻误时机，加重病情。

2. 医务人员在取出鼻腔填塞物后，应仔细检查，并清点填塞物，以免有所遗留。

3. 小儿患者，要防止异物滑入气管，引起窒息。

4. 嘱病人不可盲目用手或其他不恰当器械自行挖取异物，以免将异物推向深处，造成不必要的损伤。

【预后及转归】

本病如及时处理，预后良好。某些异物停留鼻内，可能向后滑入咽部，有吸入气管或吞入胃内的可能。鼻异物停留日久，可并发鼻窒、鼻渊等病证。异物滞留鼻内日久也可形成鼻石，鼻石压迫，可致鼻甲萎缩或鼻中隔穿孔。

【参考资料】

古代文献摘录

1.《普济方·卷六十四》："治误食物落鼻中，及入眼不出，用皂角末，吹取嚏即出。"

2.《诸病源候论·卷二十九·食诸物误落鼻内候》："颅颏之间，通于鼻道，气入有食物未及下喉，或因言语，或因嚏咳而气则逆，食物因气者逆，误落鼻内。"

第十二节　杨梅鼻烂

杨梅鼻烂是由杨梅邪毒引起的以鼻部溃烂为主要特征的疾病。西医的鼻梅毒可参考本病进行辨证施治。

【病因病机】

1. **邪毒犯肺，结聚鼻窍**　杨梅邪毒，由外而入，侵犯肺脏，壅结鼻窍而致本病。

2. **杨梅毒盛，损及肝肾**　杨梅结毒，久而不愈，邪毒损及肝肾；或素体虚弱，肝肾亏虚，杨梅邪毒乘虚而入，上结鼻窍而致本病。

3. **邪毒久留，气滞血瘀**　杨梅邪毒久留，阻遏气血运行，致气滞血瘀，邪毒与气血搏结于鼻窍而致本病。

【诊断】

诊断要点

1. **病史**　多有梅毒接触史或家族史。

2. **临床症状** 鼻部疼痛，鼻塞，流脓涕，嗅觉减退。

3. **检查** 外鼻皮肤出现结节，甚至糜烂，覆有干痂或渗出物，鼻黏膜充血、糜烂，甚至形成塌鼻和鼻中隔穿孔，或见梅毒瘤，鼻黏膜萎缩。取病变部位渗出物查找梅毒螺旋体或进行梅毒血清学试验、活检，有助于诊断。

【辨证及治疗】

一、分型论治

1. 邪毒犯肺，结聚鼻窍

主证：鼻痛，鼻塞，流脓涕，嗅觉减退。可伴咳嗽气短，倦怠乏力，舌质红，苔白，脉缓。检查见外鼻皮肤出现结节或糜烂，鼻黏膜糜烂。

证候分析：杨梅邪毒，由外而入，侵犯肺脏，壅结鼻窍，故鼻痛、鼻塞、脓涕、嗅觉减退、外鼻皮肤出现结节；邪毒灼伤肌肤黏膜，故外鼻皮肤糜烂、鼻黏膜糜烂；邪毒犯肺，肺气受阻，故咳嗽气短；舌质红、苔白、脉缓为邪毒外侵之象。

治法：疏风清热，除湿解毒。

方药：解毒天浆散加减。方中以金银花、连翘、蝉蜕、防风疏风清热、解毒宣肺；防己、南藤、木瓜、薏苡仁、土茯苓除湿解毒；皂角刺、白鲜皮通络解毒；天花粉清热生津；川芎、当归养血活血；甘草调和诸药。

2. 杨梅毒盛，损及肝肾

主证：鼻痛，鼻塞，脓涕，嗅觉减退。可伴有头晕目眩，面色无华，腰酸耳鸣，神疲乏力，舌质淡，苔薄白，脉沉细而弱。检查见外鼻皮肤出现结节，甚至糜烂，覆有干痂或渗出物，鼻黏膜充血，糜烂，甚至形成塌鼻和鼻中隔穿孔，或见梅毒瘤，鼻黏膜萎缩。

证候分析：素体虚弱或久病不愈，肝肾亏虚，杨梅邪毒蕴结于鼻，故鼻痛、鼻塞、脓涕、嗅觉减退、鼻部皮肤黏膜溃烂或结节；肝肾亏虚不能上养头目故头晕目眩、面色无华；肾精不足，髓海空虚，故腰酸耳鸣、神疲乏力；舌质淡、苔薄白、脉沉细而弱为精血不足之象。

治法：滋补肝肾，清血解毒。

方药：杞菊地黄汤合芎归二术汤加减。以杞菊地黄汤补益肝肾，芎归二术汤泄浊活血解毒。

3. 邪毒久留，气滞血瘀

主证：鼻痛，鼻塞，脓涕，嗅觉减退。咽干不欲饮，舌质红或暗红，舌边或有瘀点，苔微黄，脉弦。检查见外鼻皮肤出现结节，甚至糜烂，覆有干痂或渗出物，鼻黏膜暗红，糜烂，甚至形成塌鼻和鼻中隔穿孔，或见梅毒瘤。

证候分析：邪毒久留，气滞血瘀，壅结于鼻，故鼻痛、鼻塞、脓涕、嗅觉减退、外鼻皮肤出现结节或见梅毒瘤；邪毒灼伤肌肤黏膜，故外鼻皮肤糜烂、覆有干痂或渗出物、鼻黏膜糜烂，甚至形成塌鼻和鼻中隔穿孔；内有瘀血，故咽干不欲饮；舌质红或暗红、舌边或有瘀点为气滞血瘀之象。

治法：清血解毒，化瘀散结。

方药：茯苓汤加减。方中以土茯苓、桔梗、防风清血解毒，利湿祛浊；乳香、没药活血化瘀，散结止痛，消肿生肌。

二、外治法

1. **清创**   可用熏洗结毒方外洗创面。苍术30g，川椒9g。用水5碗，煎至4碗，入罐内，将患处对罐口，以热气熏之。半热，倾药盆内，淋洗患处，以洁净布拭干，后搽解毒紫金膏。

2. **外敷**   肿块未溃可用冲和膏或神仙碧玉膏外敷，溃后用冬青树枝制末掺之，或外用鹅黄散，脓尽用生肌散收口。

【预防与调护】

洁身自爱，避免接触，早期发现，早期治疗。

【预后及转归】

早期治疗，预后尚可。晚期治疗，预后不佳。

【参考资料】

1. 古代文献摘录

（1）《医宗金鉴·外科心法要诀》："杨梅疮生有二般，精华气化是其原。"

（2）《续医说》："吴人不识，呼为广疮，又以其形似，谓之杨梅疮。若病人血虚者，服轻粉重剂，致生结毒，鼻烂足穿，遂成痼疾，终身不俞云。"

（3）《类证治裁·卷八》："气化者，近生梅疮之人，闻其气，食其余，登厕感其毒，则脾肺受之，故先从上部见……精化者，由交媾不洁，火毒里袭，故先从下部见。"

2. 现代相关疾病简介   梅毒（syphilis）一期梅毒皮肤早期可见斑丘疹，质硬，数日后渐隆起皮面，表皮破溃后形成溃疡，边缘整齐，基底浸润，质硬，表面附有带血的溢液，干后成黑色痂，周围有明显水肿，鼻多变形，鼻黏膜初疮多发生于鼻前庭，溃疡面隆起如蕈样，质硬，患侧鼻翼和面颊呈充血性水肿。二期梅毒主要表现为梅毒性鼻炎，似上呼吸道感染，以鼻塞、流涕为特征，鼻中隔可见暗红色境界清晰的斑疹，鼻黏膜充血，亦可发生扁平湿疣，基底有浸润。三期梅毒多在梅毒感染3～10年后出现症状，主要病变为树胶肿，病变多侵犯鼻翼、鼻前庭、鼻中隔骨部、鼻甲、鼻腔底等处，皮下出现质硬结节，如不及时治疗，中央软化穿破，可形成溃疡。梅毒瘤发生于黏膜和骨膜或软骨膜之间者呈现为境界不清的肿瘤样新生物，质硬，亦可见梅毒瘤性浸润斑块，质硬，暗红色，或出现溃疡，梅毒瘤浸润消退后鼻黏膜萎缩。梅毒瘤发生于软骨膜和鼻骨时，常使鼻中隔骨部或硬腭穿孔，如软骨和骨部均被破坏，鼻梁下塌可形成鞍鼻。

第九章　咽喉科常见疾病

第一节　喉　痹

　　喉痹是指因外邪壅遏肺胃或脏腑虚损、咽喉失养所致的以咽痛或咽部不适感，咽部红肿，或喉底有颗粒状突起为主要特征的咽部疾病。西医学的咽炎及某些全身性疾病在咽部的表现可参考本病进行辨证施治。

　　喉痹一词，早见于帛书《五十二病方》，以后《内经》多次论述了喉痹。如《素问·阴阳别论》曰："一阴一阳结，谓之喉痹。"痹者，闭塞不通之意。历代医家对喉痹的认识不尽一致，其包括范围甚广，界限混淆不清，不易辨识，归纳起来主要有两个方面的含义。一是咽喉口齿疾病的总称，古代文献多将咽喉口齿等部位的疾病统称为"喉痹"，其中亦包括喉风、乳蛾、喉痈等。二是仅指咽部疾病，近代医家多宗此认识本病。

　　喉痹可发生于各年龄段，一年四季均可发病，一般急性发作者实证居多，反复发作久病不愈者虚证居多。

【病因病机】

　　1. 外邪侵袭，上犯咽喉　气候骤变，起居不慎，肺卫失固，易为风邪所中。风热之邪从口鼻侵犯人体，内犯于肺，壅遏肺系，宣降失司，邪热上壅咽喉，而为喉痹；风寒之邪外袭，外束肌表，卫阳被遏，不得宣泄，壅结咽喉，亦发为喉痹。

　　2. 肺胃热盛，上攻咽喉　外邪不解，壅盛传里，过食辛热煎炒、醇酒厚味之类，肺胃蕴热，复感外邪，内外邪热搏结，蒸灼咽喉而为喉痹。

　　3. 肺肾阴虚，虚火上炎　温热病后，或劳伤过度，耗伤肺肾阴液，咽喉失于滋养，阴虚则水不制火，虚火亢盛，上灼咽喉，发为喉痹。

　　4. 脾胃虚弱，升降失调　因饮食不节，或思虑过度，劳伤脾胃，或久病伤脾，或过用寒凉，致脾胃虚弱，水谷精微化生不足，咽喉失养，或中焦升降失调，则发为喉痹。

　　5. 脾肾阳虚，咽失温煦　因于先天禀赋不足或房劳过度，或日久操劳，或久病误治，或过用寒凉攻伐之品，以至脾肾阳虚，脾肾阳气亏损，失去温运固摄功能，寒邪凝闭，阳气无以上布于咽喉，或肾阳虚则虚阳浮越，上浮咽喉而为病。

6. 痰凝血瘀，结聚咽喉 情志不遂，气机不畅，气滞痰凝，结于咽喉，或脾虚生痰，久病生痰，痰凝血瘀，结聚咽喉所致；或喉痹反复发作，余邪滞留于咽喉，久则经脉瘀滞，咽喉气血壅滞而为病。

【诊断】

一、诊断要点

1. 病史 多有外感病史，或咽痛反复发作史。

2. 临床症状 起病急者，多表现为咽部疼痛为主，吞咽时咽痛加重；病久者，多表现为咽干、咽痒、咽部微痛及灼热感、咽喉异物阻塞感、哽哽不利等种种咽喉不适症状。

3. 检查 咽黏膜充血、肿胀，咽后壁或见脓点，或见咽黏膜肥厚增生，咽后壁颗粒状隆起（彩图16），或见咽黏膜干燥。

二、鉴别诊断

本病须与乳蛾、喉痈等病相鉴别。

【辨证及治疗】

喉痹起病急者，多属肺胃之热证，如《丹溪心法·卷四》指出"喉痹大概多见痰热"，因此治疗上，应适当配合清热化痰利咽的药物。若久病不愈，反复发作，则因体质不同，可有阴虚、气虚、阳虚、痰瘀等不同证型。

一、分型论治

1. 外邪侵袭，上犯咽喉

主证：咽部疼痛，吞咽不利。偏于风热者，咽痛较重，吞咽时痛增，发热，伴恶风，头痛，咳痰黄稠，舌苔薄黄，脉浮数，检查可见咽部黏膜鲜红、肿胀，或颌下有臖核。偏于风寒者，咽痛较轻，伴恶寒发热，身痛，咳嗽痰稀，舌质淡红，脉浮紧，检查见咽部黏膜淡红。

证候分析：风热外邪侵袭，客于肺系，结聚于咽，则咽部疼痛，吞咽时痛增，咳嗽痰黄稠；恶风发热、头痛、舌苔薄黄、脉浮数为风热在表的证候。若风寒外袭，卫阳被郁遏，不得宣泄，邪不外达，凝聚于咽，则咽痛不适，吞咽不利；寒邪束表，肺胃失宣，则恶寒发热，身疼痛，头痛无汗，咳嗽痰稀；舌质淡红、苔薄白、脉浮紧为风寒在表的证候。

治法：疏风散邪，宣肺利咽。

方药：风热外袭者，宜疏风清热，消肿利咽，用疏风清热汤。方中以荆芥、防风疏风解表；金银花、连翘、黄芩、赤芍清热解毒；玄参、浙贝母、天花粉、桑白皮清肺化痰；牛蒡子、桔梗、甘草散结解毒，清利咽喉。风寒外袭者，宜疏风散寒，宣肺利咽，可选用六味汤加味。方中荆芥、防风、薄荷疏散风邪；桔梗、甘草宣肺利咽；僵蚕祛风痰，利咽喉。若咳嗽痰多者，可加苏叶、杏仁、前胡；若鼻塞、流涕者，可加苍耳子、辛夷花、白芷。

2. 肺胃热盛，上攻咽喉

主证：咽部疼痛较剧，吞咽困难，发热，口渴喜饮，口气臭秽，大便燥结，小便短赤，舌质红，舌苔黄，脉洪数。检查见咽部红赤肿胀明显，喉底颗粒红肿或有脓点，颌下有瘰核。

证候分析：肺胃热盛，火热燔灼咽喉，则咽部疼痛较剧，吞咽困难；火热内炽，则发热、口渴喜饮、口气臭秽、大便燥结、小便短赤；火热邪毒结于颌下，则颌下有瘰核；舌质红、舌苔黄、脉洪数为里热之证候。

治法：清热解毒，消肿利咽。

方药：清咽利膈汤加减。方中荆芥、防风、薄荷疏风散邪；金银花、连翘、栀子、黄芩、黄连泻火解毒；桔梗、甘草、牛蒡子、玄参利咽消肿止痛；生大黄、玄明粉通便泄热。若咳嗽痰黄、颌下瘰核痛甚，可加射干、瓜蒌仁、夏枯草；高热者，可加水牛角、大青叶；如有白腐或伪膜，可加蒲公英、马勃等。

3. 肺肾阴虚，虚火上炎

主证：咽部干燥，灼热疼痛不适，午后较重，或咽部哽哽不利，干咳痰少而稠，或痰中带血，手足心热，或见潮热盗汗，颧红失眠多梦，耳鸣等，舌红少津，脉细数。检查可见咽部黏膜暗红，或咽部黏膜干燥少津。

证候分析：阴虚津少，虚火上炎，故咽中不适、微痛、干痒、灼热感、异物感；午后阳明经气旺，阴分受克制，故症状更重；肺阴不足，肃降失职，肺气上逆，则干咳痰少而稠；虚火久灼，气血瘀滞，故咽部暗红；肺肾阴虚，咽喉失于濡养，故黏膜干燥而萎缩；潮热、盗汗、颧红、手足心热、舌红少津、脉细数皆为阴虚火旺之证候。

治法：滋养阴液，降火利咽。

方药：肺阴虚为主者，宜养阴清肺，可选用养阴清肺汤。若喉底颗粒增多者，可酌加桔梗、香附、郁金、合欢花等以行气活血、解郁散结。肾阴虚为主者，宜滋阴降火，清利咽喉，可选用六味地黄丸加减。若咽部干燥焮热较重，伴虚烦不眠、盗汗、大便干结等，此为虚火亢盛，宜加强降火之力，引火归原，可用知柏地黄汤加减。

4. 脾胃虚弱，升降失调

主证：咽喉哽哽不利或痰黏着感，咽燥微痛，口干而不欲饮或喜热饮，易恶心，或时有呃逆反酸，若受凉、疲倦、多言则症状加重。平素倦怠乏力，少气懒言，胃纳欠佳，或腹胀，大便溏薄等，舌质淡红，边有齿印，苔薄白，脉细弱。检查见咽黏膜淡红或微肿，喉底颗粒较多，可呈扁平或融合，或有少许分泌物附着。

证候分析：脾胃虚弱，运化失职，津液不能上达于咽，咽部脉络失其濡养，气血运行不畅，则咽喉哽哽不利、咽燥微痛、口干而不欲饮或喜热饮；脾胃气虚，水湿不运，聚而生痰，阻滞咽部，则咽部有痰黏着感、黏膜淡红或微肿、喉底颗粒较多；气机失调，胃气上逆，故易恶心、呃逆反酸；倦怠乏力、少气懒言、胃纳欠佳、腹胀、大便溏薄、舌质淡红、舌边有齿印、苔薄白、脉细弱均为脾胃气虚之证候。

治法：益气健脾，升清降浊。

方药：补中益气汤加减。若咽部脉络充血，咽黏膜肥厚者，可加丹参、川芎、郁金以活血行气；痰黏者可加贝母、香附、枳壳以理气化痰、散结利咽；易恶心、呃逆反酸者，可加法半夏、厚朴、佛手、陈皮等以和胃降逆；若纳差、腹胀便溏、苔腻者，可加砂仁、藿香、茯苓、生苡仁等，以健脾利湿。

5. 脾肾阳虚，咽失温煦

主证：咽部异物感，微干微痛，哽哽不利，痰涎稀白，面色苍白，形寒肢冷，腰膝冷痛，夜尿频而清长，腹胀纳呆，下利清谷，舌质淡嫩，舌体胖，苔白，脉沉细弱。检查见咽部黏膜淡红。

证候分析：脾肾阳虚，阴寒内生，咽喉失于温煦，则咽部哽哽不适、痰涎增多、黏膜淡红；脾阳虚则腹胀纳呆、下利清谷；肾阳虚则形寒肢冷、腰膝冷痛；膀胱气化不利则夜尿频而清长；面色苍白、舌质淡嫩、舌体胖、苔白、脉沉细弱均为阳虚之症状。

治法：补益脾肾，温阳利咽。

方药：附子理中丸加减。方中人参、白术益气健脾；干姜、附子温补脾肾之阳气；甘草调和诸药。若腰膝酸软冷痛者，可酌加枸杞子、杜仲、牛膝等；若咽部不适、痰涎清稀量多者，可酌加半夏、陈皮、茯苓等；若腹胀纳呆者，可加砂仁、木香等。

6. 痰凝血瘀，结聚咽喉

主证：咽部异物感，痰黏着感，灼热感，或咽微痛，痰黏难咯，咽干不欲饮，易恶心呕吐，胸闷不适。舌质暗红，或有瘀斑、瘀点，苔白或微黄，脉弦滑。检查见咽黏膜暗红，喉底颗粒增多或融合成片，咽侧索肥厚。

证候分析：邪毒久滞，虚火久蒸，炼津成痰，气机阻滞，血行不畅，邪毒与痰、瘀搏结于咽喉，故有咽异物感、痰黏着感、灼热、微痛不适、易恶心呕吐、喉底颗粒增多、咽侧索肥厚；情志不畅，气机不畅则胸闷不适；舌质暗红，或有瘀斑、瘀点为内有瘀血之象；脉弦滑为痰湿之证候。

治法：祛痰化瘀，散结利咽。

方药：贝母瓜蒌散加减。方中贝母、瓜蒌清热化痰润肺；橘红理气化痰；桔梗宣利肺气、清利咽喉；茯苓健脾利湿。可加赤芍、丹皮、桃仁活血祛瘀散结。若咽部不适，咳嗽痰黏者，可酌加杏仁、紫菀、款冬花、半夏等；若咽部刺痛、异物感、胸胁胀闷者，可加香附、枳壳、郁金、合欢皮疏肝解郁、行气宽胸。

二、外治法

1. 含漱　中药煎水含漱，如：①银花、连翘、薄荷、甘草煎汤。②桔梗、甘草、菊花煎汤。

2. 吹喉　将中药制成粉剂，直接吹喷于咽喉患部，以清热止痛利咽，如冰硼散等。

3. 含服　将中药制成丸或片剂含服，使药物直接作用于咽喉，以达到治疗目的。

4. 蒸汽吸入 可用内服之中药煎水装入保温杯中，趁热吸入药物蒸汽，熏蒸咽喉，亦可将中药液置入蒸汽吸入器中进行蒸汽吸入。

5. 茶饮 将内服之中药通过冲泡、煎煮和使用滤包等方式当茶饮。常用药物如胖大海、桑叶、菊花、杏仁、金银花、黄芩、麦冬、石斛、桔梗、天花粉等。

三、针灸疗法

1. 体针 可选用合谷、内庭、曲池、足三里、肺俞、太溪、照海等为主穴，以尺泽、内关、复溜、列缺等为配穴。每次主穴、配穴可各选 2～3 穴，根据病情可用补法或泻法，每日 1 次。

2. 灸法 主要用于体质虚寒者，可选合谷、足三里、肺俞等穴，悬灸或隔姜灸，每次 2～3 穴，每穴 20 分钟。

3. 耳针 可选咽喉、肺、心、肾上腺、神门等埋针，亦可用王不留行子或六神丸贴压以上耳穴，两耳交替。

4. 穴位注射 可选人迎、扶突、水突等穴，每次 1 穴（双侧），药物可用丹参注射液、川芎注射液，或维生素 B_1 注射液等，每穴 0.5～1ml。

5. 刺血法 咽喉痛较甚、发热者，可配合耳尖、少商、商阳穴点刺放血，以助泄热。

四、其他治疗

1. 按摩 于喉结旁开 1～2 寸，亦可沿颈部第 1～7 颈椎棘突旁开 1～3 寸，用食指、中指、无名指沿纵向平行线上下反复轻轻揉按，或可用一指禅推法，每次 10～20 分钟。

2. 导引（吞金津、玉液法） 每日晨起，或夜卧时盘腿静坐，全身放松，排除杂念，双目微闭，舌抵上腭数分钟，然后扣齿 36 下，搅海（舌在口中搅动）36 下，口中即生津液，再鼓腮含漱 9 次，用意念送至脐下丹田。

3. 烙治 喉底颗粒增多，可配合烙治法。具体方法参见第六章第三节。

【预防与调护】

1. 饮食有节，起居有常，忌过食辛辣醇酒及肥甘厚味。
2. 注意保暖防寒，改善环境，减少空气污染。
3. 加强体育锻炼，戒除烟酒。
4. 积极治疗邻近器官的疾病，如伤风鼻塞、鼻窒、鼻渊、龋齿等，以防诱发本病。

【预后及转归】

本病应用中医辨证治疗，大多预后良好。

【参考资料】

1. 古代文献摘录

（1）《灵枢·杂病》："喉痹不能言，取足阳明，能言，取手阳明。"

（2）《诸病源候论·卷三十》："喉痹者，喉里肿塞痹痛，水浆不得入也……风毒客于喉间，气结蕴积而生热，致喉肿塞痹痛。"

（3）《景岳全书·卷二十八》："火证喉痹……凡肝胆之火盛者，宜以芍药、栀子、龙胆草为主；阳明胃火盛者，宜以生石膏为主；若大便秘结不通，则宜加大黄、芒硝之属，通其便而火自降。"又曰："又有火虚于下，而格阳于上，此无根之火，即肾中真寒证也。"

（4）《医贯·卷四》："世人但知热咽痛，而不知有寒咽痛……仲景云：下利清谷，里寒外热，脉微欲绝，面赤咽痛，用通脉四逆汤。盖以冬月伏寒在肾经，发则咽痛下利，附子汤温其经则愈。"

2. 现代相关疾病简介

（1）急性咽炎（acute pharyngitis）急性咽炎系咽部黏膜及黏膜下组织的急性炎症，一般起病较急，先有咽部干燥、灼热感，继而咽痛，甚则放射至耳部，可伴有发热、头痛等全身症状，检查可见咽部黏膜急性充血、肿胀，咽后壁淋巴滤泡和咽侧索红肿，颌下淋巴结肿大压痛。治疗以应用抗病毒药或抗生素为主，可配合局部含漱或含服治疗。

（2）慢性咽炎（chronic pharyngitis）慢性咽炎系咽部黏膜及黏膜下和淋巴组织的慢性炎症，常为上呼吸道慢性炎症的一部分，病程较长，多为急性咽炎反复发作所致，病理分为慢性单纯性咽炎、慢性肥厚性咽炎、萎缩性咽炎与干燥性咽炎等。临床上主要表现为咽异物感、灼热感、干燥感或微痛感、刺激性咳嗽等种种咽部不适症状，检查可见咽部黏膜慢性充血，咽后壁淋巴滤泡增生，或咽侧索肥厚，或咽部黏膜干燥萎缩。诊断时应注意排除某些早期恶性肿瘤。治疗以祛除病因及局部用药为主。

3. 医案选录

龙某，女，56岁。1992年10月9日初诊。咽喉微痛哽哽不利月余，进食正常，口干不苦不引饮，饮水亦不多，形寒肢冷，夜尿多而清长，伴腰痛酸软，纳尚可，舌淡稍胖，苔白，脉细弱。检查：咽黏膜稍红不肿，咽后壁淋巴滤泡少许增生。证属肾阳虚弱，治宜温肾阳，利咽喉。处方：补骨脂、淫羊藿、熟附片、熟地、茯苓各15g，白芍、丹皮各12g，生苡仁20g，桔梗10g。5剂，水煎服，每日1剂。

16日二诊：咽痛已无，仍有哽哽不利感，夜尿清长，舌脉同前。照上方去丹皮、生苡仁，加覆盆子12g，橘红10g，甘草6g。7剂，水煎服，日1剂。药后症状消失。

［刘森平. 王德鉴教授治疗慢性咽喉病经验介绍. 新中医，1994，26（增刊）：8］

第二节　乳　蛾

乳蛾是指因邪毒积聚喉核或脏腑虚损、喉核失养所致的以咽痛或咽部不适感，喉核红肿，表面有黄白脓点为主要特征的咽部疾病。本病是临床常见病、多发病之一，以儿童及青年为多见。急性发病者，多为实热证，好发于春秋两季。病程迁延、反复发作者，多为虚证或虚实相兼证。本病可诱发喉痛、痹证、水肿、心悸、怔忡等全身疾病。西医的急、慢性扁桃体炎可参考本病进行辨证施治。

历代医著有关乳蛾的名目繁多。因喉核肿胀，形似乳头，或如蚕蛾，故名乳蛾，亦称喉蛾。因"蛾"与"鹅"同音，故又有写为"乳鹅"者。历代医家根据病变部位、形态及病因病机等不同，有多种称谓。以发病部位称谓者，有单乳蛾、双乳蛾；以形态称谓者，若喉核上见有白星点，白星点上下相连，状如缠袋者谓之"连珠乳蛾"；喉核溃腐作烂者，谓之"烂乳蛾"或"烂头乳蛾"；喉核红肿疼痛，时重时轻者谓之"活乳蛾"；喉核红肿疼痛不甚，日久如软骨者谓之"死乳蛾"、"乳蛾核"。从病因来分，因于风热或热毒而致者，谓之"风热乳蛾"；若因肺肾阴虚而致者，谓之"虚火乳蛾"或"阴虚乳蛾"；以其阴阳属性来分，又有"阳蛾"与"阴蛾"之别。

【病因病机】

起病急骤者，多为风热之邪乘虚外袭，火热邪毒搏结喉核而致。若病久体弱，脏腑失调，邪毒久滞喉核，易致病程迁延，反复发作。

1. **风热外袭，肺经有热** 风热邪毒从口鼻入侵肺系，咽喉首当其冲，或风热外袭，肺气不宣，肺经风热循经上犯，结聚于咽喉，气血不畅，与邪毒互结喉核，发为乳蛾。

2. **邪热传里，肺胃热盛** 外邪壅盛，乘势传里，肺胃受之，肺胃热盛，火热上蒸，灼腐喉核而为病。亦有多食炙煿，过饮热酒，脾胃蕴热，热毒上攻，蒸灼喉核而为病。

3. **肺肾阴虚，虚火上炎** 邪毒滞留，灼伤阴津；或温热病后，肺肾亏损，津液不足，不能上输滋养咽喉，阴虚内热，虚火上炎，与余邪互结喉核而发病。

4. **脾胃虚弱，喉核失养** 素体脾胃虚弱，不能运化水谷精微，气血生化不足，喉核失养；或脾不化湿，湿浊内生，结聚于喉核而为病。

5. **痰瘀互结，凝聚喉核** 余邪滞留，日久不去，气机阻滞，痰浊内生，气滞血瘀，痰瘀互结喉核，脉络闭阻而为病。

【诊断】

一、诊断要点

1. **病史** 常有受凉、疲劳、外感病史或咽痛反复发作史。

2. **临床症状** 急骤发作者，咽痛剧烈，吞咽困难，痛连耳窍。可伴有畏寒、高热、头痛、纳差、乏力、周身不适等。小儿可有高热、抽搐、呕吐、神昏等。迁延日久者，咽干痒不适，哽哽不利，或咽痛、发热反复发作。

3. **检查** 起病急骤者，喉核红肿，连及喉关，喉核上可有黄白色脓点（彩图17），重者喉核表面腐脓成片，但不超出喉核范围，且易拭去，颌下有臖核。迁延日久可见喉关暗红，喉核肥大或干瘪，表面凹凸不平，色暗红，上有白星点，挤压喉核，有白色腐物自喉核溢出。

二、鉴别诊断

本病应与喉痹、白喉、扁桃体肿瘤等疾病相鉴别。

【辨证及治疗】

一、分型论治

本病发病急骤者，多为实证、热证，辨证多为风热外袭、肺经有热，或邪热传里、肺胃热盛。病程迁延或反复发作者，多为虚证或虚实夹杂证，辨证多属肺肾阴虚、虚火上炎，或脾胃虚弱、喉核失养，或痰瘀互结、凝聚喉核。

1. 风热外袭，肺经有热

主证：病初起咽喉干燥灼热，疼痛逐渐加剧，吞咽时痛甚。全身可见发热，微恶风、头痛、咳嗽，舌质红，苔薄黄，脉浮数等。检查见喉核红肿，连及喉关，喉核表面有少量黄白色腐物。

证候分析：风热邪毒搏结咽喉，蒸灼喉核，气血壅滞，脉络不畅，故咽喉干燥、灼热、发痒、疼痛、喉核红肿；病初起，火热不甚，故喉核表面黄白色腐物不多；发热、微恶风、头痛、咳嗽、舌质红、苔薄黄、脉浮数为风热在表之象。

治法：疏风清热，利咽消肿。

方药：疏风清热汤加减。

2. 邪热传里，肺胃热盛

主证：咽部疼痛剧烈，连及耳根，吞咽困难，痰涎较多。全身可见高热，口渴引饮，咳嗽痰黄稠，口臭，腹胀，便秘，溲黄，舌质红，苔黄厚，脉洪大而数。检查见喉核红肿，有黄白色脓点，甚者喉核表面腐脓成片，颌下有臖核。

证候分析：肺胃热盛，火毒上攻咽喉，则见喉核红肿，咽部疼痛剧烈，连及耳根，吞咽困难；火毒灼伤，化腐成脓，则有黄白色脓点，甚至腐脓成片；热灼津液成痰，痰火郁结，故痰涎多、颌下有臖核；邪热传里，胃腑热盛，则发热、口臭、腹胀；热盛伤津，则口渴引饮，痰稠而黄；热结于下，则大便秘结、小便黄赤；舌质红、苔黄厚、脉洪数为肺胃热盛之象。

治法：泄热解毒，利咽消肿。

方药：清咽利膈汤加减。若咳嗽痰黄稠，颌下有臖核，可加射干、瓜蒌、贝母以清化热痰而散结；持续高热，加石膏、天竺黄以清热泻火、除痰利咽；若喉核腐脓成片，加入马勃、蒲公英等以祛腐解毒；肿痛甚者可含服六神丸，以清热解毒、消肿止痛。

3. 肺肾阴虚，虚火上炎

主证：咽部干燥，微痒微痛，哽哽不利，午后症状加重。全身可见午后颧红，手足心热，失眠多梦，或干咳痰少而黏，耳鸣眼花，腰膝酸软，大便干，舌质干，舌红少苔，脉细数。检查见喉核肿大或干瘪，表面不平，色潮红，或有细白星点，喉核被挤压时，有黄白色腐物溢出。

证候分析：肺肾阴虚，津不上承，咽喉失于濡养，更为虚火上扰，余邪滞留，故见咽喉干燥、微痒微痛、哽哽然不适；阳明经气旺，阴分受克制，故午后症状加重；虚火灼腐喉核，气血不畅，故见喉核肿大暗红或干瘪，隐窝口有黄白色腐物，喉关亦暗红肥厚；午后颧红、手足心热、失眠多梦、干咳痰少而黏、耳鸣眼花、腰膝酸软、大便干、舌质干红少苔、脉细数等均为阴虚火旺之象。

治法：滋润肺肾，清利咽喉。

方药：百合固金汤加减。方中百合、生地、熟地、麦冬、玄参滋养肺肾，清热利咽生津；当归、芍药养血和阴；贝母、桔梗清肺利咽；甘草调和诸药。诸药合而用之使肺肾得养，阴液充足，虚火自降。偏于肺阴虚者，宜用养阴清肺汤加减。偏于肾阴虚者宜用六味地黄汤加玄参、桔梗之类。

4. 脾胃虚弱，喉核失养

主证：咽干痒不适，异物梗阻感，咳嗽痰白。胸脘痞闷，易恶心呕吐，口淡不渴，大便不实，舌质淡，苔白腻，脉缓弱。检查见喉核淡红或淡暗肥大，溢脓白黏。

证候分析：脾气虚，清阳不升，喉核失养，故咽部干痒不适；清阳不升，气机不利，故有异物梗阻感、咳嗽、胸脘痞闷、易恶心呕吐；脾虚湿困，则见喉核淡红或淡暗肥大，溢脓白黏；神疲乏力、口淡不渴、痰白、大便不实、舌淡苔白腻、脉缓弱为脾虚湿困之象。

治法：健脾和胃，祛湿利咽。

方药：六君子汤加减。本方健脾胃，除痰湿。湿邪重者加厚朴、枳壳宣畅气机、祛湿利咽；若喉核肿大不消加浙贝母、生牡蛎。

5. 痰瘀互结，凝聚喉核

主证：咽干涩不利，或刺痛胀痛，痰黏难咯，迁延不愈。全身症状不明显。舌质暗，有瘀点，苔白腻，脉细涩。检查见喉关暗红，喉核肥大质韧，表面凹凸不平。

证候分析：久病入络致气血不畅，气滞血瘀，咽喉失去气血荣养，故咽干涩不利、刺痛胀痛、喉关暗红；病程日久，余邪滞留成痰，与瘀血搏结于喉核则表现为痰黏难咯、喉核肥大质韧、表面凹凸不平；舌质暗有瘀点、苔白腻、脉细涩为痰瘀阻滞脉络之象。

治法：活血化瘀，祛痰利咽。

方药：会厌逐瘀汤合二陈汤加减。会厌逐瘀汤中用桃仁、红花、当归、赤芍、生地活血祛瘀；配合柴胡、枳壳行气理气；桔梗、甘草、玄参清利咽喉；配合二陈汤祛痰利咽。喉核暗红，质硬不消，加昆布、莪术；复感热邪，溢脓黄稠，加黄芩、蒲公英、车前子等。

二、外治法

1. **烙法** 适用于久病乳蛾、喉核肥大者，具体方法参见第六章第三节。

2. **啄治法** 适用于久病乳蛾、喉核肥大者，具体方法参见第六章第三节。

3. **刺血法** 应用毫针，点刺喉核表面 2 ~ 3 针、耳背静脉 1 针放血，亦可选配点刺耳尖、少商、商阳穴放血，每次选配 1~3 穴，每穴放血数滴，有泄热消肿功效。

4. **含漱** 用金银花、甘草、桔梗适量，或荆芥、菊花适量煎水含漱，每日数次。

5. **吹药** 可选用清热解毒、利咽消肿的中药粉剂吹入患处，每日数次。

6. **含服** 可用清热解毒利咽中药含片或丸剂含服。

7. **蒸汽吸入** 用清热解毒利咽的中草药煎水，蒸汽吸入，每日 1~2 次。

三、针灸疗法

1. **体针** 实热证，选合谷、内庭、曲池，配天突、少泽、鱼际，每次 2~4 穴，针刺，用泻法。虚证，选太溪、鱼际、三阴交、足三里，平补平泻，留针 20~30 分钟。

2. **耳针** 实热证，取扁桃体、咽喉、肺、胃、肾上腺，强刺激，留针 10~20 分钟；或取扁桃体穴埋针，每日按压数次以加强刺激。虚证，取咽喉、肾上腺、皮质下、脾、肾等穴，用王不留行子贴压，每日以中强度按压 2~3 次，以加强刺激。

3. **穴位注射** 实热证者，选脾俞、肩井、曲池、天突、孔最等，每次取一侧的 1~3 穴，每穴注射柴胡注射液或鱼腥草注射液 2ml。

四、其他疗法

擒拿：实热证而见咽痛剧烈、吞咽困难、汤水难下者，可用擒拿法以泄热消肿止痛（方法参见第六章第三节）。

【预防与调护】

1. 乳蛾急发者应彻底治愈，以免迁延日久，缠绵难愈。

2. 注意口腔卫生，及时治疗邻近组织疾病。

【预后及转归】

乳蛾反复发作，缠绵难愈，可成为病灶，能引起局部及全身多种并发症。局部并发症有喉痛等，全身并发症有低热、痹证、心悸、怔忡、水肿等。

【参考资料】

1. 古代文献摘录

（1）《辨证录·卷三》："人有咽喉肿痛，日轻夜重，喉间亦长成蛾，宛如阳证，但不甚痛，而咽喉之际，自觉一线干燥之至，引水咽之少快……人以为此喉痛而生蛾也，亦用泻火之药，不特杳无一验，且反增其重，亦有勺水不能下咽者，盖此症为阴蛾也。阴蛾则日轻而夜重，若阳蛾则日重而夜轻矣，斯少阴肾火下无可藏之地，直奔而上炎于咽喉也。治法宜大补肾水，而加入补火之味，以引火归藏。"

（2）《疡科心得集·卷上》："夫风温客热，首先犯肺，化火循经上逆，入络结聚咽喉，肿如蚕蛾，故名喉蛾……或生于一偏为单蛾，或生于两偏为双蛾，初起寒热，渐渐胀大，即用疏解散邪，如牛蒡散加黄连、荆防败毒散之类……亦有因虚火上炎而发者，以其人肾水下亏，肾中元阳不藏，上越逆于喉中而结，须用引火归原之法，若桂附八味丸是也。"

（3）《咽喉脉证通论·乳蛾第四》："此证因嗜酒肉热物过多，热毒积于血分，兼之房事太过，肾水亏竭，致有此发。其状或左或右，或红或白，形如乳头，故名乳蛾。一边肿曰单蛾，两边肿曰双蛾，或前后皆肿，白腐作烂，曰烂头乳蛾。"

（4）《咽喉经验秘传·治法凡例》说："凡患喉症……若至第三日，憎寒壮热，其势必重，须问其大小便通利否……若二便不通，乃内有实火，非用降火解毒重剂与通二便之药，断难取效。"

2. 现代相关疾病简介

（1）急性扁桃体炎（acute tonsillitis）急性扁桃体炎是腭扁桃体的急性非特异性炎症。主要致病菌为乙型溶血性链球菌、葡萄球菌、肺炎双球菌和腺病毒也可引起本病。临床将急性扁桃体炎分为两类，即急性卡他性扁桃体炎和急性化脓性扁桃体炎，后者包括急性滤泡性扁桃体炎和急性隐窝性扁桃体炎两种类型。本病的主要治疗原则是抗炎，青霉素属首选抗生素。

（2）慢性扁桃体炎（chronic tonsillitis）目前病因未明，认为与自身变态反应、免疫功能低下等有关。临床上多由急性扁桃体炎反复发作或咽隐窝引流不畅，其内细菌滋生繁殖而演变为慢性炎症。病理可分为增生型、纤维型、隐窝型三型。本病常被视为全身感染的"病灶"之一。对于反复发作的慢性炎症，可先行保守治疗。如发作次数频繁，经保守治疗无效，可考虑手术切除扁桃体。

3. 医案选录 方某，男，45 岁。1992 年 2 月 22 日初诊。11 天前高烧（38℃ ~ 39℃），伴以喉痛，痛在左侧，侵及左耳，当时诊断为化脓性扁桃体炎，取用抗生素，主病 3 天而逐渐恢复，但至今疼痛不息，波及左颞头皮，还有些怕冷、疲乏无力，胃纳不香。检查：左扁桃体肿胀，隐窝内尚有分泌物。舌苔薄，脉弦。按：病情在于后期，但邪伏兽困，无宣泄之机而因循经久难瘥。再予清解，大有东隅已失之叹。白芷 6g，防风 6g，山豆根 10g，薄荷 5g，马勃 3g，荆芥 6g，天竺黄 6g，桔梗 6g，大贝母 10g，甘草 3g。5 剂，煎服。

1992 年 2 月 28 日二诊：药进 5 剂，疼痛明显减轻，左颈头皮及耳深部之痛残存无几，胃纳稍增，乏力无劲者仍然。有些咳嗽，由痒而作。检查：左扁桃体肿已退，分泌物已无。舌苔薄，脉平。按：暴雨易霁，稍事扫尾足矣：桑叶 6g，菊花 10g，山豆根 6g，金银花 10g，连翘 6g，玄参 10g，象贝母 10g，桔梗 6g，甘草 3g。5 剂，煎服。

（《干祖望耳鼻喉科医案选粹》）

第三节 喉 痈

喉痈是指因内外热毒搏结咽喉所致的咽喉及其邻近部位的痈肿，以咽喉红肿疼痛、吞咽困难为主要特征。本病病情发展迅速，每致咽喉肿塞、剧痛，甚则阻碍呼吸，危及生命。故《灵枢·痈疽》说："痈发于嗌中，名曰猛疽。猛疽不治，化为脓，脓不泻，塞咽，半日死。"

历代医家根据喉痈的发病部位、发病原因、痈肿的形色及证候特点等，有较多的称谓，如喉关痈、积热喉痈、大红喉痈、锁喉痈等。现代医家则根据其发病部位认为：生于喉关的称喉关痈或骑关痈，生于会厌的称会厌痈，生于喉底的称里喉痈，生于颌下的称颌下痈，发生于上腭的称上腭痈。西医的扁桃体周围脓肿、急性会厌炎及会厌脓肿、咽后脓肿、咽旁脓肿等疾病可参考本病进行辨证施治。

本病以喉关痈、会厌痈为常见，多发于青壮年。里喉痈多见于 3 岁以下的婴幼儿。

【病因病机】

本病多因脏腑蕴热，复感风热邪毒，或异物、创伤染毒，内外热毒搏结于咽喉，灼腐血肉而为脓，毒聚而成痈肿。

1. **外邪侵袭，热毒搏结**　咽喉为肺胃所属，风热邪毒乘虚侵袭，循口鼻入肺系，咽喉首当其冲，邪毒与气血搏结不散，导致气血壅聚而为病。

2. **热毒困结，化腐成脓**　外邪不解，入里化火，引动脏腑积热上攻，内外火热邪毒搏结于咽喉，热毒流窜困结于一处，灼腐血肉而为脓。

3. **气阴耗损，余邪未清**　火热邪毒久灼咽喉，又因咽痛饮食难进，加之清解攻伐，气阴两伤，余邪未清。

【诊断】

由于发病部位不同，各种喉痈均有其不同的症状特点及体征，据此可进行相应的诊断。

一、喉关痈

（一）诊断要点

1. **病史**　多有乳蛾发作史，或咽部创伤染毒史。

2. **临床症状**　乳蛾发病数日后发热持续或加重，一侧咽痛剧烈，吞咽时尤甚，痛引耳窍，吞咽困难，口涎外溢，言语含糊，似口中含物，汤水易从鼻中呛出，甚则张口困难。

3. **检查**　急重病容，张口时表情痛苦，头偏向一侧，患侧腭舌弓上方红肿隆起，软腭红肿，悬雍垂水肿，并偏向对侧，或患侧腭咽弓红肿，喉核被推向前下方。患处红肿高突（彩图 18），触之有波动感，示已成脓，此时穿刺可抽出脓液。

（二）鉴别诊断

本病应与颌下痈、牙咬痈相鉴别。

二、会厌痈

诊断要点

1. **病史**　可有外感、异物、创伤或喉痹、乳蛾等病史。

2. **临床症状**　起病急骤，咽喉剧痛，吞咽困难，张口流涎，言语含糊，甚则呼吸困难。

3. **检查**　急重病容，口咽部检查多无明显病变，间接喉镜检查见会厌充血肿胀，或肿如球状，如痈肿已成，则见局部隆起，其上有黄白色脓点。喉部 X 线侧位片显示会厌肿大。

三、里喉痈

（一）诊断要点

1. **病史**　可有感冒或咽部异物、外伤后染毒史。

2. **临床症状**　发病较急，畏寒，高热，咳嗽，咽痛拒食，吞咽困难，小儿吸奶时啼哭或呛逆，严重者可致呼吸困难，鼾声大，易惊醒。

3. **检查**　呈急性病容，咽后壁一侧隆起，黏膜红肿（彩图 19），脓肿较大者，可将患侧腭咽弓及软腭向前推移。患侧颌下有臖核，压痛明显。颈侧位 X 线片可见咽后壁隆起之软组织阴影，有时尚可见液平面。

（二）鉴别诊断

本病应与咽后隙淋巴结核或颈椎结核形成的寒性脓肿相鉴别。

四、颌下痈

（一）诊断要点

1. **病史**　可有乳蛾、喉关痈、里喉痈或咽旁组织损伤史。

2. **临床症状**　咽痛及颈侧剧烈疼痛，吞咽障碍，言语不清，张口困难。全身可伴高热、畏寒、食欲不振、头痛、乏力等。

3. **检查**　急重病容，颈部僵直，患侧颈部、颌下肿胀，明显压痛，成脓后可有波动感，穿刺可抽出脓液。患侧喉核及咽侧壁向咽中线突起，但喉核不红肿。颈部 B 超或 CT 扫描可显示脓肿大小。

（二）鉴别诊断

本病应与喉关痈、里喉痈及咽旁肿瘤等相鉴别。

五、上腭痈

（一）诊断要点

1. **病史** 可有乳蛾、喉关痈、里喉痈或咽旁组织损伤史。
2. **临床症状** 口内疼痛，舌难伸缩，吞咽不适，并可有发热等全身症状。
3. **检查** 急重病容，上腭部红肿突起，患侧颈部、颌下压痛明显，成脓后可有波动感，穿刺可抽出脓液。

（二）鉴别诊断

本病应与喉关痈及咽旁肿瘤等相鉴别。

【辨证及治疗】

喉痈的主要特征是咽喉剧烈疼痛，局部红肿、化脓。其病变进程均可分为酿脓期、成脓期、溃脓期。辨是否成脓乃辨证之关键，及时采取排脓治疗，对缩短病程至关重要。

一、分型论治

1. 外邪侵袭，热毒搏结

主证：喉痈初起，咽痛逐渐加重，吞咽不利，吞咽时疼痛尤甚，发热恶寒，头痛，周身不适，口干，咳嗽痰多，小便黄，舌质红，苔薄黄，脉浮数。检查可见患处黏膜色红漫肿或颌下肿胀，触之稍硬。

证候分析：风热邪毒侵袭，热毒搏结于咽喉，脉络阻滞，故而咽喉疼痛，红肿；咽喉红肿则吞咽不利，吞咽与咳嗽时牵动肿处则疼痛加剧；热灼津伤则口干、溲黄。发热恶寒、头痛、舌质红、苔薄黄、脉浮数均为风热外袭之象。

治法：疏风清热，解毒消肿。

方药：五味消毒饮加减。本方以清热解毒见长，为治疗痈疽疔毒之有效方剂，应用时可加荆芥、防风、连翘以加强疏风清热之力，加白芷以助消肿止痛，诸药合用共奏疏风清热、解毒消肿之功效。

2. 热毒困结，化腐成脓

主证：咽痛剧烈，胀痛或跳痛，痛引耳窍；吞咽困难，口涎外溢；或张口困难，言语不清，如口中含物；或咽喉阻塞，吸气难入；伴高热，头痛，口臭口干，便结溲黄，舌质红，苔黄厚，脉洪数有力。检查可见患处红肿高突，或隆起顶部红里泛白，触之有波动感，穿刺可抽出脓液。颌下有臖核。

证候分析：火热邪毒困结，气血壅盛，患处肉腐化脓，故红肿高突、疼痛剧烈；气血与脓液随血脉搏动而跳动，故有跳痛或胀痛；痈肿突起，喉关阻塞，则吞咽困难而口涎外溢、言语不清，甚或吸气难入；热毒波及牙关则张口困难，甚或牙关紧闭；痈肿顶部红里透白、触之柔软，为脓已成，故穿刺可抽出脓液；大便秘结、小便黄、舌质红、苔黄厚、脉洪数有力均为胃腑热盛之象。

治法：泄热解毒，消肿排脓。

方药：仙方活命饮加减。方中银花清热解毒；归尾、赤芍、乳香、没药活血消肿；防风、白芷疏风散结以消肿；贝母、天花粉清热排脓以散结；穿山甲、皂角刺解毒透络、消肿溃坚；甘草清热解毒、调和诸药。红肿痛甚，热毒重者，加蒲公英、连翘、紫花地丁以增清热解毒之力；高热伤津者，去白芷、陈皮，重用天花粉，加玄参；便秘加大黄；痰涎壅盛，可加僵蚕、胆南星等以豁痰消肿。若热毒侵入营血，扰乱心神，出现高热烦躁、神昏谵语者，应以清营凉血解毒为主，可用犀角地黄汤，并选加安宫牛黄丸、紫雪丹，以开窍安神。若有痰鸣气急，呼吸困难者，按急喉风处理，必要时行气管切开术，以保持呼吸道通畅。

3. 气阴耗损，余邪未清

主证：咽痛逐渐减轻，身热已平，红肿始退，咽干口渴，倦怠乏力，懒动少言。舌质红或淡红，苔薄黄而干，脉细数。检查见患处红肿突起已平复，黏膜色红欠润，或溃口未愈合。

证候分析：热毒蕴积多日，饮食难进，加之清解攻伐，耗气伤阴。气阴未复，余邪尚存，故显以上诸症。

治法：益气养阴，清解余毒。

方药：沙参麦冬汤加减。方中沙参、麦门冬清养肺胃；玉竹、天花粉生津止渴；扁豆、甘草益气培中，甘淡和胃；桑叶清宣邪热。诸药合用，养阴益气，兼散热邪。可加太子参以加强本方益气生津之功；加金银花、蒲公英以清解余毒。

二、外治法

1. 吹药 可用清热解毒、消肿止痛的中药喷剂吹喉关红肿处，每日数次。

2. 含服 可用清热解毒、利咽止痛的中药含片、滴丸含服。

3. 含漱 可用金银花、桔梗、甘草煎水或用内服中药渣再煎之药液，冷后频频含漱。

4. 蒸汽吸入 可用清热解毒、消肿止痛的中药注射剂，蒸汽吸入。

5. 外敷 颌下肿痛明显者，可用紫金锭或如意金黄散，以醋调敷，每日1次。亦可用木芙蓉叶60g、红糖6g，捣烂外敷肿痛处。

6. 排脓 喉痈脓成之后，应及时排脓。先行穿刺抽脓，再切开排脓。里喉痈应采取仰卧垂头位，并在准备好抽吸痰液及气管切开器械的前提下进行，以防脓肿突然破裂，脓液涌入气道，导致窒息。

三、针灸疗法

1. 体针 咽喉肿痛甚者，针刺合谷、内庭、太冲等穴以消肿止痛，用泻法，每日1次。张口困难者，针刺患侧颊车、地仓穴，以使牙关开张。

2. 针刺放血　痈肿未成脓时，可酌情用三棱针于局部黏膜浅刺 5~6 次，或用尖刀轻划使其出血，以泄热消肿止痛。高热者，用三棱针刺少商、商阳或耳尖，每穴放血数滴，以泄热解毒。

四、擒拿法

适用于咽喉痈，咽喉肿塞，疼痛剧烈，汤水难入者。具体方法参见第六章第三节。

【预防与调护】

1. 锻炼身体，增强体质，冷暖适宜，预防外邪侵袭。
2. 积极治疗咽喉部急慢性疾病，保持口腔卫生。
3. 适当多饮水，注意休息，吞咽困难者，宜进半流质或流质饮食，以养护胃气。忌食辛辣炙煿、醇酒厚味。
4. 积极治疗，严密观察病情变化。脓已成应及时排脓，保持引流通畅，并适时做好气管切开的准备。

【预后及转归】

绝大多数患者经恰当治疗，排出脓液后，疮口愈合而痊愈，预后良好。极少数患者因体质虚弱，或未及时有效治疗等原因，脓毒蔓延，可并发喉风，或热入营血，热盛动风，或侵蚀破坏脉络导致大出血等危症。

【参考资料】

1. 古代文献摘录

（1）《灵枢·痈疽》："热盛则肉腐，肉腐则为脓。"

（2）《诸病源候论·卷三十》："六腑不和，血气不调，风邪客于喉间，为寒所折，气壅而不散，故结而成痈。"

（3）《疮疡经验全书·卷一》："此胃经受热，胃气通于喉咙，故患喉痈。"

（4）《外科正宗·卷二》："凡喉闭不刺血，喉风不倒痰，喉痈不放脓，喉痹、乳蛾不针烙，此皆非法。"

2. 现代相关疾病简介　颈深部感染（deep neck infection）临床上以扁桃体周围隙、咽后隙、咽旁隙、颌下隙为常见。多为细菌经口、鼻、咽部炎症扩散蔓延，或经淋巴或血行扩散至各间隙引起化脓性炎症。由于各间隙位于肌肉深层，局部引流不畅，加之周围血管丰富，患者多伴有菌血症或脓毒血症，可出现畏寒、高热、食欲不振、乏力、全身不适等中毒症状。婴幼儿易迅速发生衰竭。治疗原则是抗感染治疗和局部切开排脓，同时给予全身支持疗法及对症治疗。适量应用类固醇激素可减轻局部肿胀及全身中毒症状。

3. 医案选录　某男，33 岁。主诉：素有喉蛾之患，3 天前又见发作。诊查：僵肿偏于左侧，上腭亦焮肿，延及颊车，以致懒于张口，头倾歪于左，是让痛也。发音如处瓮中，咽中痰涎甚多，其黏如胶，不易唾出，以水含漱多时，方能咯出一口。洒淅恶寒，阵阵发热，脉显浮数。喉痈来势，亦即所谓扁桃腺周围脓肿也。早治尤可消，惜已延三日，当先吐痰涎，更投破血散肿之法，冀其可幸消。防气急痰涌为要。处方：紫荆皮10g，大贝母10g，甘草6g，蚤休10g，防风6g，荆芥6g，川郁金10g，芙蓉叶10g，荔枝草10g。水煎服，另用鲜土牛膝30g，捣汁兑开水，服以探吐。吹药：金锁匙散，吹患处。

二诊：咽关肿势，有增无减，视之肿处中心高起，自觉患部搏动，吞咽时发木，下咽即觉阻碍，使食阻咽门之外，尚能勉强通过。颈向左侧偏，往来寒热，小便少，脉更数，苔更厚，今已五日，势恐难消，将在关外聚头，宜以排托之法投之，先其一着，不必待也，若肿势太重，亦能堵塞而生变端。处方：茅根10g，皂角刺10g，连翘10g，甘草节6g，磨金果榄3g（和服），紫地丁10g，蚤休10g，紫荆皮10g，浙贝母10g，防风6g，川郁金10g，冬葵子6g。水煎服。吹药：同前。再以蜀葵子研细涂于中心高处，可使其穿透。

三诊：喉痈已在关外聚头，以喉枪刺之，复以有钩探针引之，出臭脓甚多，一时顿感轻快。术后，即进薄粥。唯残脓难免入腹，加之大便三日未行，今拟凉膈法加减治之，防其复涨为要。处方：黄芩6g，薄荷3g，山栀子5g，连翘10g，桔梗5g，全瓜蒌10g，大黄10g，浙贝母10g，竹叶卷心14个，甘草5g，黄蜀葵花3g，蜂蜜20ml（兑服）。水煎服。吹药：朱砂冰硼散，吹患处。

（《中医临床家耿鉴庭》）

第四节　喉　咳

喉咳是因脏腑虚损、风邪外侵所致的以突然和反复发作的咽喉干痒、咳嗽痰少为主要特征的疾病。是耳鼻喉科常见病、多发病之一。

喉咳首见于《中医临床诊疗术语·疾病部分》。古代文献《证治汇补·八卷杂病·咳嗽门》中谈到，"外感风寒，概应温散，不知久则传里，变为郁咳"。《医碥·咳嗽》云："木火刑金而肺叶干皱则痒，痒则咳，此不必有痰，故名干咳。"这些与本证相类似。

【病因病机】

喉咳常因肺脾气虚或肺肾阴虚于内，风邪或异气侵袭于外，邪壅咽喉，不得外越而致。气候、饮食、情志、环境等可诱发本病。

1. 风邪犯肺，咽喉不利　咽喉为肺胃之气出入之通道，若起居不慎，冷暖失调，或过度疲劳，致风邪犯肺，肺失清肃，邪壅咽喉，发为喉咳。

2. 脾虚痰浊，凝结咽喉　脾胃主运化，如脾胃气虚，运化失司，易致痰湿停聚，凝结咽喉，发为喉咳。

3. 阴虚火旺，上灼咽喉　素体阴虚或久病损伤肺肾之阴，津液不能上承咽喉，加之阴虚则火旺，虚火上灼咽喉，发为喉咳。

4. 肺气虚弱，卫表不固　咽喉与皮毛同为人体之藩篱，素体禀赋不足，肺气虚弱，则卫表不固，易遭风邪、异气侵袭，正邪相争，正不胜邪，邪滞咽喉，而发为喉咳。

【诊断】

一、诊断要点

1. 病史　可有外感等病史。

2. 临床症状　主要表现为阵发性咽痒及干咳、少痰，反复发作，甚则咳而作呕，部分患者可伴咽异物阻塞感等症状。

3. 检查　咽喉部检查无明显异常。

二、鉴别诊断

本病应与喉痹、乳蛾等相鉴别。

【辨证及治疗】

一、分型论治

1. 风邪犯肺，咽喉不利

主证：咽痒，干咳，少痰不易咯出，咽部异物感。遇风则咽痒甚，痒即作咳，多呈阵发性，咳甚则声嘶。可兼有发热恶寒，鼻流清涕，或口干思饮，尿黄便干，舌质淡红，舌苔薄黄或薄白，脉浮数或浮紧。

证候分析：咽喉为肺气出入之要道，风邪犯肺，肺失清肃，邪聚咽喉，则咽痒、干咳；风邪郁肺，气不布津，凝聚为痰，故咯痰少；发热恶寒是正邪相争、抗邪外出的表现；肺热伤津则见口干思饮、尿黄便干；舌苔薄黄或薄白、脉浮数或浮紧为风邪外袭之象。

治法：疏风散邪，利咽止咳。

方药：止嗽散加减。方中荆芥疏风解表；桔梗、白前升降肺气；紫菀、百部润肺止嗽；陈皮理气化痰；甘草利咽。风寒者可合三拗汤治疗；风热者可配蝉蜕、千层纸、玄参祛邪利咽止痒。

2. 脾虚痰浊，凝结咽喉

主证：咽中异物感，常有清嗓动作，喉痒，痒即作咳，咳咯少量透明黏痰，劳则加重。可伴有神疲乏力、少气懒言、纳呆便溏、胸闷脘痞等症状。舌淡胖，有齿印，苔白或腻，脉沉细弱或沉细滑。

证候分析：脾气虚弱，不能化津，聚而生痰，渍于咽喉，痰性黏滞，故导致咽中异物感，喉痒不舒；痰阻气机故见咽痒即作咳；脾不健运，湿痰中阻则胸闷脘痞；脾气虚弱故神疲乏力、少气懒言、纳呆便溏；舌淡胖、边有齿印、苔白或腻、脉沉细弱或沉细滑为脾虚痰浊之象。

治法：健脾化痰，利咽止咳。

方药：六君子汤加减。方中党参、白术、茯苓、甘草健脾益气；半夏、陈皮理气化痰。咽痒者可加防风、僵蚕、地龙等祛风止痒；气虚重者可加黄芪、怀山药等。

3. 阴虚火旺，上灼咽喉

主证：咽干痒不适，干咳无痰，或少痰难咯，咽异物感，或"吭喀"清嗓不止，灼热微痛，以夜间尤甚。伴有少气懒言，形体消瘦，五心烦热，潮热盗汗，眩晕耳鸣，腰膝酸痛。舌红或微红，苔薄少津或苔少，脉细或细数。

证候分析：肺肾阴虚，咽喉失于滋养，则见咽干、灼热疼痛、吞咽不利、咽异物感；阴虚火旺，上扰心神，则见五心烦热、潮热盗汗、眩晕耳鸣；腰为肾之府，肾虚则腰膝酸痛；舌红少苔、脉细数为阴虚火旺之象。

治法：滋阴降火，润喉止咳。

方药：百合固金汤合贝母瓜蒌散加减。方中百合固金汤以百合、生熟地滋养肺肾阴液，麦冬养肺阴，清肺热；玄参益肾阴，降虚火；当归、芍药养血和营；贝母、桔梗化痰止咳；甘草调和诸药。贝母瓜蒌散以贝母清热润肺、止咳化痰；瓜蒌、天花粉清热涤痰而润燥；茯苓、橘红健脾理气以祛痰；桔梗宣肺利气。若眩晕耳鸣、腰膝酸痛者可加入枸杞子、黄精、女贞子、制首乌等补肾填精；若咳而遗溺，可加入狗脊、续断等以固肾；咽痒者加防风、僵蚕、地龙等祛风止痒；咳甚者可加用五味子、乌梅、诃子肉等收敛止咳。

4. 肺气虚弱，卫表不固

主证：咽痒不适，咳嗽痰黏，稍遇风冷或异气则咳加剧。舌质淡，苔薄白，脉弱。

证候分析：素体肺气虚弱，卫表不固，肌腠不密，易遭风邪或异气侵袭，正邪相争，争而不胜，故见咽痒，咳嗽痰黏，遇风冷、异气则加剧。舌质淡、苔薄白、脉弱为气虚之象。

治法：益气固表，祛风止咳。

方药：玉屏风散合桂枝汤加减。方中以黄芪益气固表；白术补气健脾；防风散风邪；桂枝、白芍相合则调和营卫；生姜暖胃止呕；大枣、炙甘草益气和中。可配合蝉蜕、荆芥、金沸草、墨旱莲、紫草等祛风之品。咳甚者可加用五味子、乌梅、诃子肉等收敛止咳之品。

二、外治法

1. **含漱法**　选用具有疏风解表、行气化痰、利咽止咳之功的中药煎水含漱。
2. **蒸汽吸入法**　选择疏风散邪、利咽止咳药煎水过滤，行蒸汽吸入。

三、针灸疗法

1. **针刺**　可选用合谷、列缺、照海、肺俞、太渊、太溪、经渠为主穴，足三里、大椎、曲池、外关、脾俞、风门、天突、定喘等为配穴。使用主穴、配穴各1~2对。
2. **艾灸**　取大椎、合谷、足三里、三阴交、气海、关元、肺俞、肾俞等穴，悬灸或隔姜灸。主要用于体质虚寒或正气虚较甚者。

3. 耳针 可选咽喉、肺、肝、气管、神门。针双侧，用中等刺激，留针或埋针。

四、其他疗法

中药穴位贴敷：外贴天突穴、大椎穴、肺俞穴等。

【预防与调护】

1. 患病期间应注意戒烟酒，不食辛辣肥甘及海腥食物。
2. 避免接触刺激性、敏感性气体。
3. 忌滥用甜味的糖浆制剂。

【预后及转归】

本病一般预后好，但病程较长，可反复发作。

【参考资料】

1. 古代文献摘录

（1）《景岳全书·咳嗽》云："肺苦于燥，肺燥则痒，痒则咳不能已也。"

（2）《罗氏会约医镜》："凡干咳嗽，暴得者乃火郁于肺中，久病者系内伤亏损，肺肾不交，津液枯涸而然。"

（3）《赤水玄珠》："干咳嗽无痰而咳咳连声者是也，此本于气涩，涩之微者，咳十数声方有痰出，涩之甚者，虽咳十数声亦无痰出。"

2. 医案选录

何某，女，52岁。1992年2月28日初诊。2个月前以感冒初轫，继之干咳，每咳必由喉头干涩作痒而来，痰甚少。曾在感冒期服过较多止咳糖浆，但无效。检查：咽峡稍感潮红，小血管扩张。舌苔薄白，脉细。医按：浮邪外感不宣而遏，加之补敛之剂乱投，致伏邪重重困束手太阴肺经，只有网开一面，疏而散之。麻黄3g，杏仁10g，甘草3g，桔梗、天竺黄各6g，象贝母、苏叶子各10g，薄荷5g。7剂，煎服。

二诊，1992年3月6日诊。药后咳嗽明显好转，接近消失。对异味、异气的刺激敏感也已能接受。一度咽头作痛，刻已缓解。检查：咽峡接近正常。舌苔薄映黄，脉平。医按：久回之邪已作元魁之解围，后期处理，可用常规。生地10g，玄参10g，麦冬10g，天竺黄6g，天花粉10g，杏仁10g，苏子10g，象贝母10g，桔梗6g，沙参10g，甘草3g。7剂，煎服。

（《干祖望经验集》）

第五节   喉   风

喉风是指因风痰或火毒上攻咽喉所致的以吸气性呼吸困难为主要特征的咽喉危急重症。临床上常可伴有咽喉肿痛、痰涎壅盛、语言难出、声如拽锯、汤水难下等症状，严重者可发生窒息死亡。西医学的急性喉阻塞等可参考本病进行辨证施治。

古代医籍"喉风"的名目繁多，如急喉风、缠喉风、锁喉风、紧喉风、走马喉风、呛喉风、哑瘴喉风等。其含义有广义与狭义之分：广义喉风泛指咽喉与口齿唇舌疾病；狭义喉风则指以咽喉肿痛甚或呼吸困难为主要症状的咽喉病证。

本节所论"喉风"系专指发病迅速、有吸气性呼吸困难为主要特征的咽喉危急重症。

【病因病机】

本病多由外邪侵袭，搏击咽喉，以致邪毒痰浊壅塞喉间。本病可发生于任何年龄，由于小儿脏腑娇嫩，喉腔狭小，稍有肿胀即可发生阻塞，发生喉风的机会较多。

1. **风寒痰浊，凝聚咽喉** 风寒外袭，壅遏肺系，肺失宣肃，邪不外达，肺不布津，聚而成痰，风寒痰浊凝聚咽喉而为病。

2. **风热外袭，热毒内困** 肺胃素有蕴热，复感风热或时行疫疠之邪，风热邪毒引动肺胃蕴热，内外邪热搏结咽喉而为病。

3. **热毒熏蒸，痰热壅结** 湿热内酿，熏蒸咽喉，或邪热入里化火，灼津成痰，痰火热毒结聚于咽喉而为病。

【诊断】

一、诊断要点

1. **病史** 多有急性咽喉病或咽喉异物、外伤、过敏等病史。

2. **临床症状** 吸气性呼吸困难，常伴有吸气期喉鸣、声音嘶哑、痰涎壅盛、语言难出、咽喉疼痛、汤水难下等症状。

3. **检查** 根据病情轻重将呼吸困难程度分为四度：

一度：患者安静时无症状，活动或哭闹时出现喉鸣和鼻翼煽动，吸气时天突（胸骨上窝）、缺盆（锁骨上窝）及肋间等处轻度凹陷，称三凹征（甚则剑突下及上腹部软组织也可凹陷，故亦称四凹征）。

二度：安静时亦出现上述呼吸困难表现，活动时加重，但不影响睡眠和进食，无明显紫绀。

三度：呼吸困难明显，喉鸣较响，并因缺氧而出现紫绀、烦躁不安、自汗、脉数等，三（四）凹征显著。

四度：呼吸极度困难，病人坐卧不安，唇青面黑，额汗如珠，身汗如雨，甚则四肢厥冷，脉沉微欲绝，神昏，濒临窒息。

二、鉴别诊断

吸气性呼吸困难应与呼气性呼吸困难及混合性呼吸困难相鉴别，其鉴别要点见表9-1。

表 9-1 三种呼吸困难的鉴别要点

临床表现	吸气性呼吸困难	呼气性呼吸困难	混合性呼吸困难
病位	咽喉部有阻塞性病变	小支气管阻塞性病变	气管中下段或上下呼吸道同时有阻塞性病变
呼吸深度与频率	吸气运动加强、延长，即吸气深而慢，显示吸入空气有困难，呼吸频率基本不变或减慢	呼气运动增强、延长，显示呼出空气有困难，吸气运动亦稍加强	吸气与呼气均费力，显示空气出入均有困难
三（四）凹征	吸气时明显	无	不明显，但以吸气性呼吸困难为主者则有之
呼吸时伴发声音	吸气时有喉鸣	呼气时有哮鸣声	一般不伴发明显声音
体征	咽喉部有阻塞性病变，肺部有充气不足的体征	肺部有充气过多的体征	胸骨后可闻及呼吸期哮鸣声

【辨证及治疗】

一、分型论治

本病特点为发病急，变化快，诊治时应密切观察呼吸困难程度，针对病因，及时解除呼吸困难症状，故掌握病变阶段、准确辨证施治是治疗本病的关键。

1. 风寒痰浊，凝聚咽喉

主证：猝然咽喉憋闷，声音不扬，吞咽不利，呼吸困难。全身可见恶寒、发热、头痛等。舌苔白，脉浮。检查见喉关无红肿，会厌可明显肿胀甚至如半球状，声门处黏膜苍白水肿，声门开阖不利。

证候分析：风寒痰浊凝聚咽喉，故咽喉憋闷、吞咽不利、声音不扬；风痰上犯，结聚喉头，故见会厌及声门黏膜水肿显著、声门开阖不利；气道受阻，气息出入不利，则见吸气困难；风寒外侵，卫阳被郁，故见恶寒发热、头痛；舌苔白、脉浮为风寒外袭之象。

治法：祛风散寒，化痰消肿。

方药：六味汤加减。方中荆芥、防风、薄荷祛风解表，辛散风寒；桔梗、甘草、僵蚕宣肺化痰利咽。可加苏叶、桂枝以助疏散风寒；加半夏、天南星、白附子等以燥湿祛风化痰；加蝉衣祛风开音；加茯苓、泽泻健脾祛湿消肿。

2. 风热外袭，热毒内困

主证：咽喉肿胀疼痛，吞咽不利，继之咽喉紧涩，汤水难下，强饮则呛，语声含糊，痰涎壅盛，呼吸困难。全身可见恶风发热，头痛乏力，舌质红，苔黄或黄厚，脉数。检查见咽喉黏膜呈焮红色或暗红色，声门区显著肿胀。

证候分析：风热邪毒引动诸经积热，壅结于咽喉，故咽喉红肿胀痛；喉为气息出入之通道，热毒结聚于喉，以致喉腔肿胀狭窄，故觉咽喉紧涩阻塞、言语不清、呼吸不利；咽为吞咽必经之路，气血凝结于此，故见汤水难下、强饮则呛；恶风、发热、头痛、脉数、舌红苔黄等为邪侵卫分，营卫不和，热毒内蕴之症状。

治法：疏风泄热，解毒消肿。

方药：清咽利膈汤加减。方中荆芥、防风、薄荷疏表散邪；栀子、黄芩、连翘、银花、黄连清热解毒；桔梗、甘草、牛蒡子、玄参清利咽喉，消肿止痛；生大黄、玄明粉通便泄热。若痰涎壅盛者加瓜蒌、贝母、竹沥、前胡、百部等清热化痰之药。

3. 热毒熏蒸，痰热壅结

主证：咽喉肿痛难忍，呼吸困难，喘息气粗，喉中痰鸣，声如拽锯，声音嘶哑，语言难出。全身可见憎寒壮热，或高热心烦，汗出如雨，口干欲饮，大便秘结，小便短赤。舌质红绛，苔黄或腻，脉数或沉微欲绝。检查可见咽喉极度红肿，会厌或声门肿胀明显，痰涎多或有腐物，并可见鼻翼煽动，天突、缺盆、肋间及上腹部在吸气时出现凹陷。

证候分析：邪毒壅盛，熏灼咽喉，故咽喉肿胀迅速，疼痛难忍；痰涎火毒壅阻喉腔，塞于气道，故见呼吸困难、喘息气粗、痰声如锯、鼻翼煽动；邪客咽喉，声门肿胀，开阖不利，故声音嘶哑或语言难出；口干欲饮、大便秘结、小便短赤、舌质红绛、苔黄而腻为火毒困结于内所致；烦躁不安、身汗如雨、脉沉微欲绝等是濒临窒息、阴阳离决之症状。

治法：泄热解毒，祛痰开窍。

方药：清瘟败毒饮加减。方中以犀角（水牛角代）为主药，结合玄参、生地、赤芍、丹皮以泄热凉血解毒；黄连、黄芩、栀子、石膏、知母、连翘清热泻火解毒，去气分之热；桔梗、甘草宣通肺气而利咽喉。痰涎壅盛者，加大黄、贝母、瓜蒌、葶苈子、竹茹等清热化痰散结，并配合六神丸、雄黄解毒丸、紫雪丹、至宝丹以清热解毒、祛痰开窍；大便秘结者，可加大黄、芒硝以泄热通便。

二、外治法

1. 蒸汽吸入　可用金银花、菊花、薄荷、葱白、藿香等中药，适量煎煮过滤，取药汁进行蒸汽吸入，以祛风清热，消肿通窍。

2. 中药离子透入　可用黄芩、栀子、连翘、赤芍、丹皮、贝母、天竺黄、大黄等药浓煎后，借助于离子透入仪将药从颈前部皮肤导入至喉部病变部位。

3. 吹药　用清热解毒、利咽消肿的中药粉剂吹入患处，以消肿止痛。

4. 含漱　咽部红肿者可用清热解毒、消肿利咽的中药煎水含漱。

三、针灸疗法

1. 针刺

取合谷、少商、商阳、尺泽、少泽、曲池、扶突等穴，每次 2～3 穴，用泻法，不留针，或取少商、商阳点刺出血以泄热。

2. 耳针

选用神门、咽喉、平喘等穴，针刺，留针 15～30 分钟。

四、其他治疗

1. 气管切开　根据病因及呼吸困难的程度，适时地进行气管切开，及时建立气道，解除呼吸困难，是治疗本病的重要原则。一般来说，一、二度呼吸困难，以病因治疗为主，做好气管切开的准备；三度呼吸困难，应在严密观察下积极使用药物治疗，随时做好气管切开的准备，若药物治疗未见好转，全身情况较差，或估计短时间内难以消除病因，应及时进行气管切开；四度呼吸困难，宜立即行气管切开，必要时可行紧急气管切开或环甲膜切开术，为进一步处理赢得时机。

2. 经气道氧气吸入

3. 擒拿及提刮法　根据病情，一、二度呼吸困难可酌情配合擒拿或提刮法（具体可参考第六章第三节）。

【预防与调护】

1. 加强锻炼，增强体质，积极防治外感，可有效减少喉风的发生。

2. 密切观察病情，做好抢救准备，床头备好吸引器，随时吸除痰涎。

3. 减少活动，安静休息，采取半卧位。

4. 戒除烟酒，忌食辛辣肥甘厚腻之物，以免助长火势，滋生痰湿，使病情加重。

5. 气管切开后应保持套管内管通畅，保持室内温度（22℃左右）、湿度（90% 以上）；定时气管内滴药以稀释痰液，维持呼吸道通畅；注意防止外管脱出，以免发生窒息；拔管前应先堵管 24～48 小时，呼吸平稳方可拔管；拔管后伤口不必缝合，用蝶形纱布将创缘拉拢，数日即可自愈。

【预后及转归】

古人有"走马看咽喉，不待稍倾"之说，形容本病病情危急，变化迅速，严重者瞬息间可引起窒息死亡。掌握好呼吸困难分度和气管切开的时机，实施准确的辨证治疗，则可转危为安。

【参考资料】

1. 古代文献摘录

（1）《诸病源候论·卷三十》："脾胃有热，热气上冲，则咽喉肿痛，夫生肿痛者，皆夹热则为之。若风毒结于喉间，其热盛则肿塞不通，而水浆不入，便能杀人。"

（2）《外科正宗·卷二》："咽喉肿闭，牙关紧急，言语不清，痰壅气急，声小者险，咽喉骤闭，痰涎壅塞，口噤不开，探吐不出，声喘者死。"

（3）《医宗金鉴·外科心法要诀·喉部》："紧喉风，此证由膏粱厚味太过，致肺胃积热，复受邪风，风热相搏，上壅咽喉肿痛，声音难出，汤水不下，痰涎壅塞之声，颇似拽锯。"

（4）《尤氏喉科秘书·咽喉门》："缠喉风，因心中躁急而发，先二日必胸膈气紧，出气短促，然咽喉肿痛，手足厥冷，颈如绞转，热结于内，肿绕于外……初起一日，即治可治，若过一日夜，目直视，喉间如雷声者，不治；灯火近患人吹灭者，不治；若喘急额汗者，危在旦夕。"

2. 现代相关疾病简介　喉阻塞（laryngeal obstruction）亦称喉梗阻，系因喉部或其邻近组织病变，使喉部通道发生狭窄或阻塞所致的呼吸困难。如不速治，可引起窒息死亡。由于幼儿声门狭小，喉黏膜下组织疏松，喉部神经易受刺激而引起痉挛，故发生喉阻塞的机会较成人为多。喉阻塞的常见原因有：喉部急性炎性疾病、喉水肿、喉外伤、喉痉挛、喉肿瘤、先天性喉畸形、声带麻痹等。对于急性炎症所致的喉阻塞，可在严密观察呼吸情况的同时，给予足量抗生素和激素，大多数患者可治愈而不必气管切开。无论何种原因的急性喉阻塞出现三度以上呼吸困难者，必须尽快设法解除其呼吸困难，严重者须争分夺秒使病人尽早脱离缺氧状态，以挽救其生命。

3. 医案选录　某女孩，3 岁。恙经 3 日，始由咽痛，继则高热，咽内痰声辘辘，哮喘不平，呛咳时作，舌苔腻，指纹暗，幸斗底未见白腐。良由风邪伏肺，势属喉风险证，防其猝然生变。处方：硬白前 5g，信前胡 5g，炒黑苏子 5g，葶苈子 2g，淡豆豉10g，射干 6g，广橘皮 5g，莱菔子 10g。水煎服。另用鲜土牛膝 10g 捣烂绞汁，灌服探吐，待痰涎吐出后，停 1 小时再进上方，不要旋吐旋服。

二诊：昨进二前汤及土牛膝吐法，颇为应手，初则吐出痰涎甚多，继则进药未吐，复得畅汗，身热已淡，哮声渐平，大便畅行，舌苔渐化，指纹转红。虽属一派吉象，仍当安不忘危，若哮喘复剧，则将难以挽回矣。原方去豆豉、莱菔子，加黄郁金 5g，浙贝母 6g，枇杷叶 10g（包）。

三诊：喉风已平，睹其现状，似可告无虞矣，唯咳声仍如常，尚有痰声，今再投汤液，当以化痰为主。处方：信前胡 5g，白桔梗 6g，苦杏仁 10g，黄郁金 5g，浙贝母 6g，粉甘草 3g，广陈皮 5g，枳壳 5g，枇杷叶 10g。水煎服。连服 2 剂痊愈。

（《中医临床家耿鉴庭》）

第六节　喉　瘖

喉瘖是指因外邪侵袭或脏腑虚损、喉失濡养所致的以声音嘶哑为主要特征的喉部疾病。是耳鼻咽喉科常见病、多发病，本病发生无年龄、性别差异。西医的急性喉炎、慢性喉炎、声带小结、声带息肉、喉肌无力、声带麻痹等均可参考本病进行辨证施治。

历代医家对喉瘖的认识不一，所沿用的病名很多，起病急骤者，有"暴瘖"、"卒瘖"之称；反复发作或迁延不愈，或久病体虚而致者，又有"久瘖"、"久无音"、"久嗽声哑"、"久病失音"之称。此外尚有瘖、瘖哑、声嘶、声喝、暴言难、卒失音等不同的名称。

早在先秦甲骨卜辞中，已有"音有疾"、"疾言"的记载。《内经》中始用"瘖"

作病名，并有"暴瘖"、"卒瘖"等病名记载。《景岳全书·卷二十八》对声瘖的病因病机、证候特点及辨证论治有了较全面的论述，确立了"金实不鸣"、"金破不鸣"的理论基础，对后世研究本病有着深远的影响。

【病因病机】

喉瘖有虚实之分。实证者多由风寒、风热、痰热犯肺，肺气不宣，邪滞喉窍，声门开阖不利而致，即所谓"金实不鸣"、"窍闭而瘖"；虚证者多因脏腑虚损，喉窍失养，声门开阖不利而致，即所谓"金破不鸣"。

1. **风寒袭肺**　风寒外袭，壅遏肺气，肺气失宣，气机不利，风寒之邪凝聚于喉，阻滞脉络，致声门开阖不利，发为喉瘖。

2. **风热犯肺**　风热外袭，肺失清肃，气机不利，则邪热上蒸，壅结于喉，致声门开阖不利，发为喉瘖。

3. **肺热壅盛**　肺胃积热，复感风热，内外邪热互结，灼津为痰，痰热壅肺，肺失宣降，致声门开阖不利，发为喉瘖。

4. **肺肾阴虚**　素体虚弱，燥热伤肺，过劳伤肾，或久病失养，以致肺肾阴亏，肺津无以上布，肾阴无以上承；又因阴虚生内热，虚火上炎，蒸灼于喉，致声门失健，开阖不利，发为喉瘖。

5. **肺脾气虚**　素体虚弱，过度用嗓，气耗太甚，加之久病失调，或劳倦太过，肺脾气虚，无力鼓动声门，发为喉瘖。

6. **血瘀痰凝**　患病日久，余邪未清，结聚于喉，阻滞脉络；或用嗓太过，耗气伤阴，喉部脉络受阻，经气郁滞不畅，气滞则血瘀痰凝，致声带肿胀或形成小结及息肉，妨碍声门开阖，则久瘖难愈。

【诊断】

一、诊断要点

1. **病史**　多有受凉感冒或过度用声史，或声音嘶哑反复发作史。

2. **临床症状**　以声音嘶哑为主要症状。轻者，仅声音发毛、变粗或声音不扬；程度较重者，可有明显的声嘶，甚至完全失音。可伴有咽喉不适。

3. **检查**　喉黏膜及声带鲜红肿胀；或声带淡红、肥厚，边缘有小结或息肉，声门闭合不全；或喉黏膜及声带干燥、变薄；或声带活动受限、固定；或声带松弛无力（彩图20、彩图21）。

二、鉴别诊断

本病应与白喉、喉癣、喉瘤、喉菌等相鉴别。

【辨证及治疗】

一、分型论治

本病初期多为实证，临床辨证多属风寒、风热或肺热壅盛，肺气不宣；病久则多为虚证或虚实夹杂证，临床辨证多属肺肾阴虚、肺脾气虚或血瘀痰凝。治疗方面，在辨证用药的基础上应注意配合利喉开音法的运用。

1. 风寒袭肺

主证：猝然声音不扬，甚则嘶哑，喉微痛微痒，咳嗽声重，发热，恶寒，头身痛，无汗，鼻塞，流清涕，口不渴，舌苔薄白，脉浮紧。检查见喉黏膜微红肿，声门闭合不全。

证候分析：风寒袭肺，壅遏肺气，肺气不宣，风寒壅闭于喉，致声门开阖不利，故猝然声音不扬，甚则嘶哑；寒主凝闭，气血凝滞于喉，故见喉黏膜及声带微红肿、声门闭合不全；寒凝气血，脉络不通，故喉微痛不适；风邪袭喉，则喉痒咳嗽；风寒郁肺，肺失宣降，肺气上逆，则咳嗽声重；鼻为肺窍，寒邪袭肺，则鼻塞流清涕；风寒外束，卫阳被郁，不得宣泄，故见恶寒、发热、无汗、头身痛、口不渴等风寒表证；舌苔薄白、脉浮紧为风寒在表之象。

治法：疏风散寒，宣肺开音。

方药：三拗汤加减。方中以麻黄疏散风寒；杏仁宣降肺气，助麻黄宣肺散寒；甘草利喉止痛，调和诸药。可加半夏、僵蚕、生姜散寒祛痰，石菖蒲消肿通窍开音。

2. 风热犯肺

主证：声音不扬，甚则嘶哑，喉痛不适，干痒而咳，发热，微恶寒，头痛，舌边微红，苔薄黄，脉浮数。检查可见喉黏膜及声带红肿，声门闭合不全。

证候分析：风热犯肺，壅遏肺气，肺失清肃，热邪壅结于喉，致声门开阖不利，故声音不扬，甚则嘶哑，喉痛不适，喉黏膜及声带红肿；风热壅肺，肺失宣降，故喉干痒而咳；风热外袭，正邪交争，则发热恶寒；风邪上受，故头痛；舌边微红、苔薄白、脉浮数为风热在表之象。

治法：疏风清热，利喉开音。

方药：疏风清热汤加减。本方疏散风热，清利咽喉，可加蝉蜕、木蝴蝶、胖大海以利喉开音。若痰黏难出者，可加瓜蒌皮、杏仁，以清化痰热。

3. 肺热壅盛

主证：声音嘶哑，甚则失音，咽喉痛甚，咳嗽痰黄，口渴，大便秘结，舌质红，苔黄厚，脉滑数。检查可见喉黏膜及室带、声带深红肿胀，声带上有黄白色分泌物附着，闭合不全。

证候分析：肺胃积热，复感风热，内外邪热互结，炼津为痰，痰热壅阻于喉，致声门开阖不利，故声音嘶哑，甚则失音；痰热壅肺，上蒸咽喉，故咽喉痛甚，喉窍黏膜及室带、声带深红肿胀；肺胃热盛，则见口渴、大便秘结、舌质红、苔黄厚、脉滑数等。

治法：清热泻肺，利喉开音。

方药：泻白散加减。本方为清热泻肺之主方，可加黄芩、杏仁以加强本方清肺热、宣肺利气之功；加瓜蒌仁、浙贝母、天竺黄、竹茹以清化痰热；加蝉蜕、木蝴蝶以利喉开音；大便秘结者，可加大黄。

4. 肺肾阴虚

主证：声音嘶哑日久，咽喉干涩微痛，喉痒干咳，痰少而黏，时时清嗓，症状以下午明显。可兼有颧红唇赤、头晕耳鸣、虚烦少寐、腰膝酸软、手足心热等症状。舌红少津，脉细数。检查可见喉黏膜及室带、声带微红肿，声带边缘肥厚，或喉黏膜及声带干燥、变薄，声门闭合不全。

证候分析：肺肾阴虚，喉失濡养，致声门失健，开阖不利，则声嘶日久难愈；阴虚生内热，虚火上炎，故喉黏膜及室带、声带微红肿，咽喉干涩微痛，或喉及声带黏膜干燥、变薄；虚火炼痰，故干咳痰黏，清嗓则舒；颧红唇赤、头晕耳鸣、虚烦少寐、腰膝酸软、手足心热、舌红少津、脉细数均属阴虚火旺之象。

治法：滋阴降火，润喉开音。

方药：百合固金汤加减。方中以百合、生地黄、熟地黄滋养肺肾；麦冬、玄参滋阴生津，降火利喉；当归、白芍养血和阴；桔梗、甘草、贝母化痰利喉；可加木蝴蝶、蝉蜕利喉开音。若虚火旺者，加黄柏、知母以降火坚阴；若以声嘶、咽喉干痒、咳嗽、灼热感为主的阴虚肺燥之证，宜甘露饮以生津润燥。

5. 肺脾气虚

主证：声嘶日久，语音低沉，高音费力，不能持久，劳则加重，上午症状明显。可兼有少气懒言、倦怠乏力、纳呆便溏、面色萎黄等症状。舌体胖，有齿痕，苔白，脉细弱。检查可见喉黏膜色淡不红，声带肿胀或不肿胀，松弛无力，声门闭合不全。

证候分析：肺脾气虚，无力鼓动声门，故声带松弛无力、语音低沉、高音费力、不能持久；劳则耗气，故遇劳加重；上午阳气未盛，故气虚则上午症状明显；少气懒言、倦怠乏力、纳呆便溏、面色萎黄、舌体胖有齿痕、苔白、脉细弱均为肺脾气虚之象。

治法：补益肺脾，益气开音。

方药：补中益气汤加减。本方补益肺脾之气，养喉洪声；可加生诃子收敛肺气、利喉开音，加石菖蒲通窍开音。若声带肿胀，湿重痰多者，可加半夏、茯苓、扁豆燥湿除痰，消肿开音。

6. 血瘀痰凝

主证：声嘶日久，讲话费力，喉内异物感或有痰黏着感，常需清嗓，胸闷不舒。舌质暗红或有瘀点，苔薄白或薄黄，脉细涩。检查可见喉黏膜及室带、声带、杓间暗红肥厚，或声带边缘有小结及息肉状组织突起，常有黏液附其上。

证候分析：气滞血瘀痰凝，结聚喉咙，故声带暗红，或有小结、息肉；声门开阖不利，故声嘶难愈，讲话费力；血瘀痰凝，黏附声带，故喉内有异物感、痰黏着感；胸闷不舒是气滞之证；舌质暗红、脉细涩为血瘀之象。

治法：行气活血，化痰开音。

方药：会厌逐瘀汤加减。方中以当归、赤芍、红花、桃仁、生地活血祛瘀；枳壳、柴胡以疏肝理气，气行则血行，血行则瘀散；桔梗、甘草、玄参宣肺化痰，利喉开音。若痰多者，可加贝母、瓜蒌仁、海浮石以化痰散结。

此外，根据患者之肺肾阴虚或肺脾气虚情况，可分别配合应用百合固金汤或补中益气汤等。

二、外治法

1. **含服** 选用具有清利咽喉的中药制剂含服，有助于消肿止痛开音。

2. **蒸汽吸入** 根据不同证型选用不同的中药水煎，取过滤药液进行蒸汽吸入，每次 15 分钟。如风寒袭肺者，可用紫苏叶、香薷、蝉蜕等；风热犯肺或痰热壅肺者，可用柴胡、葛根、黄芩、生甘草、桔梗、薄荷等；肺肾阴虚者，可用乌梅、绿茶、甘草、薄荷等。

3. **离子导入疗法** 用红花、橘络、乌梅、绿茶、甘草、薄荷水煎取汁，进行喉局部直流电离子导入治疗，每次 20 分钟，每日 1 次，有利喉消肿开音的作用，适用于各证型喉瘖。

三、针灸疗法

1. **针刺** 可采用局部与远端取穴相结合的方法。局部取穴：人迎、水突、廉泉、天鼎、扶突，每次取 2~3 穴。远端取穴：病初起者，可取合谷、少商、商阳、尺泽，每次取 1~2 穴，用泻法；病久者，若肺脾气虚可取足三里，若肺肾阴虚可取三阴交，用平补平泻法或补法。

2. **刺血法** 用三棱针刺两手少商、商阳、三商（奇穴，别名大指甲根）、耳轮 1~6 等穴，每穴放血 1~2 滴，每日 1 次，有泄热开窍，利喉开音的作用，适用于喉瘖实热证。

3. **耳针** 取咽喉、声带、肺、大肠、神门、内分泌、皮质下、平喘等穴，脾虚者加取脾、胃，肾虚者加取肾，每次 3~4 穴，针刺 20 分钟。病初起，每日 1 次，久病隔日 1 次，也可用王不留行子或磁珠贴压，每次选 3~4 穴。

4. **穴位注射** 取喉周穴位如人迎、水突、廉泉，每次选 2~3 穴行穴位注射，药物可选用复方丹参注射液、当归注射液等，每次注射 0.5~1ml 药液。

5. **穴位磁疗** 取喉周穴位，如人迎、水突、廉泉，每次选 2~3 穴，贴放磁片，或加用电流，每次 20 分钟。

6. **氦-氖激光穴位照射** 取喉周穴位，如人迎、水突、廉泉等，每次选 2~3 穴，局部直接照射，每次每穴照射 5 分钟。

四、按摩疗法

声音嘶哑的按摩法详见第六章第三节。

【预防与调护】

1. 加强体育锻炼，增强体质，积极防治感冒及鼻腔、鼻窦、鼻咽、口腔疾病。

2. 注意声带休息，避免用声过度。

3. 避免粉尘及有害化学气体的刺激。

4. 节制烟酒，少食辛辣炙煿之品及冷饮。

【预后及转归】

起病急骤者，经及时适当治疗，一般可恢复。反复发作者，则病程迁延，缠绵难愈。

【参考资料】

1. 古代文献摘录

（1）《灵枢·忧恚无言》："人卒然无音者，寒气客于厌，则厌不能发，发不能下，至其开阖不致，故无音。"

（2）《景岳全书·卷二十八》："风寒袭于皮毛，则热郁于内，肺金不清而闭塞喉窍，咳嗽甚而声暗者，宜参苏饮、二陈汤、小青龙汤、金水六君煎、三拗汤之类以散之。火邪侵肺，上焦热甚而声暗者，宜四阴煎、麦门冬汤主之。心火盛者二阴煎。胃火上炎者竹叶石膏汤。肝胆火盛者，柴胡清肝散之类主之。劳瘵痰嗽夹火者，竹衣麦门冬汤主之。"又曰："虚损为暗者，凡声音之病，唯此最多，当辨而治之。凡色欲伤阴，病在肾者，宜六味丸、八味丸、左归丸、右归丸、人参平肺汤、大补元煎之类主之，或兼肺火者，宜一阴煎、四阴煎、人参固本丸之类择而用之。凡大惊大恐猝然致暗者，肝胆受伤也，宜七福饮、五福饮、十味温胆汤、平补镇心丹、定志丸之类主之。凡饥馁疲劳，以致中气大损而为暗者，其病在脾，宜归脾汤、理阴煎、补中益气汤、补阴益气煎、温胃饮之类主之。凡忧思过度，致损心脾而为暗者，宜七福饮、归脾汤之类主之。凡病人久嗽声哑者，必由元气大伤，肺肾俱败，但宜补肺气、滋肾水、养金润燥，其声自出，或略加诃子、百药煎之类，兼收敛以治其标。务宜先本后末，庶可保全，若见其假热而过用寒凉，或见其痰盛而妄行消耗，则未有一免者矣。"

（3）《张氏医通·卷四》："若咽破声嘶而痛，是火邪遏闭伤肺，昔人所谓金实不鸣，金破亦不鸣也，古法用清咽宁肺汤，今改用生脉散合六味丸作汤，所谓壮水之主以制阳光也。"

（4）《罗氏会约医镜·卷七》："肾阴一足，则水能制火，而肺以安，庶金清而亮矣。譬之钟焉，实则不鸣，破亦不鸣，肺被火烁，是邪实其中，即形破于外，声何由而出乎，是知宜补水以降火也。"

2. 现代相关疾病简介

（1）急性喉炎（acute laryngitis）为喉黏膜的急性卡他性炎症，多发于受凉感冒后，系病毒侵入和原存在于上呼吸道的细菌感染所致，用声过度、烟酒过度、吸入有害粉尘和化学气体亦可引起本病。主要表现为声嘶，喉部黏膜弥漫性充血、水肿。声休及使用抗生素控制感染为本病的治疗原则。

（2）慢性喉炎（chronic laryngitis）指喉部黏膜的慢性非特异性炎症。因病变程度的不同，可分为慢性单纯性喉炎、肥厚性喉炎和萎缩性喉炎。其病因主要是急性喉炎反复发作或迁延不愈，用声过度、发声不当、烟酒过度、吸入有害粉尘和化学气体，以及鼻、鼻窦和咽部的感染均是喉部产生慢性炎症的原因。主要表现为声音嘶哑，喉部黏膜慢性充血、肿胀或肥厚。消除病因，进行发声训练，喉部局部施用蒸汽或挥发性药物雾化吸入为主要治疗方法。

（3）声带小结（vocal nodules） 又称歌唱者小结，由炎性病变形成。主要是因长期用声不当或用声过度，致使声带膜性中点频繁撞击、摩擦，产生上皮机械性创伤反应，形成突起、黏膜上皮局限性增生、纤维化改变，表现为声带前、中 1/3 交界处对称的小山形突起。声休、发声训练、改变错误的发声习惯是主要治疗方法，若无效可行手术治疗。

（4）声带息肉（polyp of vocal cords） 亦称喉息肉，主要是因长期用声不当或过度用声引起。表现为声带血管扩张，血管通透性增加，声带膜部的潜在间隙（Reinke 间隙）中组织液积聚，出现局部水肿致息肉形成，并进一步变性、纤维化。分局限性和广基性两类。局限性声带息肉多发生在声带的前、中 1/3 交界处，基底小而有蒂；广基性声带息肉则基底宽广。治疗原则基本与声带小结相同。

（5）喉肌无力（myasthenia laryngis） 又称喉肌弱症。其病因主要是发声过度或发声不当，喉外肌收缩过度，属喉内肌的甲杓肌受抑制，张力降低，功能低下而发生声肌疲劳，声门闭合不全。治疗可采取物理及药物疗法。

3. 医案选录

（1）张路玉治一西客触寒来苏，忽然喘逆声喑，咽喉肿痛，察其形体丰盛，饮啖如常，切其脉象浮软，按之益劲。此必寒包热邪，伤犯肺络也，遂以麻杏甘石汤加半夏、细辛，加大剂葳蕤。二服喘止声出，但呼吸尚有微喑，更与二陈加枳、桔、葳蕤二服，调理而安。

（《续名医类案·卷十八》）

（2）黄某，女，33 岁，1963 年 1 月 29 日初诊。10 多年来，常感咽喉干痛作哽，声音嘶哑，甚则完全失音。经某医院检查，诊断为慢性咽喉炎。近 2 个月来，咽喉干痛，并有紧缩感，左侧尤甚，胸膺右侧气滞闷塞不舒，呼吸急促，讲话时需努力提气，并能发出低微嘶哑之音，午后则完全无声。常易感冒咳嗽，睡眠不安，头晕，全身筋骨酸痛，背脊板滞不适。大便经常不实，肠鸣辘辘，稍食油腻之物则溏泄。咽喉底壁及两关色淡不明润，并有结节。舌苔淡薄，脉象弦细。证属肝旺肺弱，宗气不足，气血两亏。姑拟柔肝、益肺、利咽为法。北沙参 9g，川贝母 9g，元米炒麦冬 4.5g，炙甘草 2.5g，淮小麦 9g，嫩射干 3g，白桔梗 3g，川石斛 6g，珠儿参 9g，生白芍 4.5g，制首乌 9g，肥玉竹 6g，野蔷薇花 2.5g。5 剂。

二诊时，呼吸急促及筋骨酸痛均见轻减，而动则心悸，大便溏薄。于原方中加五味子 1g，焦於术 4.5g，再服 5 剂。

三诊（2 月 18 日）：声音午前较扬，咽头尚有梗阻之感，右侧胸膺气滞不畅。精神虽较好转，唯暮后尚觉神疲头晕，并有烦热。脉弦细，较前有力，舌淡苔薄。体质柔弱，非一蹴而就。仍宗原意，更进一筹。南北沙参各9g，太子参6g，珠儿参12g，川百合9g，元米炒麦冬4.5g，淮小麦9g，五味子1.5g，土炒生白术4.5g，生白芍4.5g，嫩射干3g，白桔梗3g，炙甘草2.5g，野蔷薇花2.5g。7剂。

服上药3剂后，声音已恢复正常，烦热亦除，神色转佳。唯仍觉夜眠不稳，喉头干燥，胃纳欠佳。上方去射干、桔梗、五味子，加夜交藤9g，霍山石斛3g，制首乌9g，肥玉竹6g。

五诊（3月5日）：患者声音清朗，精神体力均转佳。唯喉头仍觉干燥，再予前方加怀山药9g，熟女贞9g，以巩固疗效。嘱其忌酸辣，禁高声，勿过度疲劳，庶可恢复正常。

6月10日随访：患者语声清朗，精神亦佳。每日除8小时工作之外，晚上尚能阅读书报至10时或11时入侵。睡眠与大便均已正常，感到身心愉快。

（《张赞臣临床经验选编》）

第七节　声　疲

声疲是指长期在不适宜的音域范围内超过一定的时间和强度用嗓所致的以音质音量下降为主要特征的嗓音疾病。本病起病隐匿，多在过度用嗓、高声言语或大病久病之后发生，且多见于职业用嗓者，如演员、教师、播音员、营业员等。

【病因病机】

人之发声由多器官协调完成，包括心主神明的指挥协调，肺气充沛的动力，喉部声带的振动，鼻、咽喉、气管、头、胸等的共鸣，其中喉部声带的振动作用对声音的产生和声音质量的优劣最为重要。因此，正常的言语发音有赖于五脏功能之健旺。《景岳全书·卷二十八》指出："舌为心之苗，心病则舌不能转，此心为声音之主也；声由气而发，肺病则气夺，此气为声音之户也；肾藏精，精化气，阴虚则无气，此肾为声音之根也……是知声音之病，虽由五脏，而实唯心之神，肺之气，肾之精三者为之主耳。"音质、音量、音调之变化，关键在于脏腑功能，气血津液是否充沛。《景岳全书·卷二十八》进一步指出："声音出于脏气，凡脏实则声弘，脏虚则声怯。"用嗓不当或用嗓过度亦可致本病。

1. **肺阴虚损，喉失濡养**　素体阴虚，过用辛燥，或久咳肺阴暗耗，过度用嗓，或高声呼喊，日久阴液耗损，致肺阴不足，咽喉失养，发为声疲。

2. **中气不足，气不上达**　久病失治，或过用苦寒，中气内耗，或用嗓不当，长期在不适宜于自己的音域内勉强唱歌，或高声喊叫日久，中气耗损，气不上达发为声疲。

3. **气血亏虚，神散音暗**　声由气发，神守声宏，神散声暗，素体虚弱，思虑过度，心血亏虚，血不养神，心神暗耗，或失血病久，或长期夜间过度用嗓，气阴两耗，血不养心，心神不宁，神散声暗。

4. **肾脏亏损，声失根本**　肾为声音之根，先天禀赋不足，或房事不节，或过用苦寒，或久病伤肾，致肾脏亏虚，精不化气，气不上达，发为声疲。

【诊断】

一、诊断要点

1. 临床症状　主要表现为自觉语音异常和歌声异常，如说话不能持久，嗓音易疲劳，唱歌时音域范围缩窄，音调异常，音色异常等。可伴有咽干、咽痒等不适症状。

2. 检查　一般检查声带无明显异常。

二、鉴别诊断

本病应与喉瘖相鉴别。

【辨证及治疗】

一、分型论治

1. 肺阴虚损，喉失濡养

主证：多言或歌唱之后，声音发"毛"或"沙"，缺少润泽感，言多则喉干音涩，咽喉干燥，咳嗽痰少，或常做清嗓动作，口干思饮。舌苔薄，脉细数。

证候分析：素体阴虚内热，多言或歌唱，耗伤肺之津液，喉失其润，则声音发"毛"或"沙"，缺少润泽感；言多则耗伤气阴，故感喉干音涩；咽喉干燥、咳嗽痰少或常做清嗓动作、口干思饮、舌苔薄、脉细数等均属肺津不足之象。

治法：补益肺阴，生津润音。

方药：沙参麦冬汤加减。方中以沙参、麦冬滋养肺阴，玉竹、天花粉滋阴清热开音，桑叶清肺中邪热，扁豆、甘草扶正益音。若声带乏力，闭合不良，声嘶明显者，可重用麦冬，加黄芪、百合、熟地以益气养阴。若兼见少气乏力，动则气短者，可酌加黄精、太子参、蛤蚧等。

2. 中气不足，气不上达

主证：音声质量下降，音色暗沙，或音调降低，或语声低怯，声出不宏，说话、唱歌费力，不能持久，气欲下坠，或声时（一次呼吸维持发音时间）缩短。咽喉作痒，气短乏力，自汗纳呆，脘腹坠胀。舌淡红，舌苔薄白，脉细。

证候分析：多言或歌唱，用嗓不当，伤耗中气，中气不足，则音声质量下降，音调降低，声出不宏，说话、唱歌费力，不能持久，气欲下坠，或声时缩短。咽喉作痒，咳嗽有痰且色白，口不渴，亦属肺脾气虚之象。

治法：补肺健脾，益气达音。

方药：补中益气汤加减。若兼肺虚卫弱，易罹外感者，或自汗恶风，可加防风、白术益气实卫。若气虚及阴，声音不扬或嘶哑，咽喉干痒，气短乏力，自汗纳呆，脘腹坠胀，可加麦冬、北沙参、山药以益气养阴。若纳差便溏者，加炒扁豆、炒山药、神曲等以健脾止泻。若喉中气冷，手足不温，舌淡胖者，可加附子、肉桂以温阳驱寒。

3. 气血亏虚，神散音暗

主证：高声言语歌唱之后，嗓音音调降低，声出不宏而音色不亮，音色暗沙，说话、唱歌费力，心神不宁，或有失眠、心烦。舌淡红，舌苔薄白，脉细。

证候分析：声由气发，音由神使，神守声宏而音亮。素体虚弱，气血不足，血不养心，心神不宁，神不御声，故声暗音沙、音调降低、声出不宏。心烦、失眠属心神失养之象。

治法：养心安神，补血宏音。

方药：养心汤加减。方中以人参、黄芪益气养心；五味子、茯神、远志、柏子仁、酸枣仁养心安神；当归、川芎养血活血；半夏去扰心之痰涎；肉桂温中行滞；甘草调和诸药。若面黄、唇淡、脉弱者，可加龙眼肉、白芍、熟地以养血补心。若声不随意，自控力弱者，另可加入石菖蒲、朱砂、龙骨镇心安神。

4. 肾脏亏损，声失根本

主证：经常出现声疲，言语声低，不耐劳累，嗓音失却润泽，高音不能持久，低音无根，或有腰膝酸软、夜尿频多等症状。舌淡苔白，脉沉细。

证候分析：肾为声音之根，先天禀赋不足，房劳伤肾，久而耗伤肾气，肾气不足则音声缺少根柢支持，故经常出现声疲、言语声低、不耐劳累、嗓音失却润泽。腰膝酸软、夜尿频多等属肾气亏损之象。

治法：补肾纳气，培本强音。

方药：金匮肾气丸加减。方中以地黄、山药、山茱萸滋补肾阴；茯苓、牡丹皮、泽泻泄肾中邪浊；桂枝、附子温阳。若声音不扬，高音不能，或嘶哑失音者，加黄芪、人参、升麻、诃子以升阳益音。

二、外治法

1. 热敷　把毛巾用温热水浸透后拧干敷在颈部，温度以不烫伤皮肤为宜，反复数次。此法可增进喉部血液循环，消除疲劳，减轻练唱后喉部不适。

2. 含法　木蝴蝶1~2片，噙含口中咽津，30分钟后吐出，可护嗓利喉。

3. 人迎、水突穴推拿　患者取端坐位，用右手拇指及食指、中指紧握喉体向左侧移动并固定，用左手拇指轻揉、点压人迎及水突穴30次，手法要求轻快柔和。双侧推拿后用两手大鱼际肌行轻手法的向心性揉动按摩30次。

4. 人迎、水突穴脉冲电治疗　用电子针疗仪（脉冲电治疗仪）在患者的人迎、水突两组穴位进行低电压、中低频脉冲电治疗，每次20分钟。

三、针灸疗法

1. 体针　选人迎、天突、廉泉、神门、足三里、水突等为主穴，肺俞、脾俞、肾俞、阴陵泉、三阴交等为配穴。每次主穴、配穴各选1~2穴，留针20分钟，每日1次，针用补法。

2. **灸法**　选足三里、命门、百会、气海、三阴交、涌泉、神阙、上星等穴，悬灸或隔姜灸，每次 2~3 穴，每穴 20 分钟。

3. **耳针**　选神门、内分泌、咽、肺、脾、肾等穴埋针，或以王不留行子贴压以上穴位，两耳交替。

【预防与调护】

1. **避免过度用嗓**　如喊叫、多言、高歌等。

2. **掌握良好的发声方法**　运用软起声，避免硬起声。软起声是指声带闭合时，恰好呼气气流到达声门。硬起声是声门先快速紧闭，然后用较大的呼气力量冲开声门。心平气和时的起声为软起声，对声带没有伤害；情绪激动、发怒、咳嗽时常用硬起声，硬起声容易伤害声带。

3. **避免刺激物质**　如粉尘、化学烟雾、烟、酒、辛辣食物等。

4. **注意发声时的呼吸方法练习**　平时，男性常用腹式呼吸，女性常用胸式呼吸，如果能训练运用胸腹联合呼吸则对发声护嗓有益。运用胸腹联合呼吸的要点是，在吸气末尾时轻收小腹，使胸腔扩大并固定，然后小量持续呼气发声，丹田气发声就是指这种发声方法，此法可以使呼吸一次的发音时间明显延长，也容易控制音量。

5. **注意心理调适**　身心健康、生活规律、饮食习惯和身体锻炼等非常重要。我国著名京剧表演艺术家梅兰芳先生在个人的嗓音卫生与保健上有一套良好的方法。他曾精练地概括成以下几点："精神畅快，心气平和，饮食有节，寒暖当心，起居以时，劳逸均匀，练嗓保嗓，学贵有恒，由低升高，量力而行，五音饱满，唱出剧情。"

6. **歌唱练嗓循序渐进**　唱歌之前应检查声带，寻找与之匹配的音调音域。初学者练唱宜用中等音量，多练自然声区（中声区），待自然声区相对巩固后再逐步扩展音域。练唱可分多段时间，每次 15~20 分钟。练唱时要保持精神振奋，注意力集中，以呼吸支持发声，以后可视具体情况逐步延长练唱时间。练唱时还要注意倾听、分辨自己发声的正误，随时调整各个器官的协调运动，使它们始终处于正常状态。练唱前后，不宜进食过冷过热的饮食，尤其是练唱或剧烈运动后，喉部血管扩张，血液循环旺盛（即所谓"热嗓子"），此时喝冷饮，喉部血管遇冷骤然痉挛收缩阻碍血流，引起咽喉肌肉的伸缩失调，导致声嘶或失声。

【预后及转归】

本病经积极防治，一般预后良好。

【参考资料】

1. 古代文献摘录

（1）《景岳全书·卷二十八》："声音出于脏气，凡脏实则声弘，脏虚则声怯。"

（2）《古今医统·卷四十六》："肾者人身之根本，元气发生之主也。肾气一亏，则元气寝弱而语暗者有之。"

（3）《仁斋直指方·卷八·声音》："心为声音之主，肺为声音之门，肾为声音之根。"

2. 现代相关疾病简介　嗓音疲劳是极其复杂的概念，是一种疾病的症状，可对呼吸、循环以及神经肌肉造成负担。疲劳可以是整体的疲劳，也可以是系统疲劳，通常是肌肉本身的局部疲劳。嗓音疲劳综合征临床分为轻度嗓音疲劳、中度嗓音疲劳、恢复期嗓音疲劳、超极限嗓音疲劳、变声性嗓音疲劳、老年性嗓音疲劳。

第八节　梅　核　气

梅核气是指痰气互结于咽喉所致的以咽部异物感，如梅核梗阻，咯之不出，咽之不下为主要特征的疾病。

《金匮要略·妇人杂病脉证并治》最早描述了"妇人咽中如有炙脔"的症状。《赤水玄珠·卷三》更明确指出："梅核气者，喉中介介如哽状。"又曰："痰结块在喉间，吐之不出，咽之不下者是也。"在古代医籍中尚有梅核、梅核风、回食丹等别名。

【病因病机】

本病多与七情郁结、气机不利有关。

1. 肝郁气滞　情志所伤或平素情志抑郁，肝失条达，肝气郁结，气机阻滞，肝气循经上逆，阻结于咽喉而发病。

2. 痰气互结　思虑伤脾，或肝郁日久，横逆犯脾，以致脾失健运，聚湿生痰，痰气互结阻于咽喉而发病。

【诊断】

一、诊断要点

1. 临床症状　以咽部的异物阻塞感为主要症状，其状或如梅核，或如炙脔，或如贴棉絮，或如虫扰，或如丝如发，或如痰阻，或如球如气，咯之不出，咽之不下，不痛不痒，不碍饮食及呼吸。多于情志不舒、心情郁闷时症状加重。

2. 检查　咽喉各部所见正常，纤维喉镜及食道钡餐或食道镜检查亦无异常发现。

二、鉴别诊断

应注意与喉痹、乳蛾、咽喉及食道肿瘤等器质性疾病相鉴别。

【辨证及治疗】

一、分型论治

本病一般病程短者，以肝郁气滞为主，病久或反复发作则肝脾不和，痰气互结，甚至痰瘀互结。治疗方面，在辨证用药的基础上，还应注意对患者精神上的安慰和耐心解释。

1. 肝郁气滞

主证：咽喉异物感，或如梅核，或如肿物，吞之不下，吐之不出，但不碍饮食。患者常见抑郁多疑，胸胁脘腹胀满，心烦郁闷，善太息，舌质淡红，苔薄白，脉弦。

证候分析：肝经循行于咽喉，平素情志抑郁，肝气郁结，疏泄失常，气机阻滞，肝气上逆，阻结于咽喉，故咽喉有异物感，状如梅核或肿物；无形气结，故吞之不下，吐之不出，而不碍饮食；肝为将军之官而主谋虑，情志抑郁则伤脾，肝郁不舒，则多疑多虑而精神抑郁、郁闷心烦而喜太息；肝郁气滞，则见胸胁脘腹胀满；脉弦为肝郁之象。

治法：疏肝理气，散结解郁。

方药：逍遥散加减。方中柴胡疏肝解郁；薄荷助柴胡疏肝；当归、白芍养血柔肝；白术、茯苓健脾祛湿；生姜、甘草益气补中。可选加香附、苏梗、绿萼梅以助理气利咽；烦躁易怒、头痛不适、口干者可加丹皮、栀子；失眠者可加合欢花、酸枣仁、五味子、夜交藤；情志抑郁明显者，亦可配合越鞠丸加减。方中香附行气解郁，苍术燥湿健脾，神曲消食和中，川芎活血行气，栀子清热除烦。

2. 痰气互结

主证：咽喉异物感，自觉喉间多痰，咳吐不爽，时轻时重，或见咳嗽痰白，肢倦纳呆，脘腹胀满，嗳气，舌淡胖，苔白腻，脉弦滑。

证候分析：忧思伤脾，或肝病乘脾，则脾失健运，聚湿生痰，痰气互结，上逆咽喉，故咽喉异物感、自觉喉中痰多、咳吐不爽；脾为生痰之源，肺为储痰之器，痰浊阻肺，则咳嗽痰白；痰湿困脾则肢倦纳呆、脘腹胀满；肝脾不和，胃气上逆，则嗳气；舌淡、苔白腻、脉弦滑均为内有痰湿之候。

治法：行气导滞，散结除痰。

方药：半夏厚朴汤加减。方中半夏、生姜辛以散结，苦以降逆；厚朴行气导滞；茯苓健脾利湿除痰；紫苏行气宽中，俾气舒痰去，病自愈矣。精神症状明显、多疑多虑者，可加炙甘草、大枣、浮小麦；胸闷痰多者加瓜蒌仁、薤白；纳呆、苔白腻者加砂仁、陈皮；若兼脾虚者，可合四君子汤加减。痰气互结日久，致使气机不畅。气滞则血瘀，咽喉脉络受阻，亦可见异物堵塞感，持续难消，治宜祛痰、活血、理气，可用桃红四物汤合二陈汤。方中桃仁、红花、川芎活血祛瘀；当归、生地、芍药和血养阴润燥；二陈汤祛湿除痰理气。两方合用，以达祛痰活血理气作用。若见病久乏力、面色不华、舌质淡者，可加黄芪、鸡血藤；胸胁不适者加柴胡、苏梗、枳壳；痰湿盛者，加半夏、瓜蒌。亦可用合欢花、厚朴花、白菊花、佛手花、绿萼梅等量拌匀，每次 6g，开水浸泡代茶饮。

二、外治法

1. 吹药 用清热化痰利咽的中药粉末少许吹布于咽喉。

2. 咽部注射 先于咽后壁喷少量表面麻醉剂，取丹参注射液或维生素 B_{12} 等，分 4～5 点注射于咽后壁黏膜下。

三、针灸疗法

1. **体针**　毫针刺廉泉穴，针尖向上刺至舌根部，令患者做吞咽动作，至异物感减轻或消失时出针，或取合谷、内关、天突穴，每日 1 次。

2. **灸法**　取膻中、中脘、脾俞穴，各灸 3~5 壮，每日 1 次。

3. **埋线**　取天突或膻中穴做穴位埋线。

4. **耳针**　取肝、肺、咽喉、内分泌、肾上腺穴，用王不留行子贴压，每日揉压数次以加强刺激。

四、其他治疗

针对病人的精神因素，在认真详细检查后，耐心解释，进行适当的心理疏导，解除其心理负担，增强其对治疗的信心。

【预防与调护】

1. 保持乐观向上的精神面貌，培养性情开朗、心胸宽阔的性格。

2. 戒除烟酒，禁食肥甘厚味之品。

3. 对待病人认真负责，检查仔细周到，使患者对医生建立起良好的信任感，同时向病人耐心解释本病的特点，使其消除不必要的顾虑，减轻心理负担，有利于康复。

【预后及转归】

本病一般预后良好。

【参考资料】

1. 古代文献摘录

（1）《金匮要略·妇人杂病脉证并治》："妇人咽中如有炙脔，半夏厚朴汤主之。"

（2）《诸病源候论·卷三十九》："咽中如炙肉脔者，此是胸膈痰结，与气相搏，逆上，咽喉之间结聚，状如炙肉之脔也。"

（3）《太平惠民和剂局方·卷四》："四七汤，治喜怒悲思忧恐惊之气，结成痰涎，状如破絮，或如梅核，在咽喉之间，咯不出，咽不下，此七气所为也。"

（4）《证治汇补·卷五》："梅核气者，痰气窒塞于咽喉之间，咯之不出，咽之不下，状如梅核，此因湿热内郁，痰气凝结，治宜开郁顺气消痰，加味二陈主之。"

2. 医案选录　夏某，女，47 岁。1991 年 11 月 27 日初诊。1988 年起喉头异物感，幸一度缓解平安。今年 9 月份因疲劳而再度发作。喉头自认有物堵塞，咽有干感。经临凌乱而淋漓难净。低烧，腰酸，胸膺痞闷，叹息苟安片刻。常年性失眠，纳便正常。检查：咽喉正常，舌苔薄，脉弦。医按：更年疲乏，丧父情伤，集于一躯。六郁之证，哪得脱逃。取疏肝理气开郁一法。柴胡 3g，青皮 6g，香橼 5g，香附 6g，六曲 10g，苏梗 10g，仙鹤草 10g，甘草 4g，小麦 12g，大枣 5 枚，合欢皮 10g。7 剂，煎服。

1991 年 12 月 6 日二诊：喉头堵塞明显缓解，咽干，喜饮温水，腰酸依然，胸闷稍舒，失眠俱在凌晨。消化不良，食后脘胃作胀，六郁虽开，但肝气未疏，一经侮土，脘胃难安，承原旨而开郁减灶，扶脾添筹。柴胡 3g，青皮 6g，橘皮 10g，香橼 6g，木香 3g，苏梗 10g，白术 6g，合欢皮 6g，砂仁 3g，甘草 3g。7 剂，煎服。

1991 年 12 月 14 日三诊：喉头哽介很轻，但添喉痒而咳，干亦未润，消化不良，有时脘部作胀，舌苔薄，脉有弦意。医按：诸症彼伏此起，可能期进更年，治再柔木和土。柴胡 3g，白芍 6g，木香 3g，砂仁 3g，山楂 10g，六曲 10g，佛手 6g，苏梗 10g，桔梗 6g，甘草 3g。7 剂，煎服。

1992 年 1 月 9 日四诊：咽干极微，饮亦减少，胃脘部有胀感，泛酸，背部游走性疼痛，经常丘疹遍体出现。舌苔薄，脉有弦意。方取柔肝和胃，虽效不明显，但时值更年之扰，易辙更方，似无多大必须。柴胡 3g，白芍 6g，苏梗 10g，六曲 10g，山楂 10g，佛手 5g，陈皮 6g，香橼 6g，枳壳 6g，木香 3g，焦谷芽 12g。7 剂，煎服。

（《干祖望耳鼻喉科医案选粹》）

第九节 骨鲠

骨鲠是指各种骨类或其他不同的异物哽于咽、喉或食道等部位所致的以咽喉疼痛、吞咽不利为主要特征的疾病。哽于咽部的称咽异物，哽于喉部的称喉异物，哽于食道的称食道异物。本病为临床上常见的急症之一，喉异物多发于儿童。

"骨鲠"一名最早见于《礼记·内则》。在晋《肘后备急方·卷六》载有"诸杂物鲠喉"。隋《诸病源候论·卷三十七》论及"谷贼"（即谷鲠）。唐《备急千金要方》载有"诸哽"，并论及治疗、方药。至宋代后尚出现了"骨哽"、"误吞诸物"、"诸物哽喉"、"鱼骨鲠"、"鸡骨哽"、"发鲠"、"肉鲠"、"误吞针铁骨鲠"、"误吞水蛭"等病名。综合历代医家对骨鲠的治法，有拖出法、粘出法、药物软化松脱法、探吐法等，有些方法目前少用。

【病因病机】

多因饮食不慎，儿童嬉戏、哭闹，或精神异常、昏迷、酒醉后误吞异物或吸入喉部；老年人假牙松脱坠入下咽；或企图自杀，有意吞入异物。

常见异物有鱼刺、骨片、果核、针、钉、钱币、小玩具、假牙、竹刺，较大的异物如果冻、花生米、蚕豆、肉块等。

异物哽于咽喉，阻于水谷之道，或刺伤黏膜，或压迫局部脉络，致局部气血凝滞，甚者邪毒外犯，内外邪毒蕴结而致病。

【诊断】

诊断要点

1. **病史** 有误吞或吸入异物史。儿童异物史可能不明显。

2. **临床症状**　咽异物可出现咽喉疼痛及吞咽困难，尖锐异物呈针刺样痛，非尖锐异物则钝痛，巨大异物可引起吞咽及呼吸困难，小儿可出现流涎、呕吐、呛咳。食道异物则出现吞咽梗阻感，疼痛剧烈，甚者痛及胸背。喉异物常有剧烈咳嗽，并可出现呼吸困难甚至窒息。尖锐异物停留咽部或喉部，刺伤黏膜，可引起疼痛，吐痰带血。

3. **检查**　口咽部检查、间接喉镜或直接喉镜检查可发现咽喉异物多存留在前后腭弓与扁桃体间、舌根、会厌谷、梨状窝、咽侧壁、声门附近等处；食道吞钡棉X线检查或内镜检查可发现食道异物。

【辨证及治疗】

本病的治疗以及时取出异物为基本原则，根据梗阻的部位，采取不同的外治法，如黏膜损伤，外感邪毒，则配合内治，可参考相关章节。

1. **咽部异物**　可用镊子取出。部位较低者，可在间接喉镜下或内镜下用咽异物钳取出。

2. **食道异物**　在食道镜检查时或电子胃镜检查时取出异物。

3. **喉异物**　在直接喉镜下取出异物。

4. **较小尖锐异物**　若较小的尖锐异物存留部位隐蔽，检查未能发现，但咽喉疼痛、吞咽更甚者，可用软化、松脱骨鲠法。具体方法：威灵仙30g，水两碗煎成半碗，加醋半碗徐徐咽下，日服1～2剂。

【预防与调护】

1. 进食时应细心咀嚼，切莫谈笑，对有骨刺的食物更要加倍注意。
2. 教育儿童不要将玩具、硬币等异物放入口中，以防发生误吞。
3. 骨鲠患者应及时到医院诊治，不可自行用食物强行下咽，以免将异物推向深处。
4. 异物取出后1～2天视病情予以禁食或进食流质饮食，可减轻疼痛及防止染毒。

【预后及转归】

骨鲠如能及时诊治，预后较好。若有染毒，则病情加重。食道异物损伤大血管，可引起大出血而死亡。喉异物易阻塞气道，若抢救不及时，可导致窒息死亡。

【参考资料】

古代文献摘录

1.《圣济总录·卷一百二十四·咽喉门》："治鹅鸭及鸡骨鲠在喉中，桂香散方：桂去粗皮半两，陈橘皮汤浸去白焙一分，上二味捣罗为散。每用一钱匕，绵裹含咽，十度其骨软渐消。"

2.《世医得效方·卷十七·喉病》："治误吞铜铁金石竹木刺鸡鹅鱼诸骨哽。川山豆根、山蜈蚣、山慈姑、威灵仙（铁脚者）、滑石、马牙消、金星凤尾草各一两，急性子二两，苎麻根五钱，绿豆粉五钱，甘草节三钱（酒浸液），砖五两（厕中制一年），上为末，白及五两与糯米糊一处，和剂成铤子，如梧桐子大，每用一铤，冷水磨化，即下骨哽，若金石铜铁，则以生姜汁磨化下。"

3.《增删喉科心法·选方·诸骨哽咽》："凡为诸骨所哽，骨大难咽者，以鹅翎入喉探吐之，或用箸重按舌根，即吐；或用白砂糖一大匙和铜绿末半匙，入麻油少许，茶汤调服，即吐出。如不吐，牙皂研细末，吹入鼻中取嚏即出。骨小者，用威灵仙三钱煎浓汁，时时噙咽，其骨自软如棉而下。谷皮树叶捣烂，取汁煎，噙咽亦可。"

第十节 鼾 眠

鼾眠是指因脏腑失调、痰瘀互结阻塞气道所致的以睡眠中鼾声过响甚或出现呼吸暂停为主要特征的一种疾病。

古代文献中对睡眠打鼾的表现早有记载。如《伤寒论·辨太阳病脉证并治》："风温为病，脉阴阳俱浮，自汗出，身重，多眠睡，鼻息必鼾，语言难出。"《诸病源候论·卷三十一》称其为鼾眠："鼾眠者，眠里喉咽间有声也。人喉咙，气上下也，气血若调，虽瘳瘵不妨宣畅；气有不和，则冲击喉咽，而作声也。其有肥人眠作声者，但肥人气血沉厚，迫隘喉间，涩而不利亦作声。"

【病因病机】

咽喉、鼻窍、颃颡及喉关是呼吸气流出入之通道，亦为肺之门户，若该气道过于狭窄，则睡眠时气息出入受阻，冲击作声，如气道完全阻塞，则气息出入暂时停止（呼吸暂停）。常见原因主要有痰瘀互结和肺脾气虚两大类。

1. **痰瘀互结** 脾为生痰之源，若过食肥甘或嗜酒无度，损伤脾胃，运化失司，则水湿不化，聚而生痰，痰浊结聚日久，气机阻滞，脉络阻塞，气血运行不畅，易致瘀血停聚，痰瘀互结气道，迫隘咽喉，致气流出入不利，冲击作声，则可导致睡眠打鼾，甚则呼吸暂停。

2. **肺脾气虚** 肺主一身之气，脾为气血生化之源，又主肌肉。若饮食不节损伤脾胃，或素体脾气虚，致肺脾气虚，化源匮乏，咽部肌肉失去气血充养，则痿软无力，弛张不收，不能维持气道张力，导致气道狭窄，气流出入受阻，故睡眠打鼾，甚则呼吸暂停。

【诊断】

诊断要点

1. **病史** 儿童多有喉核、腺样体肥大或鼻窒、鼻渊、鼻鼽等病史，中老年则多见于肥胖人群。

2. **临床症状** 睡眠打鼾，张口呼吸，躁动多梦，甚则一夜睡眠中出现多次短暂的呼吸暂停，白天则可出现头昏头痛、倦怠乏力、嗜睡、记忆衰退、注意力不集中，儿童可出现生长发育迟缓等。

3. **检查**　鼻腔、鼻咽、口咽、喉咽等部位可发现一处或多处组织器官肥大或咽壁肌肉松弛塌陷阻塞气道，如鼻甲肥大、鼻息肉、鼻中隔偏曲、腺样体和扁桃体肥大、软腭肥厚下垂或吸气时塌陷、舌根肥大后坠等，纤维鼻咽喉镜检查和影像学检查有助于判断阻塞的部位，应用多导睡眠监测仪（PSG）进行整夜连续的睡眠监测和记录分析，有助于确定打鼾的性质和程度。

【辨证及治疗】

一、分型论治

1. 痰瘀互结

主证：睡眠打鼾，张口呼吸，甚或呼吸暂停，形体肥胖，痰多胸闷，恶心纳呆，头重身困；唇暗，舌淡胖有齿印，或有瘀点，苔腻，脉弦滑或涩。

证候分析：肥人多痰，病久必瘀，痰湿瘀血结聚，壅遏气道，迫隘咽喉，致气流出入不利，冲击作声，故睡眠打鼾，甚则呼吸暂停；痰浊阻滞，气机升降失常，故痰多胸闷，恶心纳呆，头重身困；痰湿内阻，则舌淡胖，苔腻，脉弦滑；瘀血内结则唇暗，舌有瘀点，脉涩。

治法：化痰散结，活血祛瘀。

方药：导痰汤合桃红四物汤加减。方中半夏、制南星燥湿化痰；陈皮、枳实行气消痰；茯苓健脾利湿；桃仁、红花、当归、赤芍、川芎活血祛瘀；甘草调和诸药。若舌苔黄腻，可加黄芩以清热；局部组织肥厚增生，可加僵蚕、贝母、蛤壳、海浮石等以加强化痰散结之功效。

2. 肺脾气虚

主证：睡眠打鼾，甚或呼吸暂停，形体肥胖，肌肉松软，行动迟缓，神疲乏力，记忆力衰退，瞌睡时作，小儿可见发育不良，注意力不集中，舌淡苔白，脉细弱。

证候分析：肺主一身之气，脾为气血生化之源，又主肌肉，脾肺气虚，生化乏源，咽壁肌肉失养，以致痿软无力，不能维持气道张力，吸气时咽腔缩窄，气流出入受阻，故睡眠打鼾，甚则呼吸暂停；气虚则神疲乏力，行动迟缓，形体虚胖；肺脾气虚，清阳不升，则记忆衰退，嗜睡，注意力不集中；小儿脾气虚弱，气血生化不足，可见形体消瘦，发育不良；舌淡、苔白、脉细弱为气虚之象。

治法：健脾和胃，益气升阳。

方药：补中益气汤加减。方中党参、黄芪、白术、甘草健脾益气；陈皮理气养胃；当归养血；升麻、柴胡升阳。若夹痰湿，可加茯苓、薏苡仁健脾利湿，加半夏燥湿化痰；若兼血虚，可加熟地、白芍、枸杞子、桂圆肉以加强养血之力；若记忆力差，精神不集中，可加益智仁、芡实等；若嗜睡可加石菖蒲、郁金以醒脑开窍。

二、外治法

1. 喉核烙治或啄治法　适合于喉核肥大引起者，具体方法参见第六章第三节。

2. **气道持续正压通气**　通过专门的装置，在睡眠时持续向气道增加一定压力的正压气流，维持肌肉的张力，可防止上气道塌陷引起的呼吸阻塞，改善睡眠质量。

3. **口腔矫治**　通过专门设计的口腔矫正器进行口腔矫治，以改善睡眠时下咽部狭窄导致的打鼾，适用于下颌骨发育不良的小下颌患者及舌根后坠的患者。

4. **手术治疗**　如果打鼾明确为鼻腔、鼻咽、口咽、喉咽等处组织器官肥大或咽部肌肉松弛引起，可以手术治疗。

【预防与调护】

1. 调整睡眠姿势，尽量采取侧卧位，可减少舌根后坠，改善通气。

2. 本病与肥胖有一定关系，因此，控制饮食、增加运动以减轻肥胖，有预防和辅助治疗作用。

3. 饮食有节，少食肥甘厚腻，戒除烟酒，以免滋生痰湿，加重阻塞。

4. 有外感时积极治疗，以免加重鼻窍、颃颡及喉关等部位的阻塞症状。

【预后及转归】

儿童或青年患者多属单纯打鼾，若能去除阻塞原因，辅以中医药治疗，预后良好；老年患者、重度肥胖及有心脑疾病者，若晚间睡眠中呼吸暂停时间过长或频发，存在猝死的风险，应及早明确诊断，及时治疗。

第十一节　喉　癣

喉癣是由脏腑虚损、瘵虫侵蚀所致的以咽喉干痒、溃烂疼痛、腐衣叠生、形似苔藓为主要特征的咽喉疾病。本病多与肺痨并发，发病年龄以中年为多。西医的咽、喉结核可参考本病进行辨证施治。

历代文献根据本病症状、病因的不同，有尸咽、尸虫、天白蚁、肺花疮、咽喉生疮、喉疮、火病失音、痰火声哑等不同的名称。明代《红炉点雪》是最早讨论喉结核的文献，认为水亏火炽伤金致咳而声嘶咽痛。《景岳全书·卷二十八》首先提出"喉癣"这一病名，其后有烂喉癣、热风喉癣、弱证喉癣、肺花疮、杨梅喉癣、风火喉癣等别名。清代以后医家对喉癣的病因病机及辨证治疗，已有了较深的认识。

【病因病机】

本病多为瘵虫感染、繁衍上行，腐蚀咽喉所致，日久肺肾阴虚，虚火上灼，而致病情缠绵难愈。

1. **瘵虫蚀喉，气阴亏虚**　瘵虫感染，肺金受损，气阴亏虚，咽喉失养，抗邪无力，瘵虫繁衍上行，腐蚀咽喉而为病。

2. **肺肾阴虚，虚火上炎**　喉癣日久，金不生水，致肺肾俱虚，虚火上炎，灼腐咽喉，而致病情缠绵难愈。

【诊断】

一、诊断要点

1. **病史** 多有肺痨病史或肺痨病接触史。
2. **临床症状** 咽喉干燥疼痛，如有芒刺，吞咽尤甚，甚则吞咽困难，或有声音嘶哑，全身可有咳嗽、长期低热、盗汗、咳痰不爽、形体消瘦等症状。
3. **检查** 咽部或喉部黏膜可见灰白色或红色斑点状溃疡，边缘不整齐。肺部 X 线检查可见粟粒型或浸润型肺结核特征性影像。结核菌素试验、细菌学检查、病理学检查等有助于明确诊断。

二、鉴别诊断

本病应与喉痹、喉瘖、喉菌等病相鉴别。

【辨证及治疗】

一、分型论治

本病临床辨证多以肺肾亏虚或阴虚火旺为主，治疗以滋阴降火、养血润燥、益气生津，兼以杀虫为原则。

1. 痨虫蚀喉，气阴亏虚

主证：咽喉如芒刺痛，吞咽痛甚，干燥不适，声音嘶哑，咳嗽痰黏，痰中带血，伴潮热盗汗，形瘦乏力，舌红少苔，脉细数。检查见咽喉黏膜苍白或淡红，黏膜上有粟粒状小结节，黏膜水肿及浅表溃疡，边缘不齐。

证候分析：痨虫感染，腐蚀咽喉，故咽喉黏膜有溃疡，边缘不齐；气阴亏虚，咽喉失养，则黏膜苍白或淡红；阴虚生内热，虚火上炎，故如芒刺痛、灼热干燥、声音嘶哑；虚火灼津，故咳嗽痰黏；灼伤肺络，故咳痰带血；潮热盗汗、形瘦乏力、舌红少苔、脉细数为阴虚火旺之象。

治法：益气养阴，生津润燥。

方药：养金汤合生脉散加减。养金汤中以阿胶、生地补血养阴；沙参、麦冬、白蜜润肺生津；杏仁、桑白皮、知母清肺热，止咳；生脉散有益气养阴之功。两方合用，有补养气阴、生津润燥、清利咽喉的作用。方中可加百部杀痨虫，若时有咯血者，加侧柏叶、茜草根、藕节等，以敛血止血。

2. 肺肾阴虚，虚火上炎

主证：咽喉刺痛，日久不愈，吞咽困难，灼热干燥，声嘶重或失音，咳痰稠黄带血，头晕耳鸣，午后颧红，潮热盗汗，心烦失眠，手足心热，舌红少津，脉细数。检查见咽喉黏膜溃疡深陷，边缘呈鼠咬状，上覆灰黄色伪膜，叠若虾皮。

证候分析：肺肾阴亏，虚火上灼，故声嘶重或失音，刺痛日增，吞咽困难；虚火久灼，加之痨虫腐蚀咽喉，则溃疡坏死深陷，伪膜叠若虾皮；火旺灼津，故咽喉灼热干燥、咳痰稠黄；虚火灼伤肺络，则痰中带血；头晕耳鸣、午后颧红、潮热盗汗、心烦失眠、手足心热、舌红少津、脉细数为阴虚火旺之证。

治法：滋养肺肾，降火润燥。

方药：月华丸加减。月华丸为治肺痨专方，方中以二地、二冬、沙参滋肺肾之阴，使金水相生，水旺金润；百部、獭肝、川贝母润肺止咳，兼能解痨毒；阿胶、三七有止血通络之功；茯苓、山药以资脾胃化源。可加桔梗、生甘草宣肺利咽；加知母泻火。亦可选用百合固金汤加减。

二、外治法

1. **含漱** 选用具有清热解毒、祛腐消肿作用的药物煎水含漱，可清利咽喉，以利于喷药或含药。

2. **吹药** 选用具有祛腐生肌、解毒止痛作用的中药制剂喷患部，使腐去痛止，咽喉清利。

3. **含服** 选用具有清热解毒、养阴利咽作用的药物制成丸剂或含片含服，以清利咽喉。

4. **蒸汽吸入** 选用清热解毒、养阴利咽作用的药物行蒸汽吸入。

三、针灸疗法

可采用局部与远端取穴相结合的方法。局部可取人迎、水突、廉泉等穴；远端取足三里、三阴交等穴；若喉癣日久，元气大伤者，可加取肺俞、脾俞、肾俞、膈俞等穴。每日针1次，留针20分钟，用平补平泻或补法。

还可采用穴位注射、穴位磁疗、氦-氖激光穴位照射等疗法，取上述喉周穴位，施治方法可参照"喉瘤"一节。

【预防与调护】

1. 对肺痨病患者应注意检查咽喉部，及早发现喉癣病变，及早治疗。
2. 加强体育锻炼，改善营养，增强体质。
3. 戒烟、酒，忌食辛辣等刺激食物，多食清润之品。
4. 隔离治疗，避免传染。保持室内干燥和空气流通。

【预后及转归】

本病如发现较早，局部病变范围较小，溃疡轻浅，治疗及时，预后较好。若治疗不及时，或身体营养状况差，则预后不良。如溃疡坏死深陷，腐烂伪膜叠阻喉窍，可出现呼吸困难。

【参考资料】

1. 古代文献摘录

（1）《红炉点雪·卷一》："若夫痨证咳嗽则不然，何也？始于水亏火炽金伤，息其生化之源，源既绝流，则渊注之泉自涸，真阴既竭，则相火日炽，金受火之锻炼，则自燥而烈矣。是以一火而致金水悉伤，母子俱病，故咳而声嘎咽痛，益水清金之法。"

（2）《景岳全书·卷二十八》："喉癣证，凡阴虚劳损之人多有此病，其证则满喉生疮红痛，久不能愈，此实水亏虚火证也，宜用前阴虚喉痹之法治之。若多咳嗽肺热，宜以四阴煎之类主之，若满喉生疮破烂而痛者，以用牛黄益金散吹敷之，仍内服滋补其阴之剂，自可痊愈。"

（3）《杂病源流犀烛·卷二十四》："喉癣，肺热也，喉间生红丝，如哥窑纹，如秋海棠叶背纹，干燥而痒，阻碍饮食。是虚火上炎，痰壅肺燥所致，盐酱及助火等物，到喉则不救，痨病人多患此。"

2. 现代相关疾病简介

（1）咽结核（pharyngo – tuberculosis） 咽结核根据发生部位不同，分为鼻咽结核、口咽结核和喉咽结核。鼻咽结核常表现为黏膜溃疡或肉芽形成，患者有鼻塞、流涕、听力减退等症状。口咽及喉咽结核主要有粟粒型和溃疡型两种，以咽痛、吞咽困难为主要特征，粟粒型全身情况极差，症状较重。本病主要为肺结核患者痰中结核杆菌接触咽部黏膜而发病，或由喉结核向上蔓延而致，亦有结核杆菌通过血行播散。治疗原则是采取全身抗结核治疗，并注重支持疗法，结合局部治疗以缓解咽痛，改善进食。

（2）喉结核（laryngo – tuberculosis） 喉结核一般分浸润水肿型、溃疡型、增生型等三类，多继发于较严重的肺结核或其他器官的结核，通过接触、血行或淋巴途径传播而来。喉部接触性传染是最常见的，是因痰中结核杆菌经微小创口或腺管开口侵入黏膜深部而引起。采取全身抗结核治疗并注重支持疗法和声休为本病的治疗原则。

第十二节 白 喉

白喉是指疫毒外袭、上犯咽喉所致的以咽喉疼痛不适、呼吸吞咽不利、咽喉等处出现白色假膜、不易剥脱为特征的急性传染病，属时行疫症之一。主要通过空气飞沫直接传播，常于秋冬至冬春季节发生，多发生于儿童，以 2～5 岁发病率最高，易形成地方性流行。白喉疫毒不仅侵犯咽喉，还可上侵鼻腔，下犯气管，引起气道阻塞，并可毒邪内陷心包，危及生命。

本病首见于《重楼玉钥》，称"白腐"、"白缠喉"。本病在古医籍中还有天白蚁、喉白、白菌、白喉咙等别称。据统计，从 1744 年至 1902 年的 100 多年间，我国先后发生了 4 次白喉大流行，给人民生活带来了深重的灾难。面对肆虐的病魔和众多的患者，当时许多医家潜心研究，在白喉防治的实践中，积累了丰富的经验，现存白喉专著有20 多部。

【病因病机】

1. **疫毒犯表**　瘟疫疠气从口鼻而入，首先犯肺，迅速化热化火，上蒸咽喉，腐溃黏膜而见咽喉白腐。

2. **火毒炽盛**　素体强盛，胃腑积热，则感受疫疠之气后，更易化热化火，上蒸咽喉而为病。

3. **疫毒伤阴**　素体阴虚，肺肾不足，遇疫疠之气流行，邪客于肺，伏而化火，伤阴灼津，熏蒸咽喉而发病。

4. **疫毒凌心**　疫毒深重，内陷心包，心气耗伤，血脉不荣而为病。

【诊断】

一、诊断要点

1. **病史**　多有白喉接触史。
2. **临床症状**　咽喉疼痛，声嘶，犬吠样咳嗽，饮水反呛，吞咽困难，或见吸气性呼吸困难，喘鸣，甚则心悸怔忡。全身可见发热、头痛、面色苍白、烦躁不安、倦怠无力、食欲减退等。
3. **检查**　扁桃体上可见灰白色假膜，假膜可超越腭弓，覆盖软腭、悬雍垂或咽后壁。假膜与组织紧密粘连，不易剥离，如强行剥离可出血。假膜甚至延伸致气管、支气管，如自行脱落，阻塞气道，可致窒息死亡。颈部及颌下淋巴结肿大，最严重者颈周围组织水肿，形成所谓"牛颈"。细菌学检查有助于诊断。

二、鉴别诊断

本病应与鹅口疮、乳蛾、喉痈等病相鉴别。

【辨证及治疗】

一、分型论治

1. 疫毒犯表
主证：咽痛，声音嘶哑，恶寒，发热，头痛，全身不适，舌质红，苔薄白或薄黄，脉浮数。检查见咽喉微红肿，喉核有白点、白膜。
证候分析：疫毒犯表，蒸灼咽喉，故见咽痛声嘶及咽喉红肿、白点、白膜，兼感风热之邪，风热犯肺，故见恶寒发热、头痛等表证。
治法：疏风清热，解毒利咽。
方药：除瘟化毒汤加减。方中桑叶、葛根、薄荷疏风清热解表，金银花、生地、川贝、枇杷叶养阴清肺解毒，淡竹叶、木通清热利水，引热下行，甘草清热解毒。可加土牛膝以解白喉疫毒。如服药后已无表证，仍见喉痛溃烂，宜改服养阴清肺汤。

2. 火毒炽盛

主证：咽痛较剧，声嘶，口臭，伴高热口渴，面红，大便秘结，小便短赤，舌苔黄，脉洪数。检查见咽部及喉核红肿，白膜满布，甚或蔓延至口腔及鼻、喉。

证候分析：患者素体阳盛，胃腑积热，感受疫毒，上攻咽喉，燔灼蚀损咽喉黏膜，故咽痛较剧，声嘶，喉核红肿，喉关内外甚则口腔、鼻、喉遍布腐膜。胃腑热盛，则高热，口臭，面赤。热结于下，则大便秘结，小便短赤。苔黄、脉洪数为胃热之象。

治法：泻火解毒，祛邪消肿。

方药：龙虎二仙汤加减。该方由白虎汤、犀牛地黄汤、普济消毒饮等方加减而成，具有清热解毒，凉血救阴功效。可加土牛膝以解白喉疫毒；便秘可加大黄；小便短赤加泽泻、车前子；口渴甚加天冬；发热甚可加连翘、金银花。

3. 疫毒伤阴

主证：初起咽喉微痛，吞咽时加重，咽干舌燥而不欲饮，干咳无痰，咽喉异物感，伴有低热、头昏、神疲、倦怠乏力，舌质红，苔薄白或薄黄少津，脉细数无力。检查见喉核有白点或白膜融合成片状，色灰白污秽，咽喉微红肿。

证候分析：秋冬燥气流行，耗津伤阴，或平素肺肾阴虚之体，感受疫毒，结于咽喉，故见咽干舌燥，干咳无痰，咽如物哽。白喉疫毒蒸灼咽喉，故咽痛红肿白腐。疫毒伤阴，故低热头昏、神疲乏力。舌质红，苔薄白或薄黄少津，脉细数无力为阴虚之象。

治法：养阴清肺，解毒祛邪。

方药：养阴清肺汤加减。本方以生地、玄参滋水而清胃热，麦冬、川贝清肺热而化痰，白芍、丹皮平肝热而泻火，甘草和中而清热，薄荷引诸药上行以利咽喉。可加土牛膝解白喉之疫毒，且引热下行。

4. 疫毒凌心

主证：咽喉疼痛，声嘶或失音，烦躁不安，心悸怔忡，神疲乏力，面色苍白，口唇发绀，四肢厥冷，汗出如珠，脉细欲绝或结代。检查见咽喉间白腐物满布，延及喉部及气道，阻碍呼吸。

证候分析：疫毒攻冲咽喉，故见咽痛白腐，声音嘶哑；疫毒深重，内攻心包，心气耗伤，血脉不荣，故见烦躁不安，心悸怔忡，神疲乏力，面色苍白，口唇发绀；疫毒耗灼真阴，精气被夺，时时欲脱，则汗出如珠，脉细欲绝或结代。

治法：益气养心，解毒复脉。

方药：三甲复脉汤加减。方中炙甘草、人参、大枣补气强心，地黄、阿胶、麦冬补阴血以养心，桂枝、生姜温通心阳，龟板、鳖甲、牡蛎滋阴潜阳安神。可加土牛膝解毒利咽，并宜重用人参、炙甘草益气养心复脉。

二、外治法

1. 含漱　金银花、土牛膝等量煎水含漱，每日多次，可清洁口腔，清热解毒，消肿止痛。

2. 吹药　用珠黄青吹口散或锡类散吹布于咽喉处，可清热解毒、祛腐止痛。

3. **含服** 可用清热解毒，消肿止痛的中药含片或滴丸含服。

4. **气管切开** 有呼吸困难者，应及早施行气管切开术。

三、针灸疗法

1. **体针** 少商、合谷、尺泽、足三里等穴为主，配用天突、人中穴，强刺激，每日1次，有清泄热毒的作用，可缓解喉痛及呼吸困难。

2. **刺血法** 舌下紫筋处，以消毒三棱针刺之，令患者舌伸出口外，流出鲜血少许，再于两手少商、中冲、合谷及耳上紫筋各处放血，以宣泄热毒。

3. **穴位敷贴** 生巴豆、朱砂各0.5g，研匀，置药用胶布上，敷贴于大椎、印堂或天突穴，8小时后除去，局部出现红紫色小水疱，用针挑破，有解毒退腐作用。

【预防与调护】

一、预防

1. **隔离患者** 发现病人应及时严格隔离治疗，直至白膜全部脱落，症状消失后2周，或鼻、咽分泌物培养连续两次阴性为止。病人卧室要彻底扫除，空气要流通，衣被在直接阳光下曝晒半天。用具应煮沸15分钟以上或用消毒液浸泡。

2. **接触者的处理**
集体儿童及保育人员留查7天或至鼻、咽拭子培养阴性。儿童接触者行白喉感受性试验，阳性者注射白喉类毒素，体弱多病者，肌注白喉抗毒素1000~2000单位。亦可集体服用下列煎剂：①土牛膝根，一般15~150g（1岁以内者用15g，1~5岁用30g，5岁以上用45g），煎水饮服，连服4~5天。②青果（鲜橄榄）、白莱菔各60g，煎汤代茶饮，每周服2~3剂，与此同时，用1%~2%黄连素溶液或0.02%呋喃西林溶液喷咽部。

3. **预防注射** 6个月以上小儿都应进行预防接种，可使发病率显著降低。

二、护理

1. 居处光线宜柔和，空气宜流通。

2. 轻症卧床2周，重症4周，心动悸、脉结代者延长至8周，即使病情已明显好转，仍需特别注意休息，以防止心搏骤停，突然死亡。证候危重者仍要卧床休息8周，筋脉迟缓者需10~12周，注意清洁口腔及鼻部，保持呼吸道通畅。

3. 根据具体情况给予流质、半流质或软饭。可用绿豆煎水作饮料，以助药力，并禁忌辛辣香燥食品，宜食麦粥充饥。白喉患儿血糖偏低，应多给新鲜而又富于营养的食物。进食反呛者，可予鼻饲。心动悸、脉结代者，宜少食多餐，并可用西洋参10g、麦冬15g、炙甘草12g、大枣3枚煎水代茶饮。

【预后及转归】

本病预后取决于年龄、病变部位、临床类型、治疗及时与否及体质状况等，有无并发症对预后也很重要。一般常见的并发症有急喉风、喉麻痹。

【参考资料】

1. 古代文献摘录

（1）《重楼玉钥·卷上》："缘此症发于肺肾，凡本质不足者，或遇燥气流行，或多食辛热之物，感触而发。初起者发热或不发热，鼻干唇燥，或咳或不咳。鼻通者轻，鼻塞者重。音声清亮气息调匀易治，若音哑气急即属不治……经治之法，不外肺肾，总要养阴清肺，兼辛凉而散为主，养阴清肺汤。"

（2）《重楼玉钥续编·白缠喉》："是证轻者，微发于咽旁；重者，其白蔓于喉及喉管；至极重者，其白缠满肺系，以及肺内皆有，非仅现形于喉部也。是以打呛音喑，鼻塞气喘齐作，皆由白腐粘塞于内之故，所谓有诸内必形诸外。"

2. 现代相关疾病简介

白喉（diphtheria）是由白喉杆菌感染而致的急性传染病。其临床特征为咽、喉或鼻、气管、支气管等部位有灰白色假膜及强烈外毒素引起的毒血症，严重者可引起心肌炎和神经瘫痪等。白喉杆菌侵入易感者上呼吸道黏膜后，在繁殖过程中产生外毒素，造成局部组织炎症而致坏死。大量的纤维蛋白及组织坏死，炎症细胞、组织细胞分解物和白喉杆菌凝结在一起，形成本病特有的假膜。假膜与破坏的黏膜组织粘连甚紧，如强行擦去可出血。它多附着于咽、扁桃体、悬雍垂，可蔓延至鼻、鼻咽、喉、气管、支气管及肺泡，形成树状假膜。白喉潜伏期甚短，多为 1～6 天，根据假膜部位可分为咽白喉、喉白喉、鼻白喉及其他部位白喉等类型，但常混合出现。白喉抗毒素是治疗白喉的特效疗法，其作用为中和局部病灶和血循环中游离的白喉外毒素。抗生素首选大剂量青霉素，它能抑制白喉杆菌生长，从而阻止外毒素的产生，控制局部感染，减少传播。

3. 医案选录

某男，14 岁。白喉 7 日，未经治疗，初以证轻，误认喉蛾而忽之，而医虽为其注射电银胶，亦未认作白喉也。昨日肿痛转增，身热复炽，食难下咽，始谋诊治。刻诊，咽中白腐弥漫，口中气秽，幸尚能见底，鼻气仍利，脉数而滑，舌赤无苔。此属棘手之症，不易图也。处方：金银花三钱，净连翘二钱，赤芍二钱，湖丹皮一钱五分，润玄参三钱，小生地三钱，大麦冬三钱，磨金果榄一钱，蚤休一钱五分，甘草一钱。吹药：锡类散。

二诊：昨服药后，热退神清，咽中腐烂缩小，应是佳象，然一波甫平，一波又起，呕恶愈来愈频，食入即吐，诚非佳兆。曾见有痊愈之后，因吐而暴毙者，故未可轻视。今投舒逆止呕之法，冀其速解，否则猝然生歧。处方：鲜芦根一两（去节），炒竹茹五钱，橘白二钱，茯苓三钱，钗石斛三钱，麦门冬三钱，黍米三钱，鲜枇杷叶五片（刷去毛包）。

三诊：昨服药后，逆势稍平，呕虽未止，但随呕随进，竟能食藕粉一碗而未吐出，是尚有生机也。咽腐续退，新皮未生，故肿痛转增。右关之脉独小，是脾胃受戕所致。

今再以原法加味投之。原方加杵头糠五钱，另饮西洋参茶，以扶正气。吹药：化腐生肌定痛散。

四诊：白喉腐已退尽，呛呕亦平，若连连吞咽，则间仍一见。脉息较起，舌心微见新苔，是吉象也。虽有转机，尚须安不忘危，况尚未全离逆境乎。原方续进药二付。又因吞咽困难，自觉食管涩滞而难下，故介绍其用葛仙米作汤，频频饮之，盖此物爽滑，又能清脏热，故用之颇为适宜。

自食疗与药饵并投后，继见好转，乃续用之，又连用药六日而告痊可。

（《中医临床家耿鉴庭》）

第十三节　烂喉丹痧

烂喉丹痧是因外感疫毒所致的以发热、咽喉肿痛溃烂、肌肤丹痧密布或脱屑为主要特征的传染病。古医籍又称烂喉痧、疫喉痧、疫喉、时喉痧、丹痧。西医的猩红热可参考本病进行辨证施治。

本病早在《金匮要略·百合狐惑阴阳毒病脉证治第三》"阳毒"条中即有"面赤斑斑如锦纹，咽喉痛，唾脓血"的类似记载。《烂喉丹痧辑要·叶天士医案》云："雍正癸丑年间，有烂喉痧一症，发于冬春之际，不分老幼，遍相传染，发则壮热烦渴，丹密肌红，宛如锦纹，咽喉痛肿烂，一团火热内炽"，真实反映了曾经流行的情况。

本病多发于儿童，发病季节冬春多见。

【病因病机】

本病外因为冬春气候变化反常，疫疠邪毒侵袭；内因为正气亏虚，腠理疏松，寒温失调，疫疠邪毒从口鼻而入，甚则毒壅气分，燔灼气营。

1. **毒袭肺卫**　疫疠邪毒为温热时毒，从口鼻而入，驻于咽喉，内犯肺卫。

2. **毒壅气分**　疫毒其性炽烈，内传肺胃，壅结阳明气分，肺胃实热和疫毒交炽上攻，咽喉红肿溃烂，热毒窜扰血络，肌肤丹疹密布。

3. **毒灼气营**　若正虚邪盛，疫毒内陷营血，热燔气营，肌肤丹疹成片；邪毒壅结咽喉，肿痛溃烂，或疫毒逆传心包，扰乱神明。

4. **余毒伤阴**　疫病后期，余邪未尽，正气亏虚，阴液耗伤，体质未复。

【诊断】

一、诊断要点

1. **病史**　多发于冬春季节，有烂喉丹痧流行病史和接触史。

2. **临床症状**　起病急骤，发热，咽喉红肿溃烂，肌肤丹疹密布。多数患者在发病后12～24小时内出现丹疹，一日之内遍布全身。皮肤丹疹为弥漫性针尖状小点，微高于皮肤，压之退色，丹疹之间呈一片红晕，丹疹消退后皮肤有脱屑但无色斑痕迹。丹疹最早见于腋下、腹股沟、颈部，渐至胸背、腹部和四肢，面部潮红无皮疹，口唇周围苍白。

3. 检查　咽部及喉核充血、肿胀，表面有黄白腐物，易拭去，或软腭部位有红色小出血点，颈部臖核肿大。咽拭子培养有助于诊断。

二、鉴别诊断

本病皮疹应与风疹、麻疹相鉴别，咽部征象应与白喉、乳蛾鉴别。

【辨证及治疗】

本病初期邪在肺卫，治宜清解透表；中期热毒亢炽于里，燔灼营血，宜清热泄下或清营凉血；后期邪退正气未复，宜清热养阴。

一、分型论治

1. 毒袭肺卫

主证：初起憎寒发热，咽喉疼痛；继而壮热口渴，咽部红肿加重，喉核点状溃烂；肌肤丹痧隐现。舌红，苔白厚欠润，或有珠突起如草莓，脉数。

证候分析：疫毒乃温热时毒，攻侵肺卫，卫气闭郁，则见憎寒发热；邪驻咽喉，则咽喉疼痛；热毒炽烈故热势壮盛；热盛伤津而现口渴；咽喉乃肺胃门户，热毒攻侵，驻于咽喉，轻则红肿疼痛，重则腐败溃烂；热毒外窜肌肤，肌肤丹痧隐现。舌红、苔白厚欠润、脉数为邪尚在卫表而热毒强盛之象。

治法：清热解毒，透表泄热。

方药：银翘散加减。咽喉肿痛腐溃，可选加挂金灯、射干、马勃、大青叶、土牛膝等，以增清热解毒利咽之力。

2. 毒壅气分

主证：壮热烦渴，咽喉红肿溃烂成片，肌肤丹疹显露。舌红赤生珠，苔黄燥，脉洪数。

证候分析：疫毒炽盛深入肺胃，壅结气分，气分热盛，故见壮热烦渴；热毒上攻壅结咽喉，以致咽喉膜败肉腐，溃烂成片；热毒外窜肌肤血络，丹疹显露；舌红赤生珠、苔黄燥、脉洪数为气分热毒炽盛之象。

治法：清热解毒，凉膈泄热。

方药：清心凉膈散加减。方中生石膏清气分之热；连翘、黄芩、竹叶、山栀清火泄热；薄荷、桔梗、甘草宣畅上焦，利咽解毒。咽痛甚加射干、山豆根、马勃利咽止痛；大便闭结者酌加大黄、芒硝；气分热毒盛极者加银花、大青叶、连翘、牛角等以清泄热毒。

3. 毒灼气营

主证：咽喉肿痛糜烂成片，甚者堵塞气道，声哑气急。丹痧密布，红晕如斑或紫赤成片，壮热汗多，口渴烦躁，甚者昏蒙欲睡或神昏谵语。舌绛而干或起芒刺，状如杨梅，脉细数。

证候分析：热毒化火入营，燔灼气营，病情凶险，易出现危急变证。气分热盛，故见壮热多汗，口渴烦躁；毒陷营血，热灼血络，迫血外溢，故丹痧密布，红晕如斑，甚则紫赤成片；热势洪盛，燔灼咽喉，血肉腐败而肿痛愈甚或出血，若腐膜脱落室塞气道即变生危候；若疫毒逆传心包，堵塞机窍而昏蒙欲睡；逼乱神明则神昏谵语；火毒劫伤营阴而现"杨梅舌"和细数脉。

治法：清气凉血，泄热存阴。

方药：凉营清气汤。方中栀子、薄荷、连翘、川连、生石膏透转气分邪热；牛角、丹皮、生地、赤芍清热解毒，凉血活血；玄参、石斛、竹叶、芦根泄热存津。若邪遏在内，逆传心包，宜加用紫雪丹、至宝丹、安宫牛黄丸等清热解毒，清心开窍。

4. 余毒伤阴

主证：壮热已除，咽部疼痛减轻，肿胀腐烂渐减；午后低热，口舌干燥，肌肤斑疹消退，肌肤甲错，干燥脱屑。舌红少苔，脉细数。

证候分析：热毒衰退，壮热已除，然余毒未尽，阴津未复，故见午后低热，口舌干燥；肌肤甲错、肤干脱屑、舌红而干、脉细数为阴津耗伤征象。

治法：滋阴生津，清肃余毒。

方药：清咽养荣汤或百合固金汤。方用西洋参（或北沙参、太子参）益气养阴；天冬、麦冬、生地、玄参甘寒养阴；白芍、甘草酸甘化阴；知母、天花粉养阴兼清泄余热；茯苓宁心安神。若余毒未尽，低热咽痛者，加银柴胡、青蒿、地骨皮、白薇透泄余邪；若伤阴动血者加女贞子、旱莲草、白茅根凉血止血；若丹疹已退，皮肤干脱屑，用紫草、赤芍、丹皮凉血润燥。

二、外治法

以维护口腔、咽喉清洁及局部消肿止痛，祛腐生肌为主要原则。

1. 吹药 初期咽部吹用西瓜霜、玉钥匙消肿止痛，咽部溃烂吹用锡类散、冰硼散祛腐生肌。

2. 含漱 用清热解毒药味煎水频频含漱，清洁口腔咽喉。

三、针灸疗法

1. 体针 早期、中期宜泻法清除热毒，取内关、合谷、尺泽、鱼际、历兑穴；后期用平补平泻法，取太溪、太冲、三阴交、复溜、照海。

2. 针刺放血 早期、中期热毒盛时用，取少商、商阳，高热加委中，点刺出血，或耳垂用三棱针点刺，挤出鲜血10滴，根据病情可重复进行。

【预防与调护】

1. 顺应节气，调适冷暖，加强体质，经常保持室内空气流通。

2. 流行季节，预防为主，少去公共场所。

3. 消毒隔离，防止传染，对发病人群应进行好消毒隔离，密切接触者应给予预防用药。

【预后及转归】

本病可因邪毒耗伤心气而致心悸，邪毒流窜筋骨，而致关节红肿热痛，水湿内停而致水肿。本病早期发现，准确辨证，疗效满意。

【参考资料】

1. 古代文献摘录　《喉痧证治概要》："时疫喉痧，由来久矣，壬寅春起，寒暖无常，天时不正，屡见盛行……独称时疫烂喉丹痧者何也，因此症发于夏秋者少，冬春者多。乃冬不藏精，冬应寒而反温，春犹寒噤，春应温而反冷，经所谓非其时而有其气，酿成疫疠之邪也。邪从口鼻，入于肺胃，咽喉为肺胃之门户，暴寒束于外，疫毒郁于内，蒸腾肺胃两经，厥少之火，乘势上亢，于是发为烂喉丹痧。"

2. 现代相关疾病简介　猩红热（scarlet fever）是由 A 组链球菌引起的咽峡炎、扁桃体化脓性病灶和全身毒血症。链球菌产生的红斑毒素进入血液循环，引起发热，头痛，呕吐，皮肤、黏膜血管弥漫性充血，以及出血性皮疹。临床症状以急性扁桃体炎、咽峡炎、皮疹为特殊表现。皮疹一般在起病后 24 小时内出现，广泛散布针尖大小、密集均匀的点状微隆起的猩红色皮疹，触之有细沙样感觉。皮疹开始于耳后、颈部、上胸部，24 小时内迅速蔓延至全身，2～4 日内按出疹顺序完全消退，一星期后出现糠屑样脱皮，病初呈现"草莓舌"，2～4 日后呈现"杨梅舌"。严重病例可能出现感染性休克或中毒性心肌炎。诊断依据为：咽部化脓灶、典型皮疹、"杨梅舌"、咽拭子培养 A 组链球菌阳性。治疗以青霉素为首选，疗程 10 日，同时注意防止发生并发症，重症患者或有中毒症状者可用激素配合治疗。

3. 医案选录　王左，年二十岁，本丹阳人，客居沪上。患烂喉丹痧甚重，丹痧密布，壮热不退，烦躁不寐，汤饮难咽，且是新婚之后，阴液早伤，疫火充斥，合家老少，焦灼万分，延余诊治。病已七日，诊脉弦洪而数，舌红绛起刺。余曰：此瘟疫之邪，化火入营，伤阴劫津，内风欲动，势将痰涌气喘，危在旦夕间矣。随用犀角地黄汤合竹叶石膏汤，加陈金汁、竹沥、珠黄散等药，数日而愈。

（《丁甘仁医案》）

第十四节　杨梅喉疳

杨梅喉疳系指感受杨梅邪毒、邪入血脉所致的以咽喉肿痛、溃疡为主要特征的疾病。西医的咽喉部梅毒可参考本病进行辨证施治。

杨梅喉疳在古籍中有一些相关记载。《外科正宗·杨梅疮总论》曰："夫杨梅疮者，以其形似杨梅。"《疡医大全·卷十七》："过桥疳，生咽喉之下，肺管之上，看之不见，吹药不到，饮食妨碍，此杨梅结毒于肺胃也"，描述了本病的发病部位、病因病机及症状。

【病因病机】

本病多因肺胃蕴热，或肝肾阴虚，或气滞血瘀而致杨梅邪毒壅阻咽喉而为病。

1. **杨梅邪毒，结于肺胃** 杨梅邪毒，壅盛传里，或过食辛热煎炒、醇酒之类，肺胃蕴热，复感邪毒，内外邪毒，结于肺胃，上攻咽喉而为病。

2. **邪入血脉，肝肾阴虚** 杨梅结毒未尽，潜伏血脉之中，耗伤肝肾阴液，使咽喉失于滋养，邪毒灼伤咽喉而为病。

3. **邪毒久留，气滞血瘀** 邪毒久留，肝气郁结，肝失疏泄，气机阻滞不畅，久则气滞血瘀，邪毒阻遏咽喉经脉而为病。

【诊断】

一、诊断要点

1. **病史** 有梅毒接触史。
2. **临床症状** 咽痛，吞咽困难。
3. **检查** 咽峡、扁桃体红肿，咽喉或上腭出现大小不等的黄白色点状溃疡，间有红斑。严重者咽部见溃烂广泛，甚至形成瘢痕挛缩，软、硬腭穿孔，咽峡部和口腔粘连，狭窄畸形。喉部可见斑状增厚，黏膜呈暗红色，或有梅毒瘤及溃疡。取病变部位渗出物找梅毒螺旋体、梅毒血清学试验阳性和活检可诊断。

二、鉴别诊断

与乳蛾、喉痹、口疮相鉴别。

【辨证及治疗】

一、分型论治

1. 杨梅邪毒，结于肺胃

主证：咽痛，吞咽困难，可伴有头痛，发热，口渴，咳嗽，痰黄稠，口臭，腹胀，便秘溲黄，舌质红，苔黄厚，脉洪数。检查见咽峡、扁桃体红肿，咽喉或上腭出现大小不等的黄白色点状溃疡，间有红斑，严重者溃烂广泛。

证候分析：杨梅邪毒，结于肺胃，上攻咽喉，故咽痛、吞咽困难；咽峡、扁桃体、喉部黏膜红肿，灼伤黏膜，故咽喉或上腭出现黄白色点状溃疡；邪热传里，肺胃热盛，故头痛、发热、口臭、腹胀；热灼津液成痰，故口渴、咳嗽、痰黄稠；热盛伤津则口渴；热结于下故便秘溲黄；舌质红、苔黄厚、脉洪数均为肺胃热盛之象。

治法：清血解毒，消肿利咽。

方药：化毒丸加减。方中以生大黄清泄肺胃之热；穿山甲、当归尾、白僵蚕、蜈蚣清血解毒，消肿利咽。

2. 邪入血脉，肝肾阴虚

主证：咽痛，吞咽困难，头痛，低热，乏力，手足心热，舌质红，少苔，脉细数。检查见咽峡、扁桃体暗红；咽喉或上腭出现大小不等的黄白色点状溃疡，间有红斑；严重者咽部溃烂广泛，甚至形成瘢痕挛缩，软、硬腭穿孔，咽峡部和口腔粘连，狭窄畸形；喉部黏膜干燥，呈暗红色，或有溃疡。

证候分析：肝肾阴虚，虚火上炎，蒸灼咽喉，故咽痛，吞咽困难，咽峡、扁桃体、喉部黏膜干燥、暗红；火热灼伤黏膜，故咽喉或上腭出现黄白色点状溃疡，严重者咽部溃烂广泛，甚至形成瘢痕挛缩，软、硬腭穿孔；头痛、低热、乏力、手足心热、舌质红、少苔、脉细数为阴虚火旺之象。

治法：清血解毒，养阴利咽。

方药：结毒紫金丹加减。方中以龟板滋补肝肾，石决明、朱砂清血解毒，降火利咽。

3. 邪毒久留，气滞血瘀

主证：咽痛，吞咽困难，口臭，口苦咽干，舌质红或暗红，舌边或有瘀点，苔微黄，脉弦。检查见咽峡、扁桃体暗红，肿胀，溃烂广泛，甚至形成瘢痕挛缩，软、硬腭穿孔，咽峡部和口腔粘连，狭窄畸形。喉部可见斑状增厚，黏膜呈暗红色，或有梅毒瘤及溃疡。

证候分析：邪毒久留，气滞血瘀，阻遏咽喉，故咽痛，吞咽困难，咽峡、扁桃体、喉部暗红、肿胀；火毒灼伤咽喉黏膜，故溃烂广泛，甚至形成瘢痕挛缩，软、硬腭穿孔，咽峡部和口腔粘连，狭窄畸形；邪毒久留，气血凝滞，故喉部可见斑状增厚，或有梅毒瘤；舌质红或暗红，舌边或有瘀点为气滞血瘀之象。

治法：清血解毒，化瘀利咽。

方药：茯苓汤加减。

二、外治法

1. 清洗创面，保持局部清洁。

2. 中药煎汤漱口。

3. 对于瘢痕所致的畸形可行修补成形手术。

【预防与调护】

洁身自爱，避免接触，早期发现，早期治疗。

【预后及转归】

早期治疗，预后尚可。晚期治疗，预后不佳。

【参考资料】

1. 古代文献摘录　《喉科种福·卷二》："大麻风，山岚瘴气也。岭南人最多此病，岭以北之淫疮亦大麻风类也，地向传染，人皆畏之而恶之，不齿于人类，然有更衣时，触厕缸晦气而成者，有受湿而成者，不治与治之不得其法，遂至毒冲顶上，面目口鼻皆烂，臭秽之气，几不堪入鼻，已有毒冲咽喉，痒而且痛，饮食妨碍，其状如石榴去皮，颗颗分明，有界而成板，生于咽喉之内，其色淡红而通亮，无涎丝，污垢腻，日久糜烂，苦不堪言。"

2. 现代相关疾病简介

（1）咽梅毒　一期梅毒较少见，初起有低热，以一侧咽痛为重，患侧扁桃体充血肿大、坚硬。扁桃体下疳常可见灰白色假膜覆盖，患侧淋巴结肿大坚硬。二期梅毒可见咽部充血，间有红色点状物分布于整个咽峡，以软腭游离缘多见，也可波及扁桃体。病人有低热、乏力、头痛及咽痛，影响进食，常伴有全身淋巴结肿大及弥漫性皮疹。三期咽梅毒主要病变为树胶肿，损害较深，破坏性大。咽部溃疡极为广泛，口有恶臭，最后形成瘢痕挛缩，软硬腭穿孔，咽峡部和口腔粘连，狭窄畸形等。

（2）喉梅毒　主要症状有声嘶、咳嗽，晚期可发生呼吸困难及喘鸣。检查：一期者会厌可出现下疳，二期者类似卡他性喉炎，三期者可见斑状增厚，黏膜呈暗红色，或有梅毒瘤及溃疡。可波及会厌或杓状软骨，引起喉瘢痕性狭窄。

第十章　口齿科常见疾病

第一节　口　疮

口疮是指脏腑功能失调所致的以唇、颊、舌、上腭等处肌膜发生黄白色溃烂点且灼热疼痛为主要特征的疾病。本病多发生于青壮年人，常反复发作，病程较长，女性发病略多于男性。西医的复发性阿弗他溃疡等可参考本病进行辨证施治。

口疮之名早见于《内经》。如《素问·气交变大论》曰："岁金不及，炎火乃行……民病口疮。"继《内经》后，历代医家对本病的发病条件、病因病机、症状特征、辨证论治作了较多论述，同时出现了"口疳"、"口疡"、"口破"、"口糜"等病名。口疮在历代文献中有不同的含义，归纳起来有广义和狭义两种，广义口疮泛指口腔黏膜的一切破溃，本节所介绍的是狭义口疮。

【病因病机】

口疮病机以心、脾、肾失调为主。明代薛己《口齿类要·口疮》说："口疮，上焦实热，中焦虚寒，下焦阴火，各经传变所致，当分别而治之。"上焦实热多心脾积热相兼，下焦阴火乃肾亏阴虚火旺，中焦虚寒多脾肾阳虚互见。

1. **心脾积热，上炎口舌**　口为脾之窍，舌为心之苗。若饮食不节，或情志不畅，脏腑蕴热内生，心脾积热，上炎口腔，发为口疮。

2. **阴虚火旺，上炎口舌**　素体阴虚，或病后失养，或劳累过度，熬夜多思，阴液暗耗，阴虚火旺，虚火上炎，发为口疮。

3. **阳气亏虚，寒湿困口**　素体阳虚，或久病阴损及阳，或贪凉饮冷，或伤寒误治，损伤脾肾之阳，清阳不升，浊阴上干，寒湿困口发为口疮。

【诊断】

一、诊断要点

1. **病史**　有口腔黏膜反复溃破病史，短者数年，长者可达一二十年。部分患者有嗜食辛辣或疲劳等诱因。

2. **临床症状**　以口腔黏膜反复溃破疼痛为主要症状，遇饮食或说话等刺激时疼痛加重。

3. **检查**　唇、颊、舌、上腭等处黏膜发生单个或多个黄色或灰白色圆形或椭圆形溃疡，具有"黄、红、凹、痛"的临床特征。溃疡大小不等，小如针冒，大者可达黄豆大小，互相不融合，溃烂处周边可红肿高起，中央凹陷，周围红晕，表面覆有黄白色假膜，基底柔软光滑。如不治疗，表浅的口疮 1~2 周可自愈，愈后不留瘢痕；深者数月难愈，愈后可留瘢痕。口疮愈后间隔数天或数月可再发，更有甚者此未愈彼又起，无间歇期。

二、鉴别诊断

应与癌性溃疡、结核性溃疡、创伤性溃疡、白塞病、癌前病变在口腔的表现等鉴别。

【辨证及治疗】

一、分型论治

1. 心脾积热，上炎口舌

主证：口腔黏膜溃疡，灼痛明显，进饮食或说话时尤甚，伴口渴口干、心烦失眠、大便秘结、小便短黄，舌红，苔黄或腻，脉数有力。检查见溃疡表面有黄色或黄白色假膜，周边红肿。

证候分析：五志过极，或过食辛辣炙煿，火热内生，或复受外邪，蕴积心脾，火热上蒸于口，导致口舌肉腐而溃。火热伤津，故口干、便秘、尿黄；热扰心神，故心烦失眠；心脾实火，则见舌红，苔黄或腻，脉数有力。

治法：清心泻脾，消肿止痛。

方药：凉膈汤加减。方中连翘、竹叶、栀子泻火除烦，黄芩清心去热，薄荷散邪透热，共解上焦之热，大黄、芒硝通便泄热，甘草、白蜜调和药性，缓急止痛。诸药合用，清上泻下，心脾热自除。口渴、咽喉肿痛可加石膏、桔梗、天花粉。红肿热甚可加赤芍、丹皮以凉血活血。

2. 阴虚火旺，上炎口舌

主证：口腔溃疡数量少，疼痛较轻，但口疮此愈彼起，绵延不止，手足心热，失眠多梦，口舌干燥不欲饮，舌红少苔，脉细数。检查见溃疡面积小，个数少，色灰白，周边红肿不甚。

证候分析：素体阴虚，或久病体虚，肾阴不足，相火无制，上炎口舌，发为口疮。虚火上炎，故口疮量少，红肿、疼痛不甚。阴虚津亏，故口干不欲饮。手足心热，失眠多梦，舌红少苔，脉细数均为阴虚火旺之象。

治法：滋阴补肾，降火敛疮。

方药：知柏地黄汤加减。可酌加四物汤以助养血，或加玄参、麦冬以助养阴清热。

若虚火甚，稍加肉桂反佐，引火归原。若见心烦不寐，舌质皲裂，心阴不足明显者，可用黄连阿胶鸡子黄汤加枸杞、酸枣仁、柏子仁，以滋阴养血，清火安神。

3. 阳气亏虚，寒湿困口

主证：口疮疼痛较轻，久难愈合。伴倦怠乏力，面色㿠白，腰膝或少腹以下冷痛，小便清。舌淡苔白，脉沉迟。检查见口疮色白或暗，周边淡红或不红。

证候分析：脾肾阳虚，寒湿上困口舌，久则成疮溃烂；阳气不足，驱邪无力，故口疮色白或暗，红肿不著，久难愈合。全身及舌脉所见均为脾肾阳虚之象。

治法：温肾健脾，化湿敛疮。

方药：附子理中汤加减。方中干姜温中回阳，人参补中益气，白术、炙甘草健脾益气，附子温壮脾肾之阳。若口疮白浊，为阳虚水泛之象，加肉桂温通经脉，加苍术、五倍子健脾燥湿。若见形寒肢冷，夜尿频多，可用金匮肾气丸。

二、外治法

1. **含漱法**　用清热解毒的药剂含漱，以消肿止痛。如《备急千金要方·卷六》："治口疮方，蔷薇根皮四两，黄柏三两，升麻三两，上四味㕮咀，以水七升，煮取三升，去滓含之，差止，含极吐，却更合"，或以蜂蜜一汤匙，徐徐含咽，可止痛敛疮。

2. **含噙法**　实证用人中白散或锡类散吹布患处含化；虚证用柳花散或青吹口散吹布患处含化。

3. **涂敷法**　用消肿止痛、收敛生肌的中药粉末局部涂敷，如柿霜末、儿茶末、锡类散、冰硼散、西瓜霜粉剂等。《丹溪心法·口齿》曰："用西瓜皮烧灰傅之"，"远志，醋研，鹅毛扫患处"。

4. **烧灼法**　对于创面小、个数少的口疮，可用细棉签蘸取碘甘油、10%硝酸银或10%～30%三氯醋酸点于溃疡面上，注意以上药物对组织刺激性大，切不可伤及正常组织，每1～2天1次。本法适用于溃疡数量少、溃面小、间歇期长的患者。

5. **敷贴法**　用药物敷贴穴位，在局部有着温热刺激，可作用于经络，引火下行。如《圣济总录·卷第一百一十七》曰："治口疮，附子涂脚方：附子一枚生为末，右一味，以姜汁和匀，摊脚心。"中药细辛研末，用醋调敷涌泉穴和脐部，可治疗口疮。茱萸、肉桂各等分，共研细末适量，用葱白适量捣碎后同上二药拌匀，外敷双侧涌泉穴，每日1次。

三、针灸疗法

1. **针刺法**　取颊车、地仓、承浆、合谷、通里、神门、少冲等穴，每次选择2～3穴，实证用泻法，虚证用平补平泻法。口疮久不愈者，以毫针点刺口疮溃面，使之少许渗血，每2～3天1次。

2. **艾灸法**　脾肾阳虚者取合谷、足三里、太溪、照海、然谷等穴位，每次选取1～2穴，悬灸至局部有焮热感、皮肤潮红为度，2日1次。

3. **穴位注射**　取牵正、曲池、颊车、手三里。每次选2穴，各穴位交替使用，每

穴注射维生素 B_{12} 或维生素 B_1 0.5ml，每 2 ~ 3 天 1 次。

【预防与调护】

1. 实火口疮者，忌食辛辣刺激食物和肥甘厚味；虚火口疮者，忌食生冷，不宜过劳。

2. 注意口腔卫生，早晚刷牙，饭后漱口；戴有义齿者，应避免义齿机械刺激损伤黏膜；进食硬物应避免损伤口腔黏膜。

3. 颐养心性，戒恼怒、忧思。

4. 生活起居要有规律，劳逸结合，保证充足睡眠，避免过劳或熬夜而损伤正气。

【预后及转归】

口疮有自愈性，经及时、恰当的治疗，可提早愈合，减少复发。体虚、病程较长者愈合缓慢，且反复发作，甚至此愈彼起，迁延难止，故要坚持治疗。

【参考资料】

1. 古代文献摘录

（1）《杂病源流犀烛·卷二十三》："是脏腑之病，未尝不应诸口。凡口疮者，皆病之标也，治当难求其本。"

（2）《丹溪心法·口齿》："口疮，服良药不愈者，因中焦土虚，且不能食，相火冲上无制。"

（3）《景岳全书·口疮》："口舌生疮，固多由上焦之热，治宜清火，然有酒色劳倦过度，脉虚而中气不足者，又非寒凉可治，故虽久用清凉，终不见效，此当察其所由，或补心脾，或滋肾水，或以理中汤，或以蜜附子之类，反而治之，方可痊愈，为寒热之当辨也。"

2. 现代相关疾病简介
复发性阿弗他溃疡又称复发性口腔溃疡，是最常见的口腔黏膜病。目前，其病因及发病机制仍不明确，多数学者认为，本病的发生是多种因素综合作用的结果。系统性疾病、遗传、免疫及微生物等因素在本病的发生、发展中可能起重要作用。本病表现为反复发作的圆形或椭圆形溃疡，具有"黄、红、凹、痛"特征。即损害表面覆有黄色或灰白色假膜；周边有充血红晕带；中央凹陷，基底柔软；灼痛明显。发作周期约数天或数月，具有不治而愈的自限性。根据病损的不同，可分为 3 种类型：轻型、重型及疱疹样型。

3. 医案选录

（1）卢不远治李某，口舌生疮，几三年矣。脉浮细急数，按之空虚，而尺尤甚。用立斋虚火不归经法，以加减八味丸料，二剂即愈。

《续名医类案》

（2）进士刘华甫，口舌生疮，午前热甚，脉数而有力，用清心莲子饮稍愈。更以四物二连汤全愈。后因劳役，日晡发热，脉数而无力，用四物加参、术、柴胡少瘥。但体倦口干，再用补中益气汤而愈。

《口齿类要》

第二节　口　糜

口糜是指因湿热或虚火熏灼口腔所致的以口腔肌膜糜烂成片、口气臭秽为主要特征的疾病。西医的口腔念珠菌病等可参考本病进行辨证施治。

口糜病名早见于《素问·气厥论》，其曰："膀胱移热于小肠，膈肠不便，上为口糜"。继《内经》后，历代医家对本病的病机、症状特点，以及治疗用药进行了大量论述。本病发生于新生儿和婴儿，又称"鹅口疮"、"白口疮"、"雪口"。发生于成人者，往往继发于伤寒、大面积烧伤或烫伤、泄泻、糖尿病、原发性免疫缺陷，以及长期大量使用抗生素的患者。

【病因病机】

口糜的发生分虚实两类。实证病机，成人多因膀胱湿热熏蒸于口，小儿多因胎热内蕴，心脾积热；虚证病机多因虚火上浮，复感秽毒之邪，主要见于成人。

1. 膀胱湿热　外感湿热，蕴结膀胱，或饮食不节，湿热内生，下注膀胱，湿热循经熏蒸于口而为病。

2. 心脾积热　心开窍于舌，脾开窍于口。过食辛热炙煿，脏腑失调，热积心脾，不得宣泄，循经上炎于口，灼腐肌膜，发为口糜。

3. 阴虚火旺　大病久病或久泻之后，胃阴耗伤，虚火上浮，灼伤口舌肌膜而为病。

【诊断】

一、诊断要点

1. 病史　小儿可有喂养不洁史，成人多继发于伤寒、大面积烧伤或烫伤、泄泻、糖尿病、原发性免疫缺陷，以及长期大量使用抗生素之后。

2. 临床症状　口腔肌膜局部干燥灼热，轻微疼痛或不痛，可伴发热。发于小儿则哭闹拒食，烦躁。

3. 检查　初起见口腔肌膜出现小的白色斑点，状如粥糜，略高出肌膜表面，周围不红；白色斑点扩大融合成片状，不易拭去，稍用力拭去则见鲜红创面，1~2 小时后可复生如旧。口腔拭子涂片和培养有助于本病的诊断。

二、鉴别诊断

本病应与白喉、口疮、口腔白斑鉴别。

【辨证及治疗】

一、分型论治

1. 膀胱湿热

主证：口中灼痛，口臭口腻，口腔肌膜上覆灰黄色糜斑，糜斑不易拭去，拭之易出血，周边红赤，伴小便短赤，或有发热、瘰核，舌苔黄腻，脉滑数。

证候分析：膀胱湿热，上蒸于口，腐灼肌膜，故灼痛糜腐，周边红赤，口臭口腻。小便短赤，或有发热、瘰核肿大，舌苔黄腻，脉滑数均为膀胱湿热之象。

治法：清热利湿，化浊祛腐。

方药：加味导赤汤加减。方中黄连、木通、淡竹叶、甘草清心泻火；黄芩、金银花、连翘、牛蒡子清热解毒；生地、玄参养阴清热；桔梗、薄荷载药上行，直达病所。若热毒不盛而湿浊盛，小便短少，苔滑腻，可用五苓散加减。

2. 心脾积热

主证：口渴口臭，灼热疼痛，口中白屑状如粥糜，周边红肿，伴发热、烦躁不安，溲赤便秘，舌红苔黄，脉数。

证候分析：心脾积热上蒸口舌，肌膜被灼，见口中白屑堆积，红肿灼痛；心经热盛下移小肠和膀胱，热盛津伤，故溲赤便秘、口渴口臭；发热、烦躁、舌红苔黄、脉数皆为心脾积热之象。

治法：清心泻脾，消肿祛腐。

方药：导赤散合凉膈散加减。导赤散清心除烦养阴，导心火下行，凉膈散清上泄下，去中上二焦火热，两方合用，使心脾热除而阴液无伤。

3. 阴虚火旺

主证：口中少量灰白色糜斑，患处疼痛轻微或不痛。口舌干燥，饥不欲食，大便干结，小便短少。舌红少津，脉细数。

证候分析：胃阴不足，津不上承，龈口失养，虚火灼烁，故见口舌干燥，糜斑量少，红痛不甚。饥不欲食，大便干结，小便短少，舌红少津，脉细数均为胃阴不足，阴虚内热之征。

治法：滋阴养胃，清热生津。

方药：益胃汤加减。方中沙参、麦冬、生地、玉竹养阴清热生津。冰糖养胃和中。阴亏大便难行，加白蜜润肠通便。

若糜烂延及咽喉，日轻夜重，多为阴伤邪盛，宜用少阴甘桔汤。方中黄芩清热解毒；玄参、桔梗、甘草养阴清热利咽；川芎、陈皮行气活血；柴胡、羌活、葱白祛风除湿；升麻解毒，引药上行。

若见口干少津，纳差泄泻，倦怠，多属脾虚湿盛证，治宜健脾益气，化浊利湿，用连理汤。若见倦怠乏力，纳差，肢凉畏寒，小便清，大便稀溏，多属阳虚不足，治宜健脾益气，温中散寒，用附子理中汤。

二、外治法

1. **含漱法**　淡盐水或2%～4%碳酸氢钠溶液含漱；金银花、黄连、甘草煎汤含漱，以清热解毒去腐。

2. **涂敷法**　冰硼散用蜜调匀，用棉签蘸擦于患处；生蒲黄粉、青吹口散、牛黄散等涂于患处。

3. **敷贴法**　吴茱萸用醋调成糊状，敷于足心，以引火下行，用于虚火上炎证。

三、针灸治疗

取地仓、合谷，留针15分钟，每日或隔日1次。

【预防与调护】

1. 注意口腔卫生，饮食用具应经常清洗消毒。乳母授乳前应清洗乳头，注意哺乳卫生。

2. 患者饮食应营养丰富而易消化，忌辛辣炙煿。孕妇不宜刺激性食物，以免酿成内热，影响胎儿。

3. 大病久病，应注意调养身体，扶正祛邪。

【预后及转归】

本病若及时、恰当的治疗，愈后良好。若失治、误治，病变可向咽喉发展，从而导致吞咽疼痛、呼吸困难等。

【参考资料】

1. 古代文献摘录

（1）《诸病源候论·卷五十》："小儿初生口里白屑起，乃至舌上生疮……此由在胎时授谷气盛，心脾热气熏发于口故也。"

（2）《外科正宗·鹅口疮第一百十四》："鹅口疮，皆心脾二经胎热上攻，致满口皆生白斑雪片。"

（3）《杂病源流犀烛·卷二十三》："脏腑积热则口糜，口糜者，口疮糜烂也。"又云："阴亏火泛，亦口糜。"

（4）《外科证治全书·卷二》："口糜，满口糜烂，色红作痛，口干舌燥，甚者腮舌俱肿。初宜服导赤汤加麦冬、五味子、薄荷；如糜烂延及咽喉，不能饮食，日轻夜重者，用苏子利喉汤；如口臭泄泻，脾虚湿盛者，用连理汤；如口燥、大便溏，属虚热，用补中益气汤加麦冬、五味最善，或兼服六味地黄丸以滋化源。外用俱用珍珠散搽之。"

（5）《外台秘要·卷三十五》："口生疮白漫漫，取桑木汁，先以父发拭口，次以桑汁涂之。"

2. 现代相关疾病简介　口腔念珠菌病（oral candidiasis）是念珠菌属感染所引起的

口腔黏膜疾病。近年来，由于抗生素和免疫抑制剂在临床上的广泛应用，发生菌群失调或免疫力降低，而使内脏、皮肤、黏膜被真菌感染者日益增多，口腔黏膜念珠菌病的发生率也相应增高。白色念珠菌、热带念珠菌和高里念珠菌是最主要的病原菌。口腔念珠菌病按主要病变部位可分为：念珠菌口炎、念珠菌唇炎、念珠菌口角炎、慢性黏膜皮肤念珠菌病和艾滋病相关性口腔念珠菌病。黏膜涂片镜检可见假菌丝或芽孢。

第三节　口　癣

口癣是指因湿热熏蒸或阴血亏虚所致的以口腔肌膜上出现灰白色条纹或斑块为主要特征的疾病。临床上多呈慢性起病，病损处有粗糙、干涩感，若肌膜糜烂充血则有疼痛和刺激痛。本病好发于中年人，女性多于男性，病程长，不易痊愈。西医的口腔扁平苔藓等可参考本病进行辨证施治。

中医古籍中无"口癣"病名，"口破"、"口蕈"、"口糜"与本病有相似之处。如《外科正宗·卷十二》："口破者，有虚火实火之分，色淡色红之别。虚火者，色淡而白斑细点，甚者陷露龟纹，脉虚不渴。此因思烦太甚，多醒少睡，心火妄动而发之……实火者，色红而满口烂斑，甚者腮舌俱肿，脉实口干。此因膏粱厚味，醇酒炙煿，心火妄动发之。"

【病因病机】

脾开窍于口，口癣的发生多由脾胃湿热所致，脾失运化，蕴热化火，湿热上蒸于口，则成口癣；或因风热湿毒之邪侵袭于口，搏结于黏膜，留连不去，气血失和而致；或因肝气郁结，气滞血瘀所致；或因久病伤阴，肝肾阴虚，血虚风燥，口腔肌膜失于濡润所致。

1. **风热湿毒，侵袭于口**　风热湿毒外犯肺脾，肺气失宣，敷而不达，湿毒蕴于脾胃，化火循经上炎于口，发为口癣。

2. **脾胃湿热，熏蒸肌膜**　脾主运化，胃主受纳，若过食辛热肥甘，或嗜酒无度，脾失健运，胃失和降，水湿内停，酿成湿热，循经上蒸于口，发为口癣。

3. **肝气郁结，蕴热化火**　情志不遂，或突然的精神刺激，或病邪侵扰，阻遏肝脉，致使肝脏失于疏泄条达，气机郁滞，蕴热化火，灼烁肌膜，发为口癣。

4. **肝肾阴虚，肌膜失养**　久病失调，阴液亏耗，或情志内伤，阳亢阴耗，或房事不节，肾精耗损，或年老体衰，肝肾之阴精耗损，肌膜失于濡养而发为口癣。

【诊断】

一、诊断要点

1. **病史**　可有精神创伤史、长期情志不舒、腹胀、便溏、失眠多梦或过敏史。

2. **临床症状**　轻症患者无明显不适，或仅有干燥、木涩、粗糙、灼热感，偶有虫爬、痒感。遇辛辣、热、酸、咸味食物刺激时，病损局部敏感、灼痛。

3. 检查 病损可发生于口腔肌膜的任何部位，多左右对称，以颊部最多见，其次是舌、唇、牙龈、口底、腭部。以白色网状条纹为主，可交织成网状、树枝状、环状等，也可呈现为白色斑块状。网纹状病损的周围或中间肌膜颜色、质地可正常，也可出现红斑、萎缩、糜烂、溃疡、色素沉着。口癣的多样病损可同时出现，也可互相转变，病程缠绵难愈，病损消退后，可留有色素沉着。组织病理学检查有特征性改变。

二、鉴别诊断

应注意与口糜、白斑、迷脂症、苔藓样反应鉴别。

【辨证及治疗】

一、分型论治

1. 风热湿毒，侵袭于口

主证：口腔肌膜白色网纹密集，或见水疱、丘疹、渗出，红肿疼痛，影响进食。全身可伴发热、恶风、汗出，或有头痛如裹，咽痛咽痒，口干口臭。舌质红，苔黄或腻，脉濡数或浮数。

证候分析：风热湿毒外犯，湿毒蕴于脾胃，化火循经上炎于口，肌膜红肿溃烂，口干口臭。风热外袭，肺卫不固，则发热、恶风、汗出。湿浊上困，经络受阻，清阳不升，则头痛如裹。舌质红、苔黄或腻、脉濡数或浮数均为风热湿浊外袭之象。

治法：祛风除湿，清热解毒。

方药：消风散加减。方中荆芥、防风发表、祛风、胜湿。苦参、苍术清热、燥湿、健脾。牛蒡子疏散风热、透疹、解毒，蝉蜕散风热、透疹，此二味不仅可增荆芥、防风祛风之力，更能疏散风热透疹。石膏、知母清热泻火。木通利湿热。胡麻仁、生地、当归滋阴养血润燥。甘草清热解毒，又可调和诸药。风热偏盛而身热、口渴者，加银花、连翘以疏风清热解毒；湿热偏盛，胸脘痞满，身重乏力，舌苔黄而腻者，加地肤子、车前子、栀子等以清热利湿；血分热甚，五心烦热，舌质红或绛者，加赤芍、丹皮、紫草以清热凉血。

2. 脾胃湿热，熏蒸肌膜

主证：感觉两颊不适或疼痛，进食时明显，口腔肌膜出现白色条纹或斑块、水疱，可伴充血、糜烂，发生于唇红处的可见较多的黄色渗出物，结痂较厚。全身可伴多食易饥，胃脘嘈杂，胸胁胀闷，口干口黏，便干尿黄，舌质红，苔黄腻，脉弦滑数。

证候分析：脾失运化，湿热内蒸，上灼口舌，损伤肌膜，以致口舌出现斑纹、红肿疼痛；脾胃灼热致水谷易化，胃饥嘈杂；湿浊中阻，气机不畅，则胸胁胀闷；结毒伤阴，则口干口黏。便干、尿黄、舌质红、苔黄腻、脉弦滑数均为脾胃湿热之象。

治法：清热利湿，化浊解毒。

方药：甘露消毒丹加减。方中滑石、茵陈、黄芩清热利湿解毒。石菖蒲、藿香、白豆蔻、木通利湿和中，导湿热下行。可配以苍术、白术、薏苡仁利湿健脾，藿香、厚朴除湿散满，陈皮、佩兰等理气化痰。

3. 肝气郁结，蕴热化火

主证：口腔肌膜见灰白色网纹，或伴色素沉着，充血糜烂，有粗糙木涩感或灼热疼痛、刺痛。全身伴口苦咽干，胸胁胀痛，烦躁易怒，眩晕耳鸣，失眠多梦，月经失调。舌边尖红，舌苔黄或薄黄，脉弦或沉弦。

证候分析：肝失条达，气机不畅，肝气郁结，郁而化火致肌膜充血灼热，火热上蒸而溃烂疼痛。肝郁化火则口苦咽干，胸胁胀痛，烦躁易怒。肝气不舒，清窍失养，冲任不调，则眩晕耳鸣，失眠多梦，月经失调。舌边尖红，舌苔黄或薄黄，脉弦或沉弦，皆是肝郁化火之象。

治法：疏肝解郁，清肝泻火。

方药：丹栀逍遥散加减。方中丹皮清血中伏火，炒山栀清肝热，并导热下行，柴胡、白芍、当归、薄荷疏肝解郁，柔肝养血，白术、茯苓、甘草、煨姜健脾和胃补中。胸胁胀满配厚朴、半夏宽胸以宣泄郁气，上腹痛配陈皮、枳壳理气和胃止痛。

4. 肝肾阴虚，肌膜失养

主证：口腔肌膜干燥发红，有灰白网状花纹，发生于舌背的为略显淡蓝色的白色斑块，舌乳头萎缩，发生于牙龈时，则有充血或糜烂，夹杂白色网纹。伴有红肿疼痛，肌膜灼热，口干目涩，头晕目眩，失眠健忘，腰膝酸软，手足心热，月经量少推迟。舌质偏红，光滑少苔，脉沉细或细数。

证候分析：久病失养，或年老体衰，或房事不节，肝肾之阴精耗损，肌膜失于濡养而干燥萎缩疼痛。肝肾阴亏，清窍失养，则头晕目眩、失眠健忘、口干目涩。肝肾阴虚则腰膝酸软，手足心热。阴亏不足，冲任失调，则女子月经量少推迟。舌质红，光滑少苔，脉沉细或细数皆是肝肾阴虚之象。

治法：滋补肝肾，养阴清热。

方药：知柏地黄丸加减。

二、外治法

1. **涂敷**　可用养阴生肌散、锡类散、珍珠散局部涂敷，每日 3～4 次，可收敛生肌。

2. **含漱**　可用黄芩、金银花、竹叶适量，水煎含漱，或野菊花、白鲜皮、黄柏适量煎水含漱，以清热解毒利湿。

三、针灸疗法

1. **针刺**　选择双侧曲池、内关、合谷、足三里、三阴交、侠溪等穴位，选 2～3 穴位针刺，每日 1 次。

2. **耳针**　可选用神门、交感、皮质下、肾、脾、胃等耳穴埋针，或用王不留行子贴压。

【预防与调护】

饮食应避免过烫、辛辣刺激。遇事要保持良好心态，避免心理压力。发现病变要积极治疗，树立信心。定期检查口腔，以便及时发现病变。

【预后及转归】

口癣的病损多样，可反复变化及波动，多不能自行痊愈，但预后一般良好。少数病例长期不愈，糜烂、萎缩为主要表现，尤其是舌腹、口底的病损应警惕癌变，应密切观察，必要时进行组织病理学检查，以明确是否有癌变。

【参考资料】

1. **古代文献摘录**　《说文解字》："癣，干疡也。"
2. **现代相关疾病简介**　扁平苔藓（lichen planus）是一种皮肤黏膜慢性炎症，可以单独发生于口腔或皮肤，也可皮肤与黏膜同时罹患。发生于口腔的表现为口腔黏膜出现珠光白色条纹，条纹周围充血发红，并出现糜烂、溃疡、萎缩等。从临床与基础研究中，发现有关的因素很多。目前，一般认为其发病可能与神经精神障碍、病毒感染或自身免疫有关，有报告家族中有同样患者，是否与遗传有关尚无确证。病理改变可概括为：过度角化与过度不全角化，伴棘层肥厚，基底细胞坏死液化变性，以及基底膜下有大量淋巴细胞浸润。

第四节　牙　痛

牙痛是指外邪侵袭或脏腑失和所致的以牙齿疼痛为主要特征的病证。牙痛是口腔科临床最常见的症状，龋齿、牙宣、牙痈、牙咬痛、骨槽风及其他疾病都可引起不同程度的牙痛。本节所论述的是以牙齿疼痛、牙龈无明显红肿为主要特征的牙病。西医学的牙髓炎、龋齿疼痛和其他疾病引起的牙痛可参考本病进行辨证施治。

牙痛早见于《内经》，始称"齿痛"，《诸病源候论》分别提出了"牙痛"、"齿痛"、"牙齿痛"等名称，并论述了齿、骨、髓之间的关系和牙痛的原因，"牙齿皆是骨之所终，髓之所养，而手阳明之脉入于齿，脉虚髓气不足，风冷伤之，故疼痛也"。

【病因病机】

牙痛发生的原因概括起来有寒、热、虚三个方面。其病机是外感风寒或风热，引起脉络阻滞，不通则痛；胃火炽盛，循经上炎于口而牙痛；也可因肾阴虚，虚火循经上炎而疼痛。

1. **风寒外袭**　暴饮冰凉，或风寒之邪，侵犯牙体，寒凝不散，经脉痹阻，不通则痛。

2. **风热上犯**　口齿不洁，牙体损伤，风热乘机侵袭，热入阳明，循经上炎，伤及牙齿，邪聚不散，气滞血瘀，脉络不通，不通则痛。

3. 胃火炽盛 胃热素盛，又过食辛辣炙煿，生热化火，火热内炽，上燔齿龈，气血壅滞，不通则痛。

4. 虚火上炎 齿者骨之余，髓之所养，肾实主之，随天癸之健旺变化而盛衰。若先天禀赋不足，或久病元气受损，或年迈体弱，骨髓空虚，牙失所养，肾阴不足，虚火上炎，灼烁牙齿而为病。

【诊断】

一、诊断要点

1. 病史 可有龋齿、牙体缺损、牙周组织疾病等病史，或牙齿受到化学、物理刺激及创伤史。

2. 临床症状 以牙齿疼痛为主要症状。

3. 检查 牙体有龋洞或缺损、磨损，或牙周组织萎缩，或形成真性牙周袋，或牙齿咬合关系异常，冷刺激或热刺激检查引起疼痛，严重者有叩痛。必要时可行 X 线摄片检查。

二、鉴别诊断

本病应注意与鼻渊、面痛（三叉神经痛）、干槽症及颌骨肿瘤引起的牙痛相鉴别。

【辨证及治疗】

一、分型论治

牙痛的辨证，须分清寒热虚实。外邪侵袭者，牙痛突发；内伤牙痛者，起病缓慢，逐渐加重。风寒牙痛，得温痛减；风热牙痛，遇冷痛减。久病属虚者，隐隐作痛，或遇冷热刺激则痛，无刺激稍安，咬合酸软无力。

1. 风寒外袭

主证：牙痛或轻或重，遇寒而发，遇冷痛增，得热则缓，或见恶寒肢冷，头痛，口淡不渴，舌质淡红，苔薄白，脉浮紧。

证候分析：风寒外袭，凝于牙体，经脉痹阻，寒凝血滞，不通则痛；寒为阴邪，故得热则痛减，遇冷而痛剧；恶寒肢冷、头痛、口淡不渴、舌质淡红、苔薄白、脉浮紧皆为外感寒邪之象。

治法：疏风散寒，温经止痛。

方药：苏叶散加减。方中苏叶、防风、桂枝、生姜疏风散寒，温经止痛；甘草和中，调和诸药。若疼痛较重，加细辛、白芷、荜茇以温经散寒止痛。

2. 风热上犯

主证：牙齿疼痛，呈阵发性，遇风发作，受热痛剧，遇冷痛减，牙龈红肿，或兼全身发热，口渴，舌质微红，苔白干或微黄，脉浮数。

证候分析：风热邪毒侵袭齿龈，气血滞留，瘀阻经脉，故牙齿疼痛，牙龈红肿；风热均为阳邪，受热则助其势，故遇风发作，受热痛剧，遇冷痛减。全身发热，口渴，舌质微红，苔白干或微黄，脉浮数均为风热表证之象。

治法：疏风清热止痛。

方药：薄荷连翘方加减。方中金银花、连翘、淡竹叶清热解毒；薄荷、牛蒡子疏风清热；绿豆衣、生地、知母凉血止痛。痛甚加制乳香、没药、赤芍、丹皮、露蜂房以活血止痛；若齿龈焮肿疼痛，酌加赤芍、丹皮凉血消肿以止痛。

3. 胃火炽盛

主证：牙齿疼痛剧烈，遇冷痛缓，得热痛增，牙龈红肿较甚，或出血溢脓，肿连颊腮。发热疼痛，口渴口臭，便秘尿赤，舌质红，苔黄厚，脉洪数。

证候分析：胃火炽盛，上灼齿龈，气血壅盛，龈肉腐败成脓，故见牙齿疼痛剧烈，牙龈红肿较甚，或出血溢脓，肿连颊腮。发热疼痛，口渴口臭，便秘尿赤，舌质红，苔黄厚，脉洪数均为阳明火热之象。

治法：清胃泻火，消肿止痛。

方药：清胃散加减。方中黄连清胃泻火；丹皮、生地养阴清热，凉血止痛；当归和血；升麻引药上行，升阳解毒。便秘加大黄、芒硝以通腑泄热；肿连腮颊加板蓝根、连翘、金银花、蒲公英、紫花地丁、赤芍以清热解毒，凉血消肿；龈肉红肿出血加白茅根、茜草以凉血止血；溢脓加桔梗、皂角刺、白芷、天花粉以溃脓透脓。

4. 虚火上炎

主证：牙齿隐隐作痛，或遇冷热刺激则痛，无刺激稍安，咬物无力，齿龈红肿不甚。腰膝酸软，眩晕耳鸣，咽干舌燥，五心烦热，舌质红，少苔，脉细数。检查见牙周组织退缩，牙根外露，或牙齿松动。

证候分析：肾主骨，齿为骨之余，龈为胃之络。肾阴不足，虚火上炎，热结齿龈，经行不利则齿痛隐隐，虚火灼烁齿龈故红肿不甚。腰膝酸软，眩晕耳鸣，咽干舌燥，五心烦热，舌质红，少苔，脉细数均为肾阴虚、虚火上炎之象。

治法：滋阴补肾，降火止痛。

方药：知柏地黄汤加减。可酌加狗脊补肾健齿。若兼脾虚，症见腰膝酸软，头晕乏力，纳差便溏，舌质淡嫩，脉沉迟，宜用左归丸加减，以补益脾肾。

二、外治法

1. 含漱法 风热牙痛用露蜂房水煎含漱，或用薄荷、白蒺藜、露蜂房，水煎含漱。虚火牙痛用淫羊藿或荜茇煎水含漱。牙痛伴齿龈红肿者，取紫珠草、仙鹤草煎汤去渣含漱。

2. 含噙法 风热或胃火所致牙痛，用冰硼散、六神丸之类置患处含化。

3. 敷药法 风寒牙痛用细辛散外敷患处。胃火牙痛用花椒、胡椒、白矾（生、枯各半）、食盐（炒），各等分，共研细末，敷患处。肿连颊腮，如意金黄散调水外敷以解毒消肿。

4. **嗅鼻法** 取荜茇、细辛、白芷、高良姜、冰片，共研极细末，取少许放鼻中闻而止痛。

5. **拔牙法** 对已经丧失咀嚼功能的牙齿（多为残根、残冠），在肿痛基本消失后可予拔除。

三、针灸疗法

1. **针刺疗法** 取合谷、下关、颊车、风池、太阳、内庭、太溪、行间、太冲、牙痛（位于掌面第3、4掌骨距掌横纹1寸处）等穴位。每次取2~3穴。风热、风寒证加大椎；胃火炽盛证加内庭；虚火上炎证加三阴交。

2. **耳针** 取面颊、牙痛点，可配三焦、神门、交感、上颌、下颌、口、肾，针刺或压穴。

3. **指压法** 前三齿上牙痛取迎香、人中，下牙痛取承浆；后上牙痛取痛侧下关，后下牙痛取颊车、大迎。施以按、压、揉法，以压法为主。

【预防与调护】

1. 注意口腔卫生，早晚刷牙，饭后漱口，保持牙齿清洁。
2. 及时治疗口腔疾病，如牙宣、龋齿等。
3. 忌食过酸、过甜、过热、过凉的食物，以免受到刺激而加重牙痛。

【预后及转归】

牙痛若及时治疗，可终止其发展，恢复患牙功能，不但牙体组织破坏少，患者痛苦少，而且远期疗效好，牙齿保存时间长。若未及时治疗或治疗方法不当，病情向深部发展，可引起牙痈、骨槽风等证，甚者导致牙齿丧失，给患者造成极大痛苦。

【参考资料】

1. 古代文献摘录

（1）《诸病源候论·卷二十九》："手阳明之支脉，入于齿。若髓气不足，阳明脉虚，不能荣于牙齿，为风冷所伤，故疼痛也。"

（2）《辨证录·卷三》："人有牙齿疼痛，至夜而甚，呻吟不能卧者，此肾火上冲之故也。然肾火之上冲，非实火也。"

（3）《普济方·卷六十五·牙齿门》："夫齿之为痛者五：一曰风热，二曰风冷，三曰毒痰，四曰恶血，五曰虫蚀。"

（4）《素问·缪刺论》："齿龋，刺手阳明，不已刺其脉入齿中，立已。"

2. 现代相关疾病简介
牙髓炎（pulpitis）是指细菌或毒素侵入位于牙齿中心的牙髓引起的炎。以自发性、阵发性、夜间疼痛为主要症状。临床常分为可复性牙髓炎、不可复性牙髓炎、牙髓变性和牙髓坏死。临床表现为自发性疼痛，阵发性加剧，呈间歇性发作。夜间疼痛比白天重，特别是平卧时更显著。早期冷、热刺激均可引起疼痛加重，晚期冷刺激不但不激发疼痛，反而使疼痛暂时缓解，故临床常见患者口含冷水或吸冷气以减轻疼痛。疼痛不能定位，常沿三叉神经分布区向同侧上、下颌牙齿及邻近部位放射，患者常不能指出病牙的准确位置。牙髓炎不及时治疗可造成牙根尖周炎、根尖周脓肿，甚至颌面部蜂窝组织炎，以及牙根尖的囊肿。

3. 医案选录　一妇人，年三十，齿痛甚，口吸凉风则暂止，闭口则复作，乃湿热也。足阳明贯于上齿，手阳明贯于下齿，况阳明多血聚，加以高粱之味，助其湿热，故为此病。用黄连、梧桐泪苦寒，薄荷、荆芥穗辛凉，治湿热为主，升麻苦辛，引入阳明为使，牙者骨之余，以羊骨行骨灰补之为佐，麝香少许，入内为引，用为细末擦之（牙痛方妙），痛减半。又以调胃承气去硝，加黄连以治其本，二三行而止，其病良愈，不复作。

（《续名医类案》）

第五节　牙　痛

牙痛是指因阳明火热上攻龈肉所致的以牙齿疼痛、牙龈红肿或有脓液溢出为主要特征的疾病。西医的急性根尖周炎、牙周脓肿等均可参考本病辨证论治。

隋代《诸病源候论·卷二十九》有"齿龂肿候"，其描述与本病有相似之处。《证治准绳·疡医·卷三》："牙根生痈何如？曰：此名附牙痈。"又说："附牙痈，属足阳明胃经热毒所致。"明、清时代文献多有述及，亦称"牙蜞风"。

【病因病机】

手、足阳明经分别入于下、上齿龈，本证多因邪热侵袭或饮食不节，阳明蕴热，邪热上燔齿龈，致气血壅盛，血腐肉败而成。

1. 外邪侵袭，热毒搏结　饮食不节，或起居失常，外邪乘虚侵袭，停聚口齿，邪毒与气血搏结不散，导致气血壅聚而为病。

2. 阳明热盛，化腐成脓　外邪不解，入里化火，引动阳明积热上攻，内外邪毒搏结于齿龈，热毒流窜困结于一处，灼腐血肉而为脓。

3. 正虚邪滞，疮口难敛

火热邪毒久灼口齿，又因齿痛饮食难进，加之清解攻伐，正气亏虚，无力托毒，反复溢脓，疮口难敛。

【诊断】

一、诊断要点

1. 病史　多有牙痛反复发作病史。

2. 临床症状　牙痛，常急性发作，由轻趋重，溃脓后可减轻，并伴患处唇、颊沟或舌腭侧牙龈红肿，甚则相应面颊部肿痛。

3. **检查**　患牙叩击痛明显，中、后期有局部红肿触痛拒按，若脓肿穿溃，则龈肉肿胀处有溃口溢脓。患侧颌下臖核肿痛。X 线摄片有助于诊断。

二、鉴别诊断

应与牙咬痈、骨槽风等相鉴别。

【辨证及治疗】

一、分型论治

1. 外邪侵袭，热毒搏结

主证：牙痈初起，疼痛逐渐加重，咬合时疼痛尤甚，发热恶寒，头痛，周身不适，口干，咳嗽痰多，小便黄，舌质红，苔薄黄，脉浮数，患牙叩击痛，局部红肿。

证候分析：风热邪毒侵袭，热毒搏结于口齿，脉络阻滞，故而牙痛，红肿；患齿红肿则咬合时疼痛加剧；热灼津伤则口干、溲黄。发热恶寒、头痛、舌质红、苔薄黄、脉浮数均为风热外袭之象。

治法：疏风清热，消肿利齿。

方药：银翘散合五味消毒饮加减。若初起有恶寒者，属邪入阳明经证，酌加荆芥、防风疏风散邪。若有口渴、大便秘结、舌苔黄厚者，乃阳明腑实热炽，用清胃散，酌加生大黄、芒硝通腑泄热。

2. 阳明热盛，化腐成脓

主证：牙痛剧烈，胀痛或跳痛，痛引耳窍，患牙浮起伸长感，溃口溢脓，相应面颊部肿痛。可伴发热、恶寒、头痛。舌质红，苔黄，脉洪数或弦数。

证候分析：邪入阳明，火热内炽，上攻牙齿，火性急迫，故见牙痛剧痛难安，局部肿痛、溃脓。全身及舌脉所见为邪入阳明，胃火内炽之象。

治法：清热解毒，消肿止痛。

方药：清胃散加减。红肿痛甚，热毒重者，可加蒲公英、连翘、紫花地丁以增清热解毒之力；高热伤津者，去白芷、陈皮，重用天花粉，加玄参；便秘可加大黄；痰涎壅盛，可加僵蚕、胆南星等以豁痰消肿。

3. 正虚邪滞，疮口难敛

主证：牙痛不甚，反复流脓，身热不甚，咽干口渴，倦怠乏力，懒动少言。舌红或淡红，苔薄黄而干，脉细弱。患牙处形成瘘口，反复溢脓，疮口难收者，多属正虚邪滞证。

证候分析：热毒蕴积多日，饮食难进，加之清解攻伐，耗气伤阴。气阴亏虚，余邪滞留，正虚无力托毒，故显以上诸症。

治法：补益气血，托里排脓。

方药：托里消毒散加减。若有口渴、脉数者，乃阴液耗伤，可酌加麦冬、沙参、玄参等；若见食欲减退，脘腹胀满，酌加砂仁、怀山药、白扁豆等健运脾胃。

二、外治法

1. **含噙法**　病初起，用冰硼散或六神丸2~3粒含于患牙处，以解毒消肿。
2. **敷药法**　面颊部肿痛者，外敷如意金黄散。
3. **刺割法**　局部成脓未溃，行刺割法排脓（切开排脓）。

三、针灸疗法

取合谷、颊车、下关等穴，针刺，泻法。

【预防与调护】

1. 流质或半流质饮食。
2. 脓肿切开后注意口腔清洁。
3. 定期检查牙齿，发现龋齿及早治疗。
4. 治愈后宜酌情行补牙术或拔除病牙。

【预后及转归】

预后良好，失治可转为慢性，或形成瘘口。

【参考资料】

1. **古代文献摘录**　《疡医大全·卷十六》："牙痈，一名牙蜞风。初起一小块，生于牙龈肉上，或上或下，或内或外，其状高肿红焮，寒热疼痛者是也。牙痈，牙龈红肿，但口能开阖，若牙咬，则牙关紧闭，口不能开，以此为辨。"

2. **现代相关疾病简介**

（1）急性根尖周炎多由外伤、咬殆创伤造成牙髓组织感染，其分解产物、毒素等通过根尖孔，引起血管扩张、渗出、组织充血水肿，局部压力增高，刺激根尖周围神经引起疼痛或剧痛。亦可由于牙髓治疗时，治疗器械将感染物质推出根尖孔，以及药物或充填材料使用不当引起。目前认为，免疫学因素在根尖周病的发病中也起一定的作用。其治疗首先开放髓腔，根管引流，同时予以全身抗炎治疗，待急性炎症消除后予以根管治疗，以去除病原刺激物。

（2）牙周脓肿是因牙周炎晚期发展到深牙周袋引起的牙周组织局限性化脓性炎症。临床上多有长期牙周炎病史。急性牙周脓肿疼痛剧烈，呈搏动性跳痛，患牙"浮起感"，患牙唇侧或腭侧牙龈半球形隆起、牙周袋内溢脓。慢性牙周脓肿多无明显症状，偶有咬合不适感。一般用抗生素、切开引流、局部清洁等方法治疗。

第六节 牙 咬 痈

牙咬痈是指因邪毒侵袭或胃火炽盛所致的以真牙咬合处红肿疼痛、张口困难为主要特征的疾病。西医的冠周炎等可参考本病辨证论治。

本病早见于清代尤乘《尤氏喉科秘书》："牙咬生于牙尽咬中，齿不能开，牙关紧闭，此症初起势重，至夜尤甚，然亦不难治，亦不妨命。"其又称合架风、尽牙痈、咬牙风等。

【病因病机】

真牙萌出时常因位置不够，萌出力弱，造成异位或阻生，致食物残渣滞留齿缝，日久秽毒积聚化热，复因阳明蕴热，内外邪热互结齿龈，血败肉腐成痈。本病早期多属风热犯齿，继则胃火炽盛，燔灼龈齿。

1. 邪毒侵袭，风热犯齿 牙龈分属于足阳明胃经和手阳明大肠经，风火循经，凝结阳明，集聚牙咬处所致。

2. 胃火炽盛，燔灼龈齿 饮食不节，过食厚味之品，造成胃肠湿热内蕴，积热循经搏聚于牙咬合处，火热灼腐肌膜，化脓成痈。

【诊断】

一、诊断要点

1. 病史 部分患者有真牙处龈肉反复肿痛病史。

2. 临床症状 发病年龄多在 18～30 岁，真牙处龈肉肿痛，咀嚼食物时疼痛加重，甚者颊腮肿胀，张口因疼痛而受限，随病程进展而加重，可伴有发热、咽喉肿痛。

3. 检查 患处真牙牙位不正或未完全萌出，牙龈红肿，覆盖于真牙之上，触痛拒按，或龈齿间溃口溢脓。患侧颌下有臖核，张口受限。

二、鉴别诊断

应与牙痈、骨槽风等相鉴别。

【辨证及治疗】

一、分型论治

1. 邪毒侵袭，风热犯齿

主证：多见于病之初起，真牙处疼痛，龈肉红肿、触痛。全身症状多不明显。舌红，舌苔白腻，脉浮数。

证候分析：风热侵袭，气血壅滞，结聚咬合处，故见真牙处疼痛，龈肉红肿。全身及舌脉所见均为风热表证之象。

治法：疏风散热，解毒消肿。

方药：薄荷连翘方加减。大便干燥者加生大黄。

2. 胃火炽盛，燔灼龈齿

主证：真牙处疼痛剧烈，连及咽喉，龈肉红肿溢脓，触痛拒按，患侧颊部肿胀，张口受限，吞咽困难，颌下有臖核。伴发热，口臭，小便短黄，大便干结。舌红，舌苔黄厚，脉滑数。

证候分析：胃火炽盛，上攻龈肉，气血壅盛，化腐成脓，故见患侧脸颊肿胀，真牙处疼痛剧烈，龈肉红肿溢脓，连及咽喉，吞咽困难，张口受限。全身及舌脉所见均为胃火炽盛之象。

治法：清胃泻火，解毒消肿。

方药：清胃汤加减。本方即清胃散加石膏，以助清泄胃火之力。若见心中烦热，大便秘结，可用凉膈散；肿痛连腮颊者，配板蓝根、紫花地丁、苦参以苦寒泄热。若见口苦咽干，烦躁易怒，苔黄腻，脉弦滑数，属肝胆湿热，治宜清肝利胆，解毒消肿，可用龙胆泻肝汤加减。

二、外治法

1. **含漱法**　用黄芩、金银花、淡竹叶、白芷等量煎水含漱，以清热解毒，消肿止痛。

2. **冲洗法**　用黄芩、甘草煎水或用3%双氧水、生理盐水局部冲洗，以清除秽毒。

3. **敷药法**　肿连颊腮者，外敷如意金黄散。

4. **刺割法**　局部成脓未溃，行刺割法排脓（切开排脓）。

5. **拔牙法**　待肿痛消失后，视真牙萌出情况，行龈瓣切除，以助真牙萌出或拔除病源牙。

三、针灸疗法

取合谷、颊车、下关等穴，针刺，泻法。

【预防与调护】

1. 及早拔除异位或阻生齿。

2. 患病时进流质或半流质饮食。

3. 脓肿切开后注意口腔清洁。

【预后及转归】

本病一般预后良好，未及时治疗可引起间隙感染，少数失治可转为慢性，或形成瘘口。

【参考资料】

1. **古代文献摘录**　《疡科心得集》:"此症初起,恶寒发热,面浮腮肿,牙关不能闭合,牙龈肿及咽喉,汤水似乎难下,实可下咽。三四日后寒热不退,不能消散,其脓结于盘牙尽处者为牙咬痈。穿溃后,邪从脓泄,身热自退。"

2. **现代相关疾病简介**　冠周炎主要表现为牙冠周围软组织的炎症。临床上多见于下颌第三磨牙(俗称智齿),其次是上颌第三磨牙。牙萌出困难是引起冠周炎的主要原因。萌出不全的牙冠位置大多低于第二磨牙咬合平面,其远中和颊、舌侧常有龈瓣覆盖,龈瓣与牙冠之间形成深而窄的盲袋,自洁作用差,易藏食物残渣,是细菌生长繁殖的良好位置。冠周炎初期只是牙龈疼痛红肿,在咀嚼及吞咽时加重,可出现张口疼痛加重,当感染波及嚼肌及翼内肌时可出现牙关紧闭。局部可出现肿胀,淋巴结可增大及压痛。可伴有全身症状,如全身不适及白细胞增高。感染可向嚼肌、颊部、咽旁、下颌等处扩散,引起相应间隙的间隙感染,并可进一步引起各种严重的并发症。

第七节　牙　宣

牙宣是因脏腑失调或气血亏虚所致的以龈肉萎缩、牙根宣露、牙齿松动、齿龈间渗出脓血为主要特征的疾病。西医的牙周病、牙龈萎缩等可参考本病辨证论治。

牙宣早见于《是斋百一选方》:"治牙宣,赤土荆芥,同为细末,揩齿上。"在《内经》中,即有关于牙宣症状的论述。《素问·上古天真论》说:"丈夫五八肾气衰,发堕齿槁。"所谓"齿槁",应该是牙宣症状的形象描述。《内经》以后,历代医家对牙宣的论述颇多。古医籍中的齿挺、齿动摇、齿音离、齿断肿(齿断肿痛)、腐根、宣露等记载与本病有相似之处。本病多见于中老年人。

【病因病机】

齿为骨之余,髓之所养,肾为之主。然齿植于龈,气血所养,阳明所主。故牙宣病机多为脏腑失调或气血亏虚。脏腑失调以胃火燔龈和肾虚牙龈失养多见。

1. **胃火上攻,燔灼齿龈**　阳明胃腑积热,循经上蒸龈齿,气血壅盛,阳络受损,津败肉腐,发为牙宣。

2. **肾阴亏虚,虚火灼龈**　素体阴虚,病后体虚,或房事不节,致肾精亏虚,虚火上灼,龈齿失养,发为牙宣。

3. **气血不足,龈齿失养**　久病体虚,劳倦过度,脾胃虚弱,气血不足,龈齿失养,发为牙宣。

【诊断】

一、诊断要点

1. **病史**　病程较长，发展缓慢。
2. **临床症状**　自觉牙齿松软或松动，遇冷热酸痛，咀嚼无力或不能咬嚼硬物，牙龈经常肿痛、渗血或溢脓，时有口臭。
3. **检查**　牙（齿）龈萎缩，牙根宣露，常有大量牙石积于牙齿与龈肉交界处；龈肉淡红或暗红、肿胀，按压时或有脓液溢出；叩诊患牙松动疼痛，或见牙齿脱落。

二、鉴别诊断

本病应与牙痛相鉴别。

【辨证及治疗】

一、分型论治

1. 胃火上攻，燔灼齿龈

主证：起病较急，牙龈红肿疼痛，龈齿间有脓血性分泌物渗出，口臭，喜冷饮，尿黄，便秘。舌红，苔黄厚，脉洪大或滑数。

证候分析：牙床为阳明经脉所循经，胃有积热，循经上炎，故齿龈红肿疼痛；阳明经多气多血，阳明经热盛，津败肉腐成脓，或热伤阳络，故龈齿间有脓血性分泌物渗出；火热伤津，故喜凉饮；大肠传化浊物，胃肠积热，浊腐之气熏蒸于上则口臭；热邪内蕴伤津，故尿黄、便秘。舌红，苔黄厚，脉滑数为阳明胃热之象。

治法：清胃泻火，消肿止痛。

方药：清胃散加减。方中以黄连清泄胃热，生地黄、牡丹皮凉血清热，升麻载药上行，当归活血止痛。若患者喜冷饮，加石膏、天花粉；龈齿间出脓，加金银花、蒲公英之类；牙痛加露蜂房，或加防风、荆芥、薄荷；龈齿出血，加茜草根、白茅根之类；口臭、便秘，加生大黄、瓜蒌之类；小便黄，酌加栀子、木通之类；舌苔黄厚，酌加黄芩、栀子之类。

2. 肾阴亏虚，虚火灼龈

主证：牙龈萎缩，龈缘微红、微肿、微痛，牙根宣露，牙齿松动，或有牙周出血溢脓，伴头晕耳鸣，咽干，腰酸，手足心热，夜寐不安。舌红苔少，脉细数。

证候分析：肾阴亏虚，虚火上炎，日久龈齿失养失托，故见牙龈萎缩、牙根宣露、牙齿松动；肾虚正气不足，余邪留恋，虚火与余邪互结，则有牙周出血溢脓；全身及舌脉所见，为肾阴亏虚、虚火内生之象。

治法：滋阴补肾，益精固齿。

方药：六味地黄汤加减。可酌加枸杞、续断、骨碎补健齿；牙周出血溢脓，酌加金银花、牛膝之类；牙齿疼痛者加露蜂房；舌质红，苔少，脉细数者加知母、黄柏。

3. 气血不足，龈齿失养

主证：牙龈萎缩，色淡白，齿缝龈袋或有微量稀脓渗出，牙根宣露，牙齿松动，咬嚼酸软乏力，刷牙吮吸时牙龈易出血，牙龈遇冷酸痛，面色萎黄，倦怠头晕。舌淡，苔薄白，脉细缓。

证候分析：气血不足，牙龈失养，牙根失托，故见牙龈萎缩、色淡白，牙根宣露，牙齿松动、咬嚼酸软乏力；气血不足，祛邪无力，余邪留恋，邪伤阳络，故见齿缝龈袋或有微量稀脓渗出、牙龈容易出血；牙龈易出血者，或因气血不足者，脾虚摄血无力所致。全身及舌脉所见为气血不足之象。

治法：健脾益气，补血养龈。

方药：八珍汤加减。方中以四君子汤补气，四物汤补血，气血双补，滋养齿龈。如牙龈出血者，可加血余炭；牙龈松动，酌加狗脊、骨碎补；牙龈遇冷酸痛，酌加细辛；齿缝龈袋或有微量稀脓渗出，酌加黄芪、金银花、皂角刺；纳差、便溏酌加白豆蔻、砂仁、薏苡仁；若兼便秘，酌加枳壳、瓜蒌；心悸、多梦少寐，酌加酸枣仁、远志、龙眼肉等。

二、外治法

1. **局部洁治法** 适用于有牙石、牙垢者，须清除之，以祛除对牙龈的不良刺激。

2. **含漱法** 适用于口腔、牙周的各种病变，起到局部解毒祛秽、消肿止痛、清洁口齿、清新口气的作用。以药液反复漱涤口腔，必要时含于口中几分钟，然后吐去，每日 3~6 次。

3. **填塞法** 适用于有牙周袋形成者。将六神丸、喉症丸等塞入龈缝，其自行溶化。根据牙周病变的数量及龈袋的深浅，每次取六神丸 1~6 粒塞入，每日 1~2 次。

4. **涂搽法** 将中药或冰硼散等涂搽于患处牙龈，每日 3~4 次。

5. **贴敷法** 仙人掌洗净去刺捣烂，或将黄连、铅丹、雄黄、地骨皮、白矾等以麻油调糊直接贴敷于患处。

6. **拔牙法** 如病变晚期，牙齿松动，咀嚼功能丧失，可将病牙拔除。

三、导引法

1. **叩齿法** 《备急千金要方·卷六下》："每旦以一捻盐内口中，以暖水含，揩齿及叩齿百遍，为之不绝，不过五百，口齿即牢秘。凡人齿龈不能食果菜者，皆由齿根露也。为此盐汤揩齿法，无不愈也。"宜每日早晚各 1 次，上下牙对合叩齿，每次 30~50 下，或数百下，或轻或重。

2. **咬齿法** 牙齿浮动感，可轻轻咬实，由轻趋重用力，渐咬渐紧，日行 1~3 次，行之日久有效。

3. **揩齿法** 用食指或中指，顺牙齿生长的方向，自根部向咀嚼面方向按摩，从前牙及侧牙反复数次，每日 2 次，每次 10 分钟。

4. 漱津咽唾法 先行叩齿完毕后，用舌尖搅动牙齿，先左后右，先内后外，先上后下，依次轻轻搅动 30 次。然后舌抵上腭以积聚唾液，待唾液增多时，再鼓腮含漱 10 余次，最后分三口咽下，以意念送于脐下丹田处。每日均行若干次，长期坚持。

四、针灸疗法

选取足阳明经穴为主，局部取穴与循经取穴相配合。常用合谷、内庭、颊车、下关等穴。胃热证配二间、曲池、足三里，泻法或平补平泻法；虚证配太溪、阴谷、行间，补法，或加灸法。每次 2~3 穴，每日 1 次。

【预防与调护】

1. 保持口腔清洁，经常用淡盐水漱口。
2. 每日早晚用手按摩牙龈 3~5 分钟、上下牙对合叩齿 30~50 下，以促进龈齿气血和畅，有利固齿。

【预后及转归】

本病发展缓慢，后期由于牙龈萎缩严重，骨质吸收，可致牙齿松动，咀嚼功能丧失。

【参考资料】

1. 古代文献摘录

（1）《诸病源候论·卷二十九》：“手阳明之支脉入于齿，足阳明之脉又遍于齿。齿为骨之所终，髓之所养。经脉虚，风邪乘之，气血不能荣润，故令摇动。”

（2）《圣济总录·口齿门》：“气血不足，揩理无方，风邪袭虚，客于齿间，则令肌寒血弱，龈肉缩落，渐至宣露，永不附着齿根也。”

（3）《医方考·卷五》：“肾主骨，肾虚则髓弱，髓弱则骨枯，骨枯则不能固齿，故令齿长而动。”

（4）《景岳全书·卷二十八》：“肾虚牙齿不固，或摇动，或脆弱浮突者，虽宜以补肾为主，然亦当辨其寒热。凡左归丸、六味丸可壮肾中之阴，右归丸、八味丸可补肾中之阳。须通加骨碎补，丸服尤妙。若齿牙浮动脱落，或牙缝出血，而口不臭，亦无痛者，总属阴中之阳虚，宜安肾丸之类主之。”

2. 现代相关疾病简介 牙周病包括牙龈炎症与牙周炎症两类急、慢性炎症，常见的有牙龈炎、牙龈肥大、坏死性龈炎、牙间乳头炎及牙周炎、牙周脓肿等。牙龈炎症多见于青少年和儿童，牙周炎症多见于中老年人。病因主要有口齿不洁、牙石、创伤性殆、医源性因素等，内分泌失调、代谢紊乱、免疫缺陷等对牙周病的发展有促进作用。临床上本病以局部治疗为主，包括龈上洁治、龈下刮治等，根据实际情况选择牙周手术。局部用消炎防腐药物含漱、涂布，结合全身因素针对病因进行治疗。

3. 医案选录 王侍御，齿摇龈露，喜冷饮食。此胃经湿热，先用承气汤以退火，又用清胃散以调理而齿固，继而用六味丸以补肾水，羌活散以祛外邪而寻愈。

（《口齿类要》）

第八节 唇 风

唇风是指因风热湿邪外袭或阴虚血燥所致的以口唇红肿、痛痒、破裂流水、脱屑或嘴唇不时瞤动为主要特征的疾病。西医慢性唇炎等可参考本病辨证施治。

唇风一名早见《外科正宗·卷四》："唇风，阳明胃火上攻，其患下唇发痒作肿，破裂流水，不疼难愈。宜铜粉丸泡洗，内服六味地黄丸自愈。"唇风好发于下唇，亦称驴嘴风、唇瞤等。

【病因病机】

1. **风热湿邪，上犯口唇** 足阳明胃经，环口唇。素嗜辛辣厚味，脾胃湿热内生，复感风邪，引动湿热上蒸，搏结唇部而为唇风。

2. **阴虚血燥，口唇失养** 邪热内蕴或热毒蓄久，致津液营血耗伤，或温热病后，伤阴化燥，燥热循经上熏肌膜，口唇失于润养，发为唇风。

【诊断】

一、诊断要点

1. **病史** 多有唇部灼热痒痛反复发作病史。

2. **症状** 唇部发痒，灼热疼痛，嘴唇不时瞤动；或自觉唇部干燥，作痒不适，患者常自咬嘴唇以掀去未脱落的鳞屑、痂皮，引起疼痛。

3. **检查** 唇红部肿胀、糜烂、渗液、结痂；或呈肥厚，扪之唇部可有结节感如豆大，质软不硬；或唇部表面干燥、脱屑，色暗红，或有纵形裂沟，结痂，揭去痂皮易出血。

二、鉴别诊断

应与红斑狼疮及口癣在唇部的表现相鉴别。

【辨证及治疗】

一、分型论治

1. 风热湿邪，上犯口唇

主证：唇红部肿痒，破裂流水，灼热疼痛，嘴唇不时瞤动，口渴饮冷，口臭，大便干，舌质偏红，脉滑数。

证候分析：风热湿邪循经上蒸，故见唇红部红肿痛痒；湿热久蒸则破裂流水，灼热疼痛；风性主动，风邪偏盛则嘴唇不时瞤动；全身及舌脉所见为湿热之象。

治法：疏风清热，化浊濡唇。

方药：双解通圣散加减。方中荆芥、防风、薄荷、麻黄疏散风邪；连翘、栀子、黄芩、石膏清热；白术、滑石利湿；川芎、当归、白芍药、甘草活血养血，散瘀肿以止痛；桔梗载药上行。若局部肿胀甚者，加黄连、白鲜皮、银花清热解毒；破裂糜烂流水者，加木通、车前子清利湿热。

2. 阴虚血燥，口唇失养

主证：唇肿燥裂，流水，甚者流血，痛如火燎，犹如无皮之状，结痂；鼻息燔热，小便黄赤短涩，舌干少津，脉细数。

证候分析：阴虚血燥，燥热内生，循经上熏口唇，故见唇肿燥裂、流水流血或结痂，痛如火燎。全身及舌脉所见为阴虚血燥之象。

治法：养血祛风，滋阴濡唇。

方药：四物消风饮加减。方中荆芥、薄荷疏风清热；柴胡、黄芩、甘草清热解毒；当归、川芎、生地、赤芍凉血润燥。可酌加丹皮、玄参、麦冬、石斛以增强滋阴清热，养血润燥之功。若嘴唇瞤动，红肿，食少便溏，气短乏力，乃风盛脾虚之证，治宜健脾益气祛风，可用参苓白术散加黄芪、防风治之。

二、外治法

外搽法：宜清热解毒，凉血润燥。用黄连膏、紫归油、青吹口散油膏外搽患处，每日 3～4 次；或用马齿苋、芙蓉叶鲜品捣烂外敷，每日 2 次。

【预防与调护】

1. 避免长时间风吹、日晒、烟酒等刺激。
2. 忌食辛辣厚味。

【预后及转归】

本病预后较好，但易反复，应坚持治疗。

【参考资料】

1. 古代文献摘录

(1)《诸病源候论·卷三十》："脾与胃合足阳明之经，胃之脉也，其经起于鼻，环于唇，其支脉入络于脾，脾胃有风热邪气乘之，而肿发于唇。"

(2)《严氏济生方·口齿门》："唇者，脾之所主……盖风胜则动，寒胜则揭，燥胜则干，热胜则裂，气郁则生疮，血少则沉而无色。治之之法，内则当理其脾，外则当敷以药，无不效者矣。"

(3)《医宗金鉴·卷六十五》："此症多生于下唇，由阳明胃经风火凝结而成。初时发痒，色红作肿，日久破裂流水，疼如火燎，又似无皮，故风盛则唇不时瞤动。"

2. 现代相关疾病简介 慢性唇炎大多数原因不明。其可能的发病因素，一是风吹、

日晒、烟酒等刺激；二是不良习惯，如舔唇、咬唇、揭唇部皮屑；三是摄入含卟啉多的蔬菜水果及药物；四是迟发性变态反应与感染病灶。局部治疗可选用消炎防腐药物湿敷唇部，局部涂皮质激素类或消炎类软膏，口服氯喹，或选用放射治疗、氦－氖激光照射。

第十一章 耳鼻咽喉口齿科常见肿瘤

第一节 耳鼻咽喉口齿科常见瘤症

瘤症是指局限性生长、界限清楚、发展缓慢的肿块，一般不危及生命。西医的耳鼻咽喉及口齿各部位的良性肿瘤及囊肿皆可参考本节辨证施治。

中医学对瘤的认识渊源久远，早在殷墟甲骨文记载中就有"瘤"的病名。《诸病源候论·卷三十一》说："瘤者，皮肉中忽肿起，初梅李大，渐长大，不痛不痒，又不结强，言瘤结不散，谓之为瘤。不治，乃至增大，则不复消，不能杀人。"从而阐明了瘤的症状、发展、性质及其危害性。

痰包指的是囊肿。因其病因病机及辨证治疗与瘤症大体相同，故将痰包与瘤症合并讨论。

【病因病机】

瘤症（痰包）的发生是由于各种原因引起脏腑功能失调，导致气滞血瘀、痰浊凝滞，日久形成肿块。

1. 气滞血瘀 由于七情所伤，以致肝气郁结，疏泄失常，气机阻滞不畅，久则气滞血瘀而成肿块。

2. 痰浊凝滞 多因饮食劳倦伤脾，运化失常，津液停聚，痰浊内生，痰浊凝滞，日久结成包块。

【诊断】

一、诊断要点

1. 听神经瘤 听神经瘤是指原发于第Ⅷ对脑神经鞘膜上的瘤症。多为单侧，女性多见。

表现为患侧耳鸣，渐进性听力下降；头昏晕，走路不稳感。早中期可出现患侧面部感觉迟钝、麻木，角膜反射迟钝或消失，晚期可进一步出现颅神经症状及颅内高压症状。检查：患耳呈感音神经性耳聋。听性脑干反应（ABR）、内听道CT或MRI检查等有助于诊断。

2. 鼻咽血瘤　鼻咽血瘤是指以鼻咽部肿块并反复大量出血为主要特征的一种瘤症。好发于青年男性。多有反复大量鼻出血史。

瘤体小者可无症状，或间有涕血；瘤体大者，可出现渐进性鼻塞，反复大量鼻衄。检查：鼻咽部可见红色或暗红色、呈圆形或结节状的肿物，表面光滑，血管纹明显，肿物可突入鼻腔。其容易出血，不宜触诊。CT 或 MRI 检查、血管造影等有助于诊断。

本病应与后鼻孔息肉、鼻咽部癌症相鉴别。

3. 耳瘤　耳瘤是指发生在耳部的瘤症。

瘤体小者，可无症状，大者可出现耳道堵塞、耳聋或耳道渗血。检查：耳道肿物单发或多发，有蒂或无蒂，表面粗糙如桑椹状。病理检查有助于诊断。

4. 鼻瘤　鼻瘤是指发生在鼻部的瘤症。

表现为渐进性或持续性鼻塞、涕中带血。检查：肿物外观呈分叶状或息肉状，质软，易出血。发于鼻窦者可致骨质破坏。病理检查有助于诊断。

5. 咽瘤　咽瘤是指发生在咽部的瘤症。

部分患者可无症状，或有咽异物感、痒感。检查：肿物好发于悬雍垂、腭弓、软腭边缘及腭扁桃体表面等处，如黄豆大或蚕豆大小，呈桑椹状、息肉状，有蒂或广基，色灰白或淡红。病理检查有助于诊断。

6. 喉瘤　喉瘤是指发生在喉部的瘤症。好发于儿童，且常呈多发性，若发生于成年人则以单发为多，常可恶变。

主要表现为声音嘶哑，可伴刺激性咳嗽及喉异物感。肿物大者可引起呼吸困难或喘鸣。检查：病变多位于声带，呈桑椹状或结节状增生，粗糙隆起，广基或有蒂，呈淡红或暗红色，表面不平（彩图 22），有蒂者可随呼吸气流而上下活动。病理检查有助于诊断。

7. 痰包

（1）**鼻痰包**　鼻痰包指发生在鼻部的痰包，可发生于鼻前庭或鼻窦。

痰包小可无自觉症状。较大时可有局部胀满感，若发生在鼻前庭可出现鼻塞，若发生在鼻窦可出现鼻塞、流涕、嗅觉障碍，或有单侧鼻反复溢淡黄色水样涕。检查：发生在鼻前庭者，可见一侧鼻前庭呈丘状或半球形隆起，鼻唇沟饱满、变浅，触之不痛，有张力感，如按皮球。经鼻前庭或龈唇沟穿刺可抽出半透明淡黄色液体。发生在鼻窦者，患部局部隆起，膨隆处穿刺可抽出淡黄色液体。鼻窦 CT 或 MRI 检查，可显示囊肿部位、大小及侵犯范围。

（2）**会厌痰包**　会厌痰包指发生在会厌的痰包。

小者多无症状，大者可有咽部异物感，或吞咽梗阻感。检查：肿物多位于会厌舌面，广基，色淡红或灰白或微黄，呈半球形，表面光滑，触之有波动感。穿刺可抽吸出淡黄色或棕褐色液体。

（3）**舌下痰包**　舌下痰包指发生在舌下的痰包。

舌下部有肿胀感，或轻微疼痛，语言不清，一般无全身症状。检查：一侧舌下口底黏膜与口底肌肉之间有囊状突起，扪诊软而有波动感，囊肿膨大，表面黏膜变薄，表现为浅紫蓝色。部分囊肿可循口底肌肉间的筋膜薄弱处进入颌下，表现为颌下部肿块。囊肿大者，可将舌推向后上方，引起吞咽、语言及呼吸困难，若发生感染，可出现疼痛或全身症状。局部穿刺可抽出蛋清样液体。

（4）耳痰包 耳痰包指发生在耳郭的痰包。

常见于耳甲腔、耳甲艇、舟状窝、三角窝等处。呈局限性隆起，皮色不变，按之柔软，无压痛，穿刺可抽出淡黄色液体，抽后肿消，但不久又复肿起。

二、鉴别诊断

本病应与癌症相鉴别。

【辨证及治疗】

一、分型论治

1. 气滞血瘀

主证：肿块色泽暗红，局部可见血管显露，或容易出血，长于咽喉者，多有咽喉异物梗阻感或声音嘶哑。可伴胸脘痞闷，舌质红或暗红，舌边或有瘀点，苔微黄，脉弦或弦滑数。

证候分析：因气滞血瘀，脉络不畅，故局部病变见肿块色泽暗红，或血管显露；若血中夹热，则易致出血；气滞咽喉，故见咽喉异物梗阻感；全身及舌脉所见，为肝失疏泄，气滞血瘀之象。

治法：疏肝行气，活血化瘀。

方药：会厌逐瘀汤加减。方中桃仁、红花、当归、赤芍、生地活血祛瘀；柴胡、枳壳行气理气；桔梗、甘草、玄参宣肺化痰，清利咽喉。可加香附、郁金、青皮以加强方中疏肝行气之功；痰多者加浙贝、瓜蒌仁、山慈姑以加强化痰散结之力；声音嘶哑加蝉衣、木蝴蝶以助利喉开音；容易出血者酌加清热凉血止血之品，如白茅根、茜草根、仙鹤草之类；若口苦咽干等肝经郁火之证明显者，酌加牡丹皮、栀子、龙胆草、车前草之类，以助清肝泻火。

2. 痰浊凝滞

主证：多见于痰包。鼻塞，流涕，嗅觉障碍，咽部异物感。可兼有头重，倦怠，纳差，腹胀，舌体胖，舌苔腻，脉滑或弦滑。

证候分析：痰浊凝滞，结聚清窍，清道失利，病位在鼻，则见鼻塞、流涕、嗅觉障碍，病位在咽喉，则见咽喉异物感。全身及舌脉所见为脾失健运，痰浊凝滞之象。

治法：健脾化痰，散结消肿。

方药：二陈汤加减。方中法半夏、茯苓、陈皮、甘草健脾化痰，散结消肿，可酌加枳壳、瓜蒌仁加强祛痰浊之功。若舌体淡胖者，酌加党参、白术以助健脾益气；胃纳差者，酌加神曲、麦芽、谷芽之类健脾醒胃；病程较长者，酌加山慈姑、昆布、海藻之类以助化痰散结；局部红肿疼痛者，酌加金银花、野菊花、蒲公英、紫花地丁之类以助清热解毒，消肿止痛。

二、外治法

1. **外涂、外吹** 鼻或咽瘤，可用碧云散外涂或吹于瘤体表面以散结消瘤。乳头状瘤可取鸦胆子油涂瘤体或患处，每日 1~2 次，可使肿瘤消退或预防术后复发。

2. **外搽** 痰包者，可刺破排出囊液，再用冰硼散搽之。

【预防与调护】

1. 避免精神刺激，注意饮食调节，勿过食辛辣炙煿之品，节制烟酒，忌食发霉变质食物。

2. 痰包在穿刺抽液时，应严格消毒，以免感染邪毒致痰包化脓。

【预后及转归】

本病病程较长者，易致迁延难愈。但经积极正确的治疗，一般预后较好。

【参考资料】

1. 古代文献摘录

（1）《外科正宗·卷四》："痰包，乃痰饮乘火流行，凝注舌下，结而匏包肿，绵软不硬，有妨言语，作痛不安。"

（2）《喉科指掌·卷四·喉瘤症》："此症因恼怒伤肝，或迎风高叫，或本原不足，或诵读太急，所以气血相凝，生于关内，不时而发。"

（3）《医宗金鉴·外科心法要诀·喉部·喉瘤》："喉瘤郁热属肺经，多语损气相兼成，形如元眼红丝裹，或单或双喉旁生。"

2. 医案选录

尹某，女，45 岁。左鼻腔乳头状瘤反复发作八年。患者于 1968 年 5 月因"左鼻息肉"，病理活检证实为"内翻性乳头状瘤"，予手术切除。术后肿瘤多次复发，每隔半年余即须施行手术一次，前后共手术六次，期间并用抗肿瘤药物治疗，副作用大而疗效不显。

1976 年 2 月 12 日来我院初诊，自诉近日来左鼻塞加重，脓涕多，头及双目眦胀痛，右胁隐痛，月经超前伴腹痛腰酸，胸闷纳呆，大便干溏不一，夜寐不酣。

检查：神萎，脉细弱，舌淡苔薄。左鼻顶部近鼻中隔面有两枚黄豆大小之乳头状肿块，色淡红，表面欠光滑。病属"鼻蕈"，为正气虚弱，肝脾不和，气血凝结而成。治以平肝理气，和营扶正，软坚散结。药用生白芍 9 克，白蒺藜 9 克，潼沙苑 9 克，夏枯草 9 克，炒丹皮 9 克，紫丹参 9 克，制香附 9 克，焦白术 9 克，炒荆芥 4.5 克，生黄芪 12 克，白茯苓 9 克，太子参 9 克。7 剂。同时，每日用山慈姑粉、川贝粉各 3 克，混合均匀，分两次以蜂蜜调服。

药后症见减轻，全身状况已有改善，宗原法加减，共服药 47 剂，左鼻腔乳头状瘤全部消失，精神振作，门诊随访六年，未见复发。

《张赞臣论五官科》

第二节 耳鼻咽喉口齿科常见癌症

癌症是指呈浸润性生长、对机体产生严重破坏、容易转移并引起恶病质、对生命构成严重威胁的一类肿瘤。耳鼻咽喉口齿科常见癌症有鼻菌、咽喉菌、颃颡岩、舌菌等。西医的耳鼻咽喉及口腔的恶性肿瘤可参考本节辨证施治。

【病因病机】

癌症发生的病因病机多较复杂，污浊之气久侵，外感邪毒稽留，嗜食炙煿厚味，七情郁结不畅，或体虚不足，御邪无力，诸因合奏，以致脏腑失调，痰浊凝结，气滞血瘀，火毒内困，日久变生癌肿。

1. 痰浊结聚 肺脾失调，痰浊内生，阻滞气机，浊阴之邪上干，结聚清阳之位，日久发为癌肿。

2. 气滞血瘀 肝失疏泄，痰阻气机，正虚气血失于流畅，均致气滞血瘀，日久结为癌肿，发于清窍。

3. 火毒内困 肺脾肝胆蕴热，火热邪毒内困，循经蒸灼清窍，日久变生癌肿。

4. 正虚毒滞 体虚不足，驱邪无力，邪毒稽留，日久变生癌肿；或癌肿晚期，精血耗损，正虚邪滞，病势难复。

【诊断】

一、鼻菌

鼻菌指发生于鼻腔、鼻窦的癌肿。临床上以鼻内肿块、鼻塞、流污秽脓血涕、头痛、颈部恶核为主要特征。男性多于女性，多发生于 40~60 岁的成年人。古代医籍中"鼻渊"、"控脑砂"、"恶核"等病证中有类似鼻腔或鼻窦癌肿的记载。

1. 诊断要点

（1）**病史** 可有长期鼻塞及流脓血涕史。

（2）**临床症状** 一侧鼻塞，鼻涕污秽且带脓血，呈进行性加重，或鼻衄、鼻内疼痛，头痛头胀，或出现流泪、复视、张口困难、眼球突出、牙龈肿痛、面部麻木等症状。

（3）**检查** 鼻腔内可见菜花样的肿块，色红，触之易出血，或有溃烂、坏死，有恶臭气味。晚期可见鼻部或面部隆起变形。鼻部 X 线、CT 或 MRI 检查可明确肿块的大小和浸润范围。病理活检可明确诊断。

2. 鉴别诊断 应与鼻窒、鼻渊、鼻息肉、鼻痰包等病相鉴别。

二、咽喉菌

咽喉菌是指发生于咽喉部的癌肿。临床上以咽喉异物感或疼痛、声音嘶哑、咳痰带血、颈部恶核为主要症状，若肿块堵塞声门，可出现喉鸣及呼吸困难，甚至危及生命。其中发生于口咽部与喉咽部者称咽菌，发生于喉部者称喉菌。清代一些医籍中，如《咽喉脉证通论》《重楼玉钥续编》《图注喉科指掌》《囊秘喉书》《咽喉经验秘传》《外科证治全书》等均有喉菌的论述，但由于历史条件所限，这些医著中所指之喉菌，其部位多在咽部，实际上是指咽部的恶性肿瘤。

1. 诊断要点

（1）病史　可有嗜好烟酒或不洁气体吸入史，长期咽喉不适，反复咽痛或声嘶病史。

（2）临床症状

咽菌：初起仅有咽喉异物感，随着肿块增大，咽喉常有梗阻及微痛，或咽痛进行性加重，以致耳痛、头痛、面部麻痹、张口困难、呛咳等。

喉菌：主要为声音嘶哑，甚则失声，可伴有咳嗽、痰中带血、口气恶臭、吞咽梗阻等症状，晚期可出现吸气性呼吸困难、喉鸣等症状。

（3）检查　喉核、软腭、会厌、声带、喉室或披裂等处可见菜花样肿物，表面布有血丝，或见肿物溃烂，有污秽分泌物附着。晚期则声带固定，喉摩擦音消失，颈部或有恶核。CT 及 MRI 等检查有助于了解肿物的浸润范围。病理检查可明确诊断。

2. 鉴别诊断　应与喉癣及咽喉瘤相鉴别。

三、颃颡岩

颃颡岩是指发生于鼻咽部的癌肿，西医称鼻咽癌。临床上以血涕、鼻塞、耳鸣耳聋、颈部恶核及头痛等为主要症状。本病是我国高发肿瘤之一，尤以广东、广西、湖南、福建等省地发病率较高。男性发病率约为女性的 2～3 倍，40～60 岁为高发年龄组。由于颃颡岩发病部位较隐蔽，古代缺乏必要的器械进行检查，因此没有专门的病名及记述，但古代医著有关"失荣"、"上石疽"、"瘰疬"、"真头痛"等病证中有类似颃颡岩常见症状的描述。

1. 诊断要点

（1）病史　可有家族史。

（2）临床症状　早期可有回吸涕中带血或擤出带血鼻涕；逐渐出现单侧或双侧鼻塞；单侧耳鸣，耳内堵塞感，听力下降，颈部肿块。晚期可出现一侧持续性、部位固定的头痛，甚至剧烈头痛，或可出现面部麻木，视物模糊，甚至失明，复视，眼睑下垂，食入反呛，声嘶，伸舌偏斜等症状。

（3）检查　鼻咽检查可见鼻咽顶后壁或咽隐窝有结节状或菜花状隆起的新生物（彩图23）。颈部可触及无痛性肿块，质硬，固定不移。CT 或 MRI 可显示肿块大小及浸润范围。病理检查可明确诊断。EB 病毒血清学检查可以作为鼻咽癌诊断的辅助指标。

2. 鉴别诊断　本病应与鼻咽炎、鼻咽部及颈部良性肿块相鉴别。

四、舌菌

舌菌是指发生于舌部的癌肿，也称舌岩，以其常有溃疡，亦称舌疳。临床上以舌痛、舌体溃疡经久不愈并进行性加重为主要特点。本病好发于 40～60 岁，男性多于女性，是口腔癌症中最常见者。古代文献中，《丹溪心法》《尤氏喉科秘书》《医宗金鉴》《喉科指掌》等医籍均有对此病的论述。

1. 诊断要点

（1）病史 可有舌白斑、舌溃疡长期不愈等病史。

（2）症状 早期舌部发生溃疡或硬结，并产生疼痛，病情发展较慢；继而患处溃腐，流臭涎，舌体转动受限，吞咽与进食障碍进行性加重，病情发展较快。早期即可出现颈项与颌下结块、疼痛，后期可出现恶病质。

（3）检查 舌部溃疡可见于舌面、舌侧、舌腹，以舌中 1/3 的边缘最常见，溃疡处焮肿，边缘不清，或溃疡处如菜花状，易出血，触之较硬。颈项与颌下有结块者，触之多坚硬，活动受限或推之不移。局部组织病理切片可以确诊。

2. 鉴别诊断

本病应注意与口疮、结核性舌部溃疡、创伤性舌部溃疡相鉴别。

【辨证及治疗】

一、分型论治

1. 痰浊结聚

主证：咽喉阻塞感，声音嘶哑，脓涕腥秽，面颊麻木胀痛，头痛头重，耳内胀闷，伴胸闷，咳嗽痰多，体倦身重，腹胀纳差。局部检查可见肿块色淡红，有分泌物附着，颈项恶核累累较大。苔腻，脉滑。

证候分析：痰浊阴邪，阻滞气机，随病患所处之位，而见咽喉阻塞感，面颊麻木胀痛，头痛头重，耳内胀闷。局部检查可见肿块色淡红，有分泌物附着。病位于喉，则功能失司而声音嘶哑，位于鼻则浊阴之邪淫溢而为脓涕腥秽。颈项恶核多属痰浊结聚，病程较长者可致恶核累累甚大。痰阻气机，肺失宣降，脾失健运，则胸闷、咳嗽痰多，体倦身重，腹胀纳差。病属于痰浊，故苔腻，脉滑。

治法：燥湿除痰，行气散结。

方药：二陈汤加味。二陈汤为燥湿化痰之主方，宜加枳实、木香、胆南星、山慈姑、土贝母之类以助行气、散结；咳嗽痰多酌加杏仁、瓜蒌皮、前胡、浙贝母之类以助宣肺化痰；若兼倦怠乏力，大便溏薄，舌质偏淡，以痰湿阴邪为主者，酌加党参、白术、陈皮之类以助健脾益气；若见舌质偏红，口渴便结，局部分泌物黄浊者，多属痰热蕴结，酌加黄芩、瓜蒌仁、天花粉之类以助清热化痰；颈部肿块巨大，重用山慈姑、猫爪草、夏枯草、浙贝母之类以除痰散结；若兼局部疼痛明显，舌质暗滞或有瘀点，多属痰瘀互结，酌加三棱、莪术、桃仁、红花、当归、川芎、丹参、三七之类以助活血化瘀。

2. 气滞血瘀

主证：患处疼痛或刺痛感，部位固定，日轻夜重，声音嘶哑，吞咽困难，伸舌不便，张口困难，面颊麻木疼痛显著，头痛剧烈，耳鸣耳聋，耳内胀闷闭塞，伴胸闷，胁痛。病变位于咽喉、颅颞者，局部检查见肿块凹凸不平，色暗红或有血丝缠绕，触之易出血，或有颈项恶核硬实。舌暗或瘀紫，脉弦细涩或弦缓。

证候分析：气滞血瘀，脉络痹阻，故患处疼痛，部位固定；血瘀病位在阴，故疼痛日轻夜重；瘀血结聚咽喉，则功能失司而声音嘶哑，或吞咽困难，伸舌不便，甚则张口困难；瘀聚鼻窍，则面颊麻木疼痛显著；瘀结颅颞，清窍失利，则头痛剧烈，耳鸣耳聋，耳内胀闷闭塞；血瘀则气机不行，肝失疏泄，故伴胸闷，胁痛。局部检查所见与舌脉之象俱为血瘀之象。

治法：行气活血，化瘀散结。

方药：桃红四物汤加减。可酌加水蛭、虻虫、王不留行、川牛膝之类以加强本方活血化瘀之力。若兼倦怠，舌质淡暗，酌加黄芪、党参、白术、山药之类以补益脾气；若声音嘶哑，病位在咽喉，酌加桔梗引药直达病所；病位在鼻，酌加白芷引经，苍耳子、露蜂房解毒止痛；头痛、耳聋、耳鸣、胀闷，酌加柴胡以为引经之用；局部肿块较大，或颈项恶核累累，触压硬实，多属痰瘀互结，酌加三棱、莪术、土贝母、山慈姑之类以助化瘀除痰，软坚散结；容易出血者，酌加三七、藕节、白茅根之类以助化瘀止血。

3. 火毒内困

主证：患处红肿溃腐，剧痛重，分泌物秽浊量多或夹血，气味恶臭，伴烦躁少寐，口干或苦，面红语促声粗，小便短赤，大便秘结，舌质红，苔黄厚，脉滑数或弦数。

证候分析：火毒内盛，灼腐肌膜，故患处红肿溃腐，分泌物秽浊量多，气味恶臭；火毒盛则气血壅滞不通，故局部疼痛重；局部溃腐，且火毒伤络，故容易出血；火毒内盛，脏腑蕴热不解，邪入肝胆心脾，故见烦躁少寐，口干或苦，面红语促声粗，小便短赤，大便秘结；舌脉所见为火热内盛之象。

治法：清热泻火，解毒散结。

方药：黄连解毒汤加味。可酌加重楼、白花蛇舌草、土茯苓、蒲公英、山豆根之类以助清热解毒。心烦少寐失眠者，酌加生牡蛎重镇安神。若咽喉痰涎壅盛者，热在肺脾，酌加瓜蒌、射干、天竺黄之类清肺化痰。舌菌而见火毒困结者，邪热多入心脾，可用黄连解毒汤加味，酌加山豆根、重楼、夏枯草、马鞭草之类泻火解毒。大便秘结者加大黄、玄明粉。火毒困结证易致分泌物夹血或鼻衄，酌加凉血止血之品，如白茅根、旱莲草、仙鹤草之类。

4. 正虚毒滞

主证：局部肿块隆起，色红或淡红，或血丝缠绕，或脓血涕附着，颈部或可扪及恶核。伴耳鸣耳聋，头痛眩晕，形体瘦弱，或有盗汗，五心烦热，腰膝酸软，舌红少苔，脉细。

证候分析：正虚者气血不足，日久则形体瘦弱；病久则肾虚精亏，虚火上灼，或兼邪毒上壅，清窍失利，故耳鸣耳聋，头痛眩晕。盗汗，五心烦热，腰膝酸软，舌红少苔，脉细均为肝肾阴虚之征。

治法：调和营血，扶正祛邪。

方药：和荣散坚丸。方中以八珍汤调补气血；陈皮、香附行气散结；天花粉、昆布、贝母、夏枯草清热祛痰，软坚散结；红花活血散瘀；升麻、桔梗载诸药上行。全方共奏调和营血，祛邪散结之功。阴虚明显者，酌加女贞子、首乌、山茱萸、知母、黄柏之类。

上述各证型，可根据病情加减用药。

咳嗽痰多：酌加马勃、鱼腥草、前胡、瓜蒌仁、海浮石、浙贝母之类清热化痰。

肿瘤溃烂，表面有污秽物，常流臭涎，渗流血水：酌加蒲公英、紫花地丁、野菊花、土茯苓、白鲜皮、鱼腥草之类清热解毒。

声音嘶哑：酌加诃子、蝉蜕、木蝴蝶、胖大海之类开音等。

局部疼痛或头痛：酌加延胡索、入地金牛、露蜂房、三七、云南白药之类行气活血止痛。

颈部恶核：酌加天南星、生半夏、山慈姑、海浮石、瓜蒌仁、皂角刺、白芥子、土贝母、三棱、莪术之类化痰散结，攻坚逐瘀。

痰涕带血或鼻衄：酌加旱莲草、仙鹤草、藕节、马勃、白茅根之类凉血化瘀止血。

口眼㖞斜，复视，伸舌不正，面麻瘫痪：酌加牵正散以祛痰止痉，或选加地龙干、蝉衣、蜈蚣、白芍、钩藤等，以通络止痉。

二、放疗、化疗配合中医辨证治疗

放射治疗或化学药物治疗，可以有效地杀灭或抑制癌细胞，但也容易导致不同程度的副反应，致脏腑亏虚，功能失调。配合中医辨证治疗，既具有一定的抗癌作用，也可减轻放疗、化疗的副作用，并增强放疗、化疗效应，缓解与改善全身症状。临床上根据放疗、化疗后患者所表现的不同症状，可分为肺胃阴虚、气血亏损、脾胃失调、肾精亏损 4 种证型。

1. 肺胃阴虚

主证：口干咽燥，口渴喜饮，或口唇燥裂，鼻干少津，或口烂疼痛，干呕或呃逆，干咳少痰，胃纳欠佳，大便秘结，小便短少，舌红而干，少苔或无苔，脉细数等。鼻、鼻咽及口咽黏膜充血、干燥，或有干痂、脓痰附着。

治法：清肺养胃，润燥生津。

方药：沙参麦冬汤合泻白散加减。泻白散清泄肺热，沙参麦冬汤甘寒生津。若口烂疼痛较甚者，为体内津液耗伤，心脾二经火炽，可配合导赤散，以清热利湿。

2. 气血亏损

主证：头晕目眩，面色苍白或萎黄，咽干，鼻干少津，或涕中带血丝，气短乏力，四肢麻木，心悸怔忡，失眠多梦，甚则头发脱落，爪甲无华，口气微腥臭，舌质淡或淡暗，少津，脉细无力。口咽部及鼻咽黏膜淡红而干，或有少许痂块附着。

治法：健脾养心，益气补血。

方药：归脾汤加减。若头发脱落，爪甲无华，为气血亏虚，精气不足的表现，可用大补元煎加首乌、菟丝子、补骨脂、黑芝麻等，也可选用十全大补汤。

3. 脾胃失调

主证：形体消瘦，胃纳欠佳，厌食，恶心呕吐，或呕吐酸水，呃逆心烦，腹胀腹痛，胸脘痞满，大便溏，舌质淡，苔白厚，脉细弱。咽喉黏膜淡红，微干，鼻咽部或见脓涕痂块附着。

治法：健脾益气，和胃止呕。

方药：香砂六君子汤加减。可选加藿香、神曲、麦芽、山楂、鸡内金等消食健胃的药物，若脾虚较甚者，亦可选配黄芪、山药等。

4. 肾精亏损

主证：形体消瘦，眩晕耳鸣，听力下降，精神委靡，口舌干燥，咽干欲饮，腰酸膝软，遗精滑泄，五心烦热或午后潮热，舌红少苔或无苔，脉细弱或细数。咽喉黏膜潮红干燥，鼻咽可有血痂或脓痂附着。

治法：补肾固本，滋阴降火。

方药：知柏地黄汤加减。若阴损及阳，出现形寒肢冷等肾阳虚或阴阳俱虚的表现者，可选加补骨脂、熟附子、肉桂、骨碎补、淫羊藿等温补肾阳药。若阳虚水泛，头面浮肿者，可用真武汤。

三、外治法

1. 滴鼻 鼻菌或颃颡岩，涕多腥臭污秽者，可用清热解毒，芳香通窍的滴鼻剂滴鼻。若颃颡岩放疗后，鼻咽黏膜萎缩，干燥痂多者，可用滋养润燥的滴鼻剂滴鼻。

2. 吹药 对于咽喉菌、鼻菌、舌菌，可用药物粉末吹患处，如硇砂散、麝香散等，有清热解毒、祛腐散结、生肌止痛的作用。

3. 含漱 对于咽喉菌、舌菌，局部腐烂流臭涎者，宜用金银花、桔梗、甘草煎水漱口。

4. 外敷 放射性皮炎，轻者皮肤粗糙、瘙痒，重者起颗粒，皮肤增厚水肿、发红、丘疹，甚则皮损难愈，外敷黄连膏。皮损渗液者，可掺珍珠层粉以收敛生肌。

5. 止衄 对于鼻菌或颃颡岩而见鼻衄者，应按"鼻衄"一节的外治处理。

6. 手术治疗 对于鼻菌、咽喉菌、舌菌，可根据肿物浸润范围不同，采用不同的方式进行手术切除。此外，尚须根据病情的不同，采用其他疗法，如放疗、化疗等。

【预防与调护】

1. 开展肿瘤普查，争取早期诊断，早期治疗。

2. 注意精神调节，保持心情舒畅，消除恐惧心理，为疾病的治疗康复创造有利条件。

3. 癌肿晚期，可出现持续而剧烈疼痛，应及时给予镇痛处理。

4. 复视者，应嘱病人勿擅自外出，以免发生意外，并用纱布覆盖患眼，以减轻复视症状。

5. 对口臭、流涕污秽者，应加强口腔、鼻及鼻咽护理。可用药液含漱，清洁口腔，配合滴鼻，冲洗鼻腔、鼻咽等。

6. 出现鼻衄时，可参考"鼻衄"一节进行护理。

7. 注意饮食卫生，避免过食辛热炙煿之品，节制烟酒，忌食发霉、有毒食品。

8. 改善环境卫生，加强个人防护，减少致癌物对人体的侵袭损害。

【预后及转归】

鼻菌早期诊断较为困难，故预后多数不良。喉菌如能早期诊断，早期进行中西医结合治疗，一般预后尚好。咽菌大多预后较差。颃颡岩若能早期发现、早期治疗，5 年生存率可达60%以上。舌菌若能早期发现、早期治疗，亦可大大提高 5 年生存率。局部复发与转移是主要死亡原因。

【参考资料】

古代文献摘录

1. 《外科正宗·卷四》："失荣者……其患多生肩之以上，初起微肿，皮色不变，日久渐大，坚硬如石，推之不移，按之不动，半载一年，方生阴痛，气血渐衰，形容瘦削，破烂紫斑，渗流血水，或肿泛如莲，秽气熏蒸，昼夜不歇，平生疙瘩，愈久愈大，越溃越坚，犯此俱为不治。"

2. 《医宗金鉴·外科心法要诀·项部·上石疽》："此疽生于颈项两旁，形如桃李，皮色如常，坚硬如石，臖痛不热。由肝经郁结，以致气血凝滞经络而成。此证初小渐大，难消难溃，既溃难敛，疲顽之证也。"

3. 《医宗金鉴·外科心法要诀·鼻部》："鼻窍中时流黄色浊涕……若久而不愈，鼻中淋沥腥秽血水，头眩虚晕而痛者，必系虫蚀脑也，即名控脑砂。"

4. 《尤氏喉科秘书》："喉菌：病属忧郁，血热气滞，妇人多患之，形如浮萍，略高而厚，紫色，生于喉旁，轻则半月二十日，重则径月月作，要在治之得去，及患者守欲忌口。"

5. 《医宗金鉴·外科心法要诀·舌部·舌疳》："此证由心、脾毒火所致，其证最恶，初如豆，次如菌，头大蒂小，又名舌菌。疼痛红烂无皮，朝轻暮重……若失于调治，以致焮肿，突如泛莲，或有状如鸡冠，舌本短缩，不能伸舒，妨碍饮食言语，时津臭涎，再因怒气上冲，忽然崩裂，血出不止，久久延及项颌，肿如结核，坚硬臖痛，皮色如常。"

附篇 相关知识

第十二章 耳鼻咽喉口齿的应用解剖及生理

第一节 耳的应用解剖及生理

一、耳的应用解剖

耳分外耳、中耳和内耳三部分（图 12 - 1）。

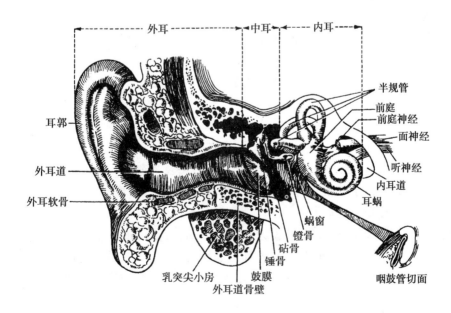

图 12 - 1 耳的解剖

（一）外耳

外耳包括耳郭及外耳道。

1. 耳郭

耳郭突出于头面部两侧。除耳垂为脂肪与结缔组织构成外，其余均以软骨为支架，外覆皮肤。各部名称见图 12 - 2。耳郭的皮下组织很少，皮肤与软骨结合较紧，故炎症时，疼痛较甚。此处的血肿或渗出较难自然吸收。

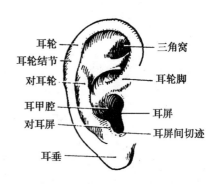

图 12 - 2　耳郭表面标志

2. 外耳道

外耳道起自耳甲腔底，向内直至鼓膜，长约 2.5 ~ 3.5cm，为一略呈弯曲的管道，其外 1/3 为软骨段，内 2/3 为骨段，两段交接处较狭窄，称外耳道峡部，较大异物常嵌于此。

软骨段皮肤有毛囊及皮脂腺，还有耵聍腺分泌耵聍。外耳道的皮肤较薄，与软骨膜和骨膜黏着较紧，故发炎时，疼痛较甚，且可因下颌关节的运动，改变外耳道软骨的形态，使疼痛加剧。软骨部的前壁有 2 ~ 3 个裂隙，内含结缔组织，可借以增加耳郭及外耳道的活动度，外耳道或腮腺炎症也可经此裂隙互相感染。

骨段的后上壁由颞骨的鳞部组成，前壁和下壁由颞骨的鼓部组成。

外耳的动脉由颈外动脉的颞浅动脉和颌内动脉所供给，静脉流入颈外静脉、颌内静脉和翼静脉丛。

外耳的神经有下颌神经的耳颞支、来自颈丛的耳大神经和枕小神经、面神经的耳后支和迷走神经的耳支等。当刺激外耳道时，常引起反射性咳嗽，这是迷走神经受刺激的缘故。

外耳的淋巴流入耳前淋巴结、耳后淋巴结、耳下淋巴结，少数流入颈浅淋巴结和颈深淋巴结。

（二）中耳

中耳是一个含气空腔，包括鼓室、咽鼓管、鼓窦及乳突。

1. 鼓室

鼓室位于鼓膜和内耳外侧壁之间。鼓室如六面箱形，有上、下、内、外、前、后六个壁（图 12 - 3）。

（1）外壁　大部分为鼓膜。鼓膜为一宽约 8mm、高约 9mm、厚约 0.1mm 的椭圆形半透明薄膜，其前下方朝内倾斜，与外耳道底约成 45°，婴儿鼓膜的倾斜度更为显著，与外耳道底约成 35°，故外耳道的前下壁较后上壁为长。鼓膜边缘形成纤维软骨环，附着于鼓沟。

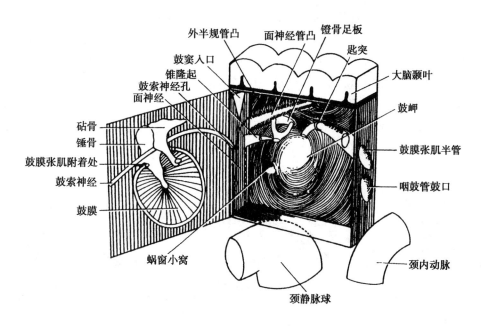

图 12 – 3　鼓室的六面

正常鼓膜借以下标志可以识别：在鼓膜的前上部有一灰白小突起，名锤骨短突；锤骨柄之影称锤纹，自锤骨短突向下，微向后到鼓膜中部，呈白色条纹状；在锤骨柄末端鼓膜成一浅凹，名鼓脐；自锤骨柄末端向下向前达鼓膜边缘有一个三角形反光区，名光锥；在锤骨短突前、后皱襞以上的部分为鼓膜松弛部，前、后皱襞以下为鼓膜紧张部（图 12 –4）。为了便于描述，将鼓膜分为四个象限（图 12 –5）。中耳有病变时，鼓膜的正常标志即消失。

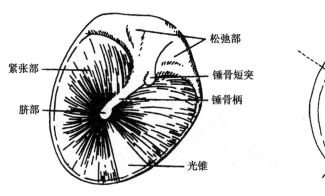

图 12 –4　鼓膜的正常标志

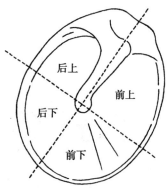

图 12 –5　鼓膜的四个象限

（2）内壁　即内耳的外壁。在内壁的中部有一隆起，名鼓岬。在鼓岬的后上方有前庭窗，镫骨底板借环状韧带与之相接，在前庭窗的上方有面神经管的水平段，面神经由此通过。鼓岬的后下方有圆窗，通入耳蜗的鼓阶，圆窗为一封闭膜，又称第二鼓膜。

（3）前壁　有咽鼓管的鼓室口，鼓室借咽鼓管和鼻咽部相通。

（4）后壁　有鼓窦开口，鼓室与鼓窦由此相通，化脓性中耳炎常由此波及鼓窦和乳突部。

（5）上壁　名鼓室盖，借骨板与颅中凹分隔。

（6）下壁　为一层薄骨板，将鼓室和颈静脉球相隔。

鼓室腔内有锤骨、砧骨和镫骨相接而成的听骨链，使鼓膜和前庭窗联结（图12-6）。

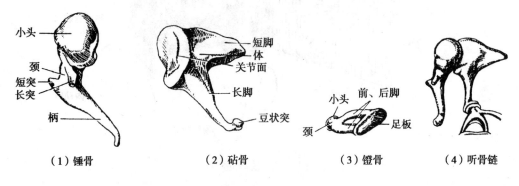

（1）锤骨　　　　　（2）砧骨　　　　　（3）镫骨　　　　　（4）听骨链

图12-6　听小骨

2. 咽鼓管　咽鼓管系沟通鼓室与鼻咽的管道。成人咽鼓管长约3.5cm，外1/3为骨段，内2/3为软骨段。内侧端开口在鼻咽部的侧壁，适在下鼻甲后端的后下部。咽鼓管有维持鼓室腔与外界的气压平衡及排除中耳分泌物的作用。婴儿和儿童的咽鼓管较成人短、粗而平直，故中耳感染较成人为多见（图12-7）。

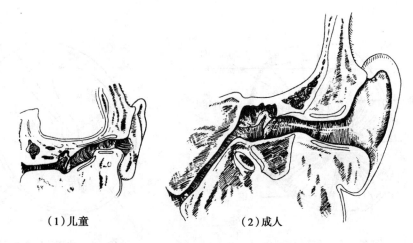

（1）儿童　　　　　　　　　　（2）成人

图12-7　成人与儿童咽鼓管之比较

3. 鼓窦　鼓窦为鼓室后上方的含气腔。前方借鼓窦入口与鼓室隐窝相通，后下壁与乳突小房相通。鼓窦内覆有纤毛黏膜上皮。

4. 乳突　乳突位于鼓窦后方，内含许多大小不等、形状不一、相互连通的气房，各房彼此相通。气房为无纤毛的黏膜上皮覆盖，向前与鼓窦、鼓室、咽鼓管的黏膜相连。其上界即为硬脑膜板，后界为横窦骨板，故化脓性中耳乳突炎也可由此途径而引起颅内并发症。根据气房发育程度不同，乳突可分为气化型、板障型、硬化型及混合型等4种类型。

中耳的神经有面神经和鼓室丛神经。

面神经：离脑干后与听神经一并进入内耳道，于内耳道底部进入面神经管，界于前庭和耳蜗之间达膝状神经节。自膝状神经节忽旋向后而微下，经鼓室内侧壁，适在前庭窗的上方，达鼓室后壁，称为面神经水平段。自鼓室后壁锥隆起的稍后方往下出茎乳孔，为面神经的垂直段。面神经出茎乳孔后，向上前转约105°达腮腺，分为5支，分布于面部。故中耳的炎症可引起面神经的水肿而出现面神经麻痹。

鼓室丛神经：由舌咽神经的鼓室支和颈动脉交感神经丛的岩深支所组成，位于鼓岬表面，司中耳感觉。

中耳的动脉来自颌内动脉的鼓室支、耳后动脉的鼓室支和脑膜中动脉的分支。静脉流入岩上窦和翼静脉丛。

（三）内耳

内耳又称迷路。外层为骨迷路，内层为膜迷路。骨迷路和膜迷路之间含外淋巴液，膜迷路内含内淋巴液。

1. 骨迷路　骨迷路分为耳蜗、前庭、骨半规管三部分（图12-8）。

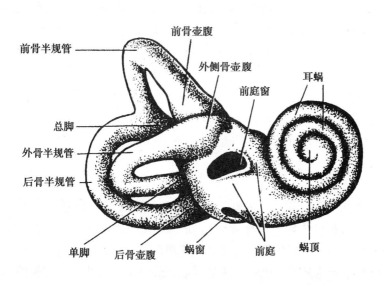

图12-8　骨迷路

（1）耳蜗　位于前庭的前部，呈蜗牛状。骨蜗管旋绕蜗轴两周半，基底转突向鼓室内侧壁，形成鼓岬。蜗轴在耳蜗的中央，呈圆锥形，从蜗轴有骨螺旋板伸入骨蜗管，达管径的一半，有基底膜连续螺旋板达耳蜗管的外侧壁，将骨蜗管分为上下两部分。前庭阶居上，与前庭相通；鼓阶居下，借圆窗与鼓室相通。两阶内均含外淋巴液，借蜗尖部的蜗孔彼此相通。

（2）前庭　位于耳蜗与半规管之间，略呈椭圆形。前部与耳蜗相通，后部与半规管相通。外侧壁为鼓室内侧壁的一部分，由前庭窗和镫骨板相接，前庭窗内壁有从前上向后下弯曲的斜形骨嵴，名前庭嵴。前庭嵴后面有椭圆隐窝，内含椭圆囊；前面有球状隐窝，内含球囊。

（3）骨半规管　位于前庭的后上方，为三个互相垂直的半环形骨管，即外半规管、前半规管和后半规管。每个半规管的一端膨大，名骨壶腹。

2. 膜迷路　膜迷路形态与骨迷路相似，亦分三部分，借纤维束固定于骨迷路的外淋巴液中。

（1）蜗管　为膜性的螺旋管，两头为盲端，充满内淋巴液。横切面呈三角形，底为螺旋板及基底膜，基底膜上的螺旋器又名柯替器，为听觉末梢感受器。

（2）椭圆囊与球囊　二囊均在骨前庭内，膜半规管借5孔通入椭圆囊，椭圆囊和球囊各伸出一小管而后合并成淋巴管，球囊借连合管通入蜗管。椭圆囊壁有椭圆囊斑，球囊壁有球囊斑。囊斑内有带纤毛的感觉上皮细胞和前庭神经末梢，其纤毛上覆盖一层胶性耳石，为静平衡末梢感受器。

（3）膜半规管　膜半规管和骨半规管的形态相同。在膜壶腹内有一横位的镰状隆起，名壶腹嵴，由支柱细胞和毛细胞组成，是前庭周围感受器的一部分。

内耳的动脉来自脑基底动脉的内耳道支，静脉自内耳道静脉流入岩下窦或横窦。

听神经离脑干后，与面神经进入内耳道，在内耳道内分为耳蜗及前庭两支，耳蜗支穿入蜗轴内形成蜗螺旋神经节，节内双极神经细胞的远侧突穿过螺旋板，终止于柯替器。前庭支在耳道内形成前庭神经支，节内双极细胞的远侧突终止于半规管的壶腹嵴、球囊斑和椭圆囊斑。

二、耳的生理

耳的主要生理功能为司听觉和平衡觉。

（一）听觉功能

声音通过鼓膜和听骨链传入内耳，还可通过颅骨传导到内耳，前者称为空气传导（简称气导），后者称骨传导（简称骨导）。正常情况下，以空气传导为主。

耳郭与外耳道合成一喇叭状，有帮助收集声波并把声音传达到鼓膜的作用。

声波经外耳道到达鼓膜，引起鼓膜的振动，鼓膜呈浅漏斗状，鼓膜凹面与锤骨柄的振幅比例为2∶1，即锤骨柄的振动幅度比其鼓膜的振动幅度要小，但强度加大，声压可提高1倍。听骨链作为一个特殊的杠杆，将声波振动由鼓膜传至内耳，可使声压提高22.1倍，相当于声压级27dB。

保持鼓室内外空气压力的平衡是保证鼓膜及听骨链正常机能的重要条件之一，此机能依靠咽鼓管来调节。

声音传导到达前庭窗后，使内耳的外淋巴液和内淋巴液也发生了振动，引起基底膜的振动，不同频率的声波引起基底膜中不同部位的共振。一般认为，耳蜗底部接受高频声，耳蜗顶部接受低频声。引起听神经兴奋后，传达到大脑颞叶皮层，产生听觉。

概括起来，可用如下方式简单表示：

```
                      锤骨 → 砧骨
   声波
    ↓                 ↑      ↓
  耳郭 → 外耳道 → 鼓膜   镫骨 → 前庭窗 → 外、内淋巴 → 螺旋器 → 听神经 → 听觉中枢
  空气振动              传声变压              液体波动    感音      神经冲动   综合分析
  （外耳）              （中耳）                （内耳）           （蜗后）  （大脑皮层）
```

（二）平衡功能

人体保持平衡主要依靠前庭、视觉及本体感觉三个系统的相互协调来完成，其中最重要的是前庭系统。前庭感受器由椭圆囊斑、球囊斑和壶腹嵴所组成。

1. 椭圆囊斑和球囊斑的生理功能　椭圆囊斑感觉直线运动的加速或减速，以及改变的刺激，发生各种反射，使身体姿势进行适当的调整，以免倾倒。当头部固定不动时，椭圆囊斑感受到内淋巴液的压力是恒定的，因此可以保持身体静态平衡。球囊斑的机能与椭圆囊斑相同。

2. 壶腹嵴的生理功能　壶腹嵴受旋转运动的加速和减速刺激，引起身体姿势和眼球运动的规律反应，同时也产生一些植物神经反射，表现为眩晕、出汗、皮肤苍白、恶心、呕吐等，这些反应的性质和程度与前庭感受器的兴奋性有关，兴奋性较高的人反应较剧，可以引起病态。

第二节　鼻的应用解剖及生理

一、鼻的应用解剖

鼻由外鼻、鼻腔及鼻窦三部分构成。

（一）外鼻

外鼻由骨及软骨作支架（图 12 - 9），外覆皮肤及软组织，如三角形锥状体，突出于面部中央。各部名称见图 12 - 10。

鼻尖与鼻翼部的皮肤较厚，且与皮下组织粘连甚紧，皮脂腺及汗腺较多，故此处易发生炎症，且疼痛较剧。

外鼻的静脉汇流于内眦静脉及面静脉。因内眦静脉经眼上静脉与海绵窦相通（图 12 - 11），且面部静脉内无瓣膜，血液可以双向流动，故面及鼻部的感染如治疗不当，可循此途径引起严重的颅内并发症。

外鼻的淋巴主要汇入腮腺淋巴结及下颌下淋巴结。

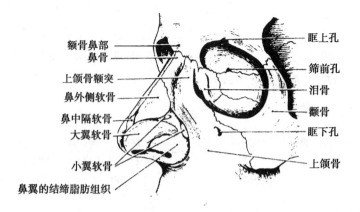

图 12-9 外鼻骨骼

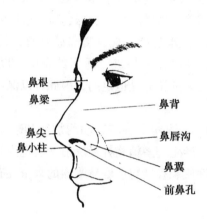

图 12-10 外鼻各部名称

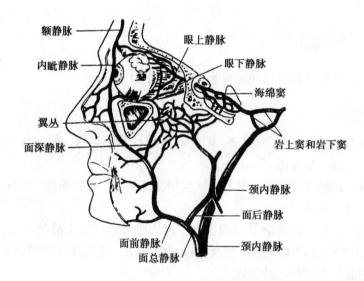

图 12-11 鼻外部静脉与海绵窦的关系

（二）鼻腔

鼻腔由鼻中隔分为左右两腔。前方为前鼻孔与鼻前庭，后方为后鼻孔，与鼻咽部相通。

鼻前庭：位于鼻腔前端，覆有皮肤，向后与鼻腔黏膜交界处的隆起称鼻阈。鼻前庭皮肤内富有毛囊、皮脂腺及汗腺，是容易发生疖肿的地方。

固有鼻腔（简称鼻腔）：分顶、底、内、外四壁。顶壁为颅前窝底的一部分，有嗅神经通过。底壁借硬腭和软腭与口腔隔开。内壁即鼻中隔，由骨及软骨构成（图12－12）。鼻中隔前下方黏膜内动脉血管汇聚成丛，称利特尔动脉丛（图12－13），该区是鼻出血的好发部位，故又称易出血区。外壁表面不整齐，有上、中、下三个鼻甲及上、中、下三个鼻道（图12－14）。下鼻甲为一独立骨片，附于上颌骨上。中鼻甲及上鼻甲系筛骨的一部分。下鼻甲的黏膜很厚，并富有血管组织。其血管的舒缩可使鼻黏膜体积发生迅速变化，而影响鼻腔通气。黏膜的分泌腺也甚为丰富。上中鼻道有鼻窦的自然开口，鼻窦内的分泌物可由此流出。中鼻甲、中鼻道及其附近的区域又称"窦口鼻道复合体"，如发生解剖变异和病理改变，将直接影响鼻窦的通气引流，导致鼻窦炎。下鼻道的前上方有鼻泪管的开口，泪液由此流入鼻腔。下鼻道外侧壁前段近下鼻甲附着处为上颌窦内侧壁的一部分，骨质较薄，是上颌窦穿刺冲洗的最佳进针位置。鼻腔的黏膜分为呼吸区黏膜和嗅区黏膜，中鼻甲内侧面及其相对的鼻中隔上方的黏膜为嗅区黏膜，有嗅神经末梢分布，其余黏膜为呼吸区黏膜。呼吸区黏膜除鼻中隔前端一小部分无纤毛上皮外，其余均为假复层柱状纤毛上皮所组成。黏膜下有大量腺体，分泌黏液和浆液，能黏附吸入鼻内的粉尘，并借黏膜上皮纤毛的运动，排出鼻腔外。

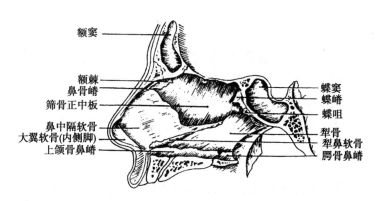

图12－12　鼻中隔骨骼组成

鼻腔动脉主要来自颈内动脉的分支眼动脉和颈外动脉的分支颌内动脉。鼻腔前部、后部和下部的静脉最后汇入颈内、外静脉，鼻腔上部静脉则经眼静脉汇入海绵窦，亦可经筛静脉汇入颅内的静脉和硬脑膜窦。鼻中隔前下部的静脉亦构成丛，称克氏静脉丛，是该部位出血的重要来源。老年人下鼻道外侧壁后部近鼻咽处有表浅扩张的鼻后侧静脉丛，称为吴氏鼻－鼻咽静脉丛，常是后部鼻出血的主要来源。

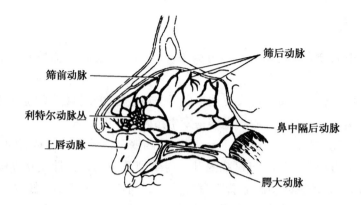

图 12 - 13　鼻中隔的动脉

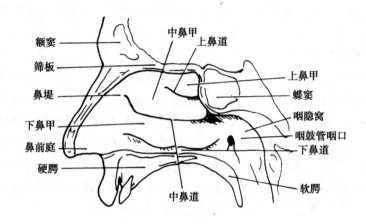

图 12 - 14　鼻腔外侧壁

鼻腔淋巴汇流至颌下淋巴结或咽后淋巴结及颈深淋巴结上群。

鼻腔的神经：感觉神经为三叉神经的眼支及上颌支。嗅神经自嗅区神经上皮形成嗅神经纤维，向上穿过筛孔而达嗅球。嗅神经的鞘膜乃为硬脑膜的延续部分，与蛛网膜下腔直接相通，故鼻腔顶部的手术损伤可使鼻部感染循嗅神经鞘膜而传入颅内。

（三）鼻窦

鼻窦是围绕鼻腔，藏于某些面颅骨和脑颅骨内的含气空腔，有开口和鼻腔相通。鼻窦共有四对，即上颌窦、额窦、筛窦和蝶窦（图 12 - 15）。按其自然开口位置不同，可分为前后两组：上颌窦、额窦及前组筛窦为前组鼻窦，均开口于中鼻道；后组筛窦与蝶窦为后组鼻窦，前者开口于上鼻道，后者开口于蝶筛隐窝。鼻窦的黏膜与鼻腔黏膜相连，其表皮为假复层柱状纤毛上皮，纤毛活动的方向均向窦口，故可将窦内的分泌物扫至窦口而排出。上颌窦容积最大，形似横置的锥体形，锥底即上颌窦的内侧壁，其自然开口位于内侧壁之后上方，其下壁与第二双尖牙及第一、二磨牙的根部相邻接，有的牙根直接伸入窦内黏膜下，牙根有病变时，也可波及上颌窦，故上颌窦炎为鼻窦炎中最常见。

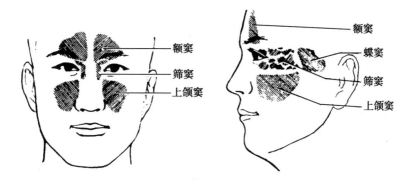

图 12 - 15 鼻窦解剖位置示意图

二、鼻腔及鼻窦的生理

（一）鼻腔的生理

鼻腔主要有呼吸、嗅觉和共鸣等功能。

1. 呼吸和保护功能

（1）鼻阻力 正常的鼻呼吸依赖于鼻腔的适当阻力，正常鼻阻力的存在有助于肺泡气体的交换。

（2）调节空气的温度和湿度 主要是依靠鼻黏膜下丰富的血管及黏液腺的作用，使空气经过鼻腔到达喉腔时，温度接近正常，相对湿度可达75%。

（3）过滤和自洁作用 主要是靠鼻黏膜纤毛运动及其所分泌黏液的作用，使鼻腔在正常状态下保持无菌及清洁。

（4）反射功能 喷嚏反射使气体从鼻腔和口腔急速喷出，借以清除鼻腔中的异物或刺激物等。

2. 嗅觉功能 空气中的含气味微粒接触嗅黏膜后，溶解于嗅腺分泌液，或借化学作用刺激嗅细胞产生神经冲动，经嗅神经、嗅球至嗅觉中枢，产生嗅觉。

3. 共鸣作用 从喉腔发出的声音经过鼻腔时，声流在腔内撞击和回旋可产生共鸣效应，使声音变得柔润和洪亮。鼻窦腔亦参与了这种共鸣效应。

（二）鼻窦的生理

一般认为鼻窦有辅助鼻腔调节空气的温湿度、共鸣、保护脑部等作用。

第三节　咽的应用解剖及生理

一、咽的应用解剖

咽自上而下可分为鼻咽、口咽、喉咽三部分（图 12 – 16）。

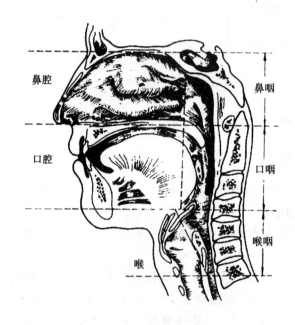

图 12 – 16　咽之侧面观

（一）鼻咽部

鼻咽部位于鼻腔后方，向前经后鼻孔与鼻腔相通，下方与口咽部相通。顶为蝶骨体，底为软腭，后壁为蝶骨、枕骨、第一及第二颈椎。

在鼻咽顶后壁有淋巴组织团，称腺样体（或称咽扁桃体、增殖体），两侧壁有咽鼓管的咽口，咽鼓管开口后方和上方稍隆起，称咽鼓管隆凸。咽鼓管隆凸之后上方，有一较深之窝称咽隐窝，是鼻咽癌好发的部位。咽隐窝上方约 1cm 有破裂孔，孔之外口附着一层纤维软骨，孔内有神经与血管穿过，鼻咽癌多由此处进入颅内。

（二）口咽部

口咽部是口腔向后方的延续部，介于软腭与会厌上缘平面之间，后壁平对第二、三颈椎体，上接鼻咽，下接喉咽（相当于会厌上缘之上）。口咽前方为悬雍垂、舌背、腭舌弓构成的半圆形之咽峡（图 12 – 17）。咽峡之前，即为口腔。在两腭弓之间为扁桃体窝，腭扁桃体即位于其中，为咽部最大的淋巴组织团。咽后壁黏膜下散在之淋巴组织称为咽后壁淋巴滤泡。咽后壁与侧壁交界处，有一纵行带状淋巴组织，称咽侧索。

（三）喉咽部

喉咽部位于会厌软骨上缘与环状软骨下缘平面之间，后壁平对第3~6颈椎，上接口咽，前面与喉腔相通，下接食道入口。在两侧杓会厌皱襞的外下方有一隐窝，称梨状窝。在舌根与会厌之间亦有凹陷，称为会厌谷，其中有舌会厌正中襞将其分为左右各一。小的尖锐异物易刺入或嵌顿于会厌谷及梨状窝。

咽壁之组织结构从内到外分为黏膜层、纤维层、肌肉层、外膜层等四层。颊咽筋膜与椎前筋膜之间的间隙称咽后隙，其两侧为包围颈

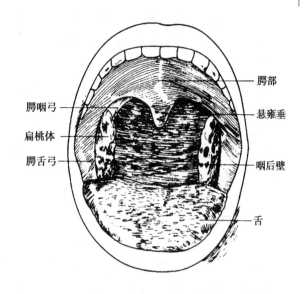

图 12-17 口腔与咽峡

部大血管及神经的筋膜，借此与咽上颌间隙相隔。本间隙在鼻咽部于正中由纤维组织分为左右两部分，由于口咽部无此分隙，因此咽后脓肿在鼻咽部者偏于一侧，在口咽部者则位于中央。咽侧间隙又称咽上颌间隙。

咽部黏膜下富于淋巴组织，环绕于咽壁，彼此有淋巴组织相互连系，形成咽淋巴环（图 12-18）。主要由腭扁桃体、咽扁桃体、咽鼓管扁桃体、舌扁桃体、咽侧索及咽后壁淋巴滤泡构成内环。内环淋巴流向颈部淋巴，后者又互相交通，自成一环，称外环。

腭扁桃体（一般称扁桃体）：为咽淋巴组织中最大者，位于前后腭弓之间的扁桃体窝内，左右各一。整个扁桃体，除下极 1/5 以外，都有被膜包裹，其上约有 6~20 个伸入扁桃体的凹陷，称扁桃体隐窝，隐窝呈分支状盲管，深浅不一，易为细菌、病毒存留繁殖，形成感染"病灶"。扁桃体由淋巴组织构成，内含许多结缔组织网、淋巴滤泡间组织。结缔组织来自扁桃体包膜，形成小梁，在小梁之间有许多淋巴滤泡，滤泡中有生发中心，滤泡间组织为发育期的淋巴细胞。扁桃体的动脉来自颈外动脉。静脉由扁桃体流入咽丛及舌静脉，然后流入颈内静脉。扁桃体的神经由咽丛、三叉神经第二支（上颌神经）及舌咽神经之分支所支配。

腺样体（咽扁桃体）：位于鼻咽顶与后壁交界处，呈橘瓣状排列。有 5~6 条纵行裂隙，易存留细菌。腺样体居中的

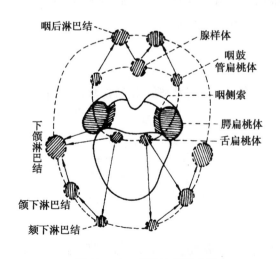

图 12-18 咽淋巴环示意图

裂隙，往往深而宽，呈梭形，称为咽囊。腺样体与咽壁间无纤维组织包膜，故手术不易彻底刮净。一般儿童的腺样体较大，10 岁以后逐渐萎缩，至成年则消失，但亦有成年腺样体有残留者。

咽鼓管扁桃体：为咽鼓管口后缘的淋巴组织。

舌扁桃体：位于舌根部，呈颗粒状，大小因人而异，含有丰富的黏液腺。

咽侧索：为咽部两侧壁的淋巴组织，位于咽腭弓后方，呈垂直带状，由口咽部上延至鼻咽，与咽隐窝淋巴组织相连。

咽部的血液供应来自颈外动脉的分支，有咽升动脉、甲状腺上动脉、腭升动脉、腭降动脉、舌背动脉等。

咽部的静脉血经咽静脉丛与翼丛，流经面静脉，汇入颈内静脉。

咽部神经：咽的感觉神经与运动神经主要来自由迷走神经、舌咽神经及交感神经干的颈上神经节所构成的咽神经丛。但鼻咽上部黏膜由三叉神经的上颌神经所分布，喉咽部黏膜由喉上神经分布，腭帆张肌由三叉神经第三支支配。

二、咽的生理

（一）呼吸功能

咽黏膜内或黏膜下含有丰富的腺体，当吸入空气经过咽部时，继续得到调温、湿润及清洁，但弱于鼻腔的类似作用。

（二）吞咽功能

食物进入口腔，先经牙齿磨切，并由下颌、唇、颊及舌的协调动作，进行咀嚼，然后送向咽部。在进入咽部前，称为吞咽的自控阶段，此时对不愿咽下的东西尚可吐出。当食物进入咽部，吞咽即为反射活动阶段，表现为软腭上举，关闭鼻咽，咽缩肌收缩，压迫食物团向下移动。由于构会厌肌及提咽肌收缩和舌体后缩等，使会厌覆盖喉入口。同时，喉上提，声门关闭，食物越过会厌经梨状窝进入食管。

（三）言语形成

发声时，咽腔和口腔可改变形状，产生共鸣，使声音清晰、和谐悦耳，并由软腭、口、舌、唇、齿等协同作用，构成各种言语。

（四）防御和保护功能

主要通过咽反射来完成。

（五）调节中耳气压功能

由于咽部不断进行吞咽动作，咽鼓管经常获得开放机会，使中耳内气压与外界大气压得以保持平衡。

（六）扁桃体的免疫功能

扁桃体生发中心含有各种吞噬细胞，同时可以制造具有天然免疫力的细胞和抗体，对从血液、淋巴或其他组织侵入机体的有害物质具有积极的防御作用。

第四节　喉的应用解剖及生理

一、喉的应用解剖

喉位于颈前部中央，上通喉咽，下接气管，系由软骨、肌肉、韧带、纤维组织及黏膜等构成的一个锥形管腔状器官。喉腔内覆盖黏膜，与咽部黏膜和气管黏膜相连续（图12－19）。

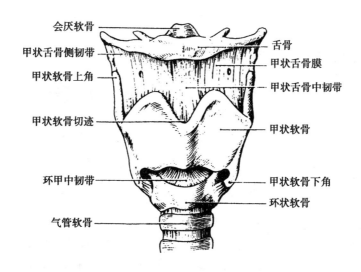

图12－19　喉的前面观

（一）喉的软骨（图12－20）

1. 甲状软骨　是喉部最大的软骨，由左右对称之四边形的甲状软骨板合成，前正中呈嵴状，上方特别突出的部位称喉结，是气管切开术中重要的标志之一。

2. 环状软骨　位于甲状软骨之下，前部较窄，后部较宽，构成环状软骨弓。该软骨是喉部唯一完整的环形软骨，对保持喉的外形及保证呼吸道通畅具有重要作用，如有损伤，则易形成严重的喉狭窄，造成呼吸困难。

3. 会厌软骨　呈叶片状，位于喉的上部。其狭窄的茎部借甲状会厌韧带附着于甲状软骨切迹的后下方。会厌分舌面和喉面，舌面组织疏松，发炎时易肿胀。小儿会厌呈卷曲状。

4. 杓状软骨　为一对三角锥体形软骨，位于环状软骨板上外缘，形成喉的后壁。

5. **小角软骨** 位于杓状软骨顶部，左右各一。

6. **楔状软骨** 位于小角软骨之前外侧，左右各一。

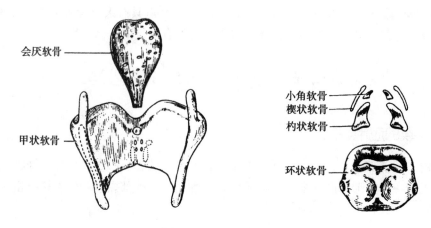

图 12 – 20 喉的软骨

（二）喉的韧带

喉的韧带分喉外韧带和喉内韧带两种，喉外韧带将喉与邻近组织接连，喉内韧带将喉各软骨连接。

（三）喉的肌肉

喉的肌肉分喉外肌和喉内肌两组。

1. **喉外肌** 将喉与邻近组织连接，其作用是使喉体上升、下降或固定在一定的位置。

2. **喉内肌** 按其功能分为声带外展肌和声带内收肌。外展肌即环杓后肌，使声门张开；内收肌有环杓侧肌、杓斜肌和杓横肌，使声门闭合。此外有环甲肌和甲杓肌，能调节声带的紧张度。

（四）喉腔

喉腔以声带为界，分为声门上区、声门区和声门下区（图 12 – 21）。

1. **声门上区** 声门上区位于声带上缘以上，其上口通喉咽部，呈三角形，称喉入口。介于喉入口与室带之间的部分称喉前庭。室带亦称假声带，左右各一，位于声带上方，与声带平行，由黏膜、室韧带及甲杓肌组成，外观呈淡红色。室带与声带之间，两侧各有开口，呈椭圆形的腔

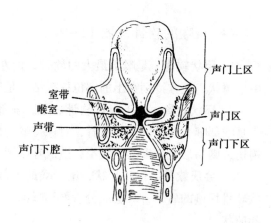

图 12 – 21 喉腔冠状切面

隙，称喉室。喉室前端有喉室小囊，内含黏液腺，分泌黏液，润滑声带。

2. 声门区　声门区位于两侧声带之间。声带位于室带下方，左右各一，由声韧带、肌肉、黏膜组成。在间接喉镜下声带呈白色带状，边缘整齐。前端起于甲状软骨板交界内面，后端附着于杓状软骨的声带突，故可随声带突的运动而张开或闭合。声带张开时，出现一个等腰三角形的裂隙，称声门裂，简称声门，亦为喉最窄处。声门裂之前端称前连合。

3. 声门下区　声门下区为声带下缘以下至环状软骨下缘以上的喉腔。幼儿期此区黏膜下组织结构疏松，炎症时容易发生水肿，常引起喉阻塞。

（五）喉的神经

喉的神经有喉上神经和喉返神经，都是迷走神经的分支。

1. 喉上神经　在相当于舌骨大角平面处分内外两支。外支为运动神经，支配环甲肌；内支为感觉神经，在甲状舌骨膜后 1/3 处进入喉内，分布于声带以上各黏膜。

2. 喉返神经　是迷走神经进入胸腔后返回到喉的分支，属运动神经，支配除环甲肌外的喉内各肌，管理声带的开合。左侧喉返神经行程较长，容易受累，故左侧声带麻痹在临床上较为常见。

（六）喉的血管

喉的动脉来自颈外动脉的甲状腺上动脉和甲状腺下动脉。静脉主要通过甲状腺上、中、下静脉汇入颈内静脉。

（七）喉的淋巴

喉的淋巴分声门上和声门下两组。声门上区淋巴引流入颈深上淋巴结，声门下区淋巴引流入气管前淋巴结，再进入颈深淋巴结。

二、喉的生理

（一）呼吸功能

喉是呼吸的要道，声门裂为呼吸道最狭窄处，通过声带的内收或外展，可调节声门裂大小。一般吸气时，声带略外展，声门裂稍增宽；呼气时，声带内移，声门裂相对变窄，使气体排出阻力增加，以利肺泡内气体交换。

（二）发音功能

喉是最主要的发音器官。发音时，声门闭合，声带紧张，声门下气压增高，呼出气流使声带发生振动而产生声音。喉部发出之音，称为原音，经咽、腭、舌、齿、唇、鼻腔、鼻窦等的协调或共鸣作用，使之音节清晰，形成语音。

声带的长度、厚度和紧张度与声带颤动频率有密切关系。声带短而薄，张力强，颤动频率大，则音调高；声带长而厚，张力弱，颤动频率小，则音调低。一般儿童及女性的声带较短，故音调较高。

（三）保护下呼吸道功能

吞咽时，呼吸暂停，声门关闭，防止食物进入喉部。当异物误入喉部时，由于喉的反射性痉挛，可使异物被阻留在声门的部位，防止异物进入气管。若异物已误入气管，引起反射性咳嗽，也可促使异物排出。

（四）屏气功能

屏气时，声带、室带紧闭，防止下呼吸道内之气流外逸，呼吸暂停，胸腔压力固定，膈肌下降，腹肌收缩，以利于负重、排便、呕吐、分娩等动作。

第五节　口齿的应用解剖及生理

一、口腔的应用解剖

口腔由唇、颊、舌、腭、口底、上下颌骨和牙齿等构成。上以腭为顶，下为口底，两侧是颊，前面是唇，后为咽峡（图12－22）。以牙齿为界分为口腔前庭和固有口腔两个部分，上下牙列以前与唇、颊之间为口腔前庭，上下牙列以后至咽峡之间为固有口腔。

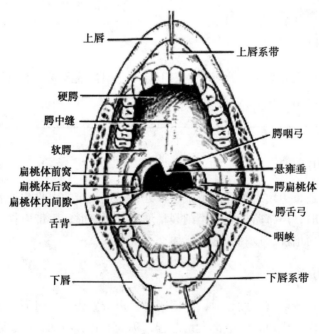

图 12 – 22　口腔

（一）口腔及其周围组织

1. 唇 唇分上唇和下唇，上下唇在两侧的联合处形成口角，两游离缘间称口裂。唇的结构分为皮肤、浅筋膜、肌层、黏膜下组织和黏膜五层，皮肤与黏膜的移行处为唇红。上、下唇内侧正中部位有唇系带与牙龈相连。唇部血液主要由颌外动脉的分支供应，唇的运动神经是面神经，感觉神经是三叉神经。

2. 颊 颊位于面部两侧，构成口腔两侧壁，由皮肤、皮下组织、颊筋膜、颊肌、黏膜下层和黏膜构成。颊部血供很丰富，主要有面动脉、眶下动脉、面横动脉及面前静脉。颊部神经为面神经和三叉神经，口内颊部表面的黏膜形成微凸的三角形，即颊脂体，其尖端正对翼下颌皱襞前缘，为下牙槽神经阻滞麻醉的重要标志点。与上颌第二磨牙牙冠相对的黏膜上有一乳头状突起，为腮腺导管开口处。

3. 腭 腭呈穹隆状，构成固有口腔的上界和后界，并借之与鼻咽部分隔。腭的前2/3 为硬腭，黏膜深处以骨为基础；后 1/3 为软腭，主要由软组织构成。

4. 舌 舌主要由横纹肌构成，上覆黏膜，借舌肌固定于舌骨和下颌骨。前 2/3 为舌体，后 1/3 为舌根。舌体的前端为舌尖，上面为舌背，下面为舌腹，两侧为舌缘。舌背黏膜表面粗糙，有许多乳头状突起，称舌乳头，分布着味蕾，含有丰富的味觉神经末梢。舌腹黏膜由舌下面折向口腔底时，在正中线上形成一条明显的皱襞，称舌系带，舌系带过短或附着过前时，常造成吸吮、咀嚼及言语障碍，需要手术治疗。舌的血运丰富，主要由舌动脉供给。舌的感觉神经为舌咽神经，运动神经为舌下神经。

5. 口底 指舌腹以下和两侧颌骨体之间的组织结构。当舌向上方翘起时，舌系带两侧的口底黏膜上各有一小突起，称为舌下阜（又称舌下肉阜），左右各有一孔为颌下腺管及舌下腺大管的共同开口。舌下阜两侧各有一条向后外斜行的舌下襞，为舌下腺小管的开口部位，也是下颌下腺管的表面标志。由于口底组织比较疏松，当外伤或感染时，可形成较大血肿、水肿或脓肿，将舌推向上后，可造成呼吸困难或窒息，应特别警惕。

6. 唾液腺 主要有腮腺、颌下腺和舌下腺三对。此外，还有许多副唾液腺分布在口腔黏膜下。

7. 颌骨 包括上颌骨和下颌骨。上颌骨固定不动，下颌骨呈马蹄形，通过下颌骨髁状突和颞骨的颞凹组成下颌关节，可进行张口和闭口等运动，参与咀嚼、语言等重要生理活动。

（二）牙齿及牙周组织

1. 牙齿 人的一生中，先后出现两副牙齿，即乳牙和恒牙（图 12 - 23）。乳牙共20 个，上、下颌左右各 5 个，其名称从中线起向两侧分别为乳中切牙、乳侧切牙、乳尖牙、第一乳磨牙、第二乳磨牙。恒牙 28 ~ 32 个，上、下颌的左右侧各 7 ~ 8 个，其名称从中线起向两侧分别为中切牙、侧切牙、尖牙、第一前磨牙、第二前磨牙、第一磨牙、第二磨牙、第三磨牙。

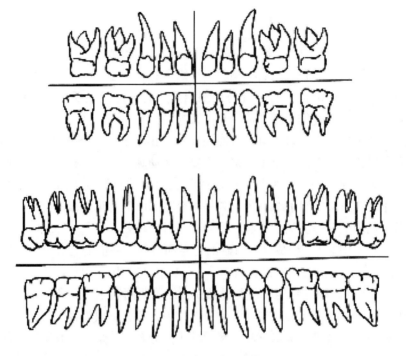

图 12 - 23　乳牙与恒牙

每个牙齿从外形上均可分为牙冠、牙根和牙颈三部分（图 12 - 24）。暴露在口腔的部分称牙冠，埋在牙槽骨内的部分称牙根，牙冠和牙根交界处称牙颈。每个牙齿的牙冠有 5 个面（前牙为 4 个面、1 个切缘），即：近中面、远中面、舌（腭）面、唇（颊）面、咬合面。前牙的切缘由唇面与舌面相交而成。

牙根的数目与形态随各牙的功能不同而有所不同。一般切牙、尖牙、双尖牙为单根，但上颌第一双尖牙多为双根，下颌磨牙一般为双根，上颌磨牙一般为 3 个根。上、下颌第三磨牙的根变异较大，有时融合为单根。了解牙根的数目和形态，对牙髓病的治疗和牙拔除术都有重要的临床意义。

牙齿由牙釉质、牙本质、牙骨质和牙髓所构成。前三者为钙化的硬组织，后者是软组织，居于中空的髓腔内（图 12 - 25）。

牙釉质被覆于牙冠表面，为人体中钙化程度最高、最坚硬的组织，呈乳白色半透明状，对牙本质和牙髓起保护作用。牙本质构成牙的主体，呈淡黄色，硬度仅次于牙釉质，在牙本质小管内含有牙髓分出的神经末梢，因此牙本质受到刺激时有明显的酸痛感。牙骨质包裹于牙根和牙颈周围，呈微黄色，其组织结构与骨组织相似，牙骨质借牙周膜将牙齿固定在牙槽窝内。牙本质中央的空腔为牙髓腔，内有牙髓充填，牙髓是富于细胞、血管和神经的疏松结缔组织，主要功能是营养牙体组织，形成牙本质，

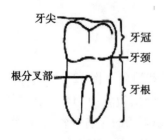

图 12 - 24　牙齿各部名称

牙髓一旦坏死或被摘除，牙齿组织就会变得脆弱，易于崩裂。牙根尖处有一小孔，名根尖孔，牙髓的神经和血管均由此孔出入，牙髓如有感染亦可通过根尖孔向外扩散。

2. 牙周组织 牙周组织是牙根周围起支持、固定和保护作用的组织，包括牙龈、牙周膜和牙槽骨。

（1）**牙龈** 牙龈是覆盖于牙槽突边缘区及牙颈的口腔黏膜，呈粉红色，坚韧而有弹性，突入两牙之间的部分，称为龈乳头（或牙尖乳头）。

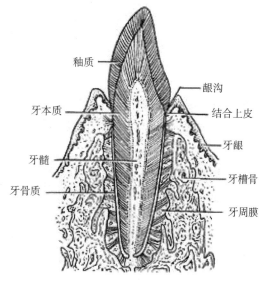

图 12 - 25　牙体牙周组织

（2）**牙周膜** 牙周膜是连接牙根和牙槽骨之间的纤维组织（图 12 - 26），厚度为 0.15 ~ 0.38 mm，由细胞、基质和纤维组成，能抵抗和调节牙所承受的咀嚼压力，起悬韧带的作用，故又称牙周韧带。

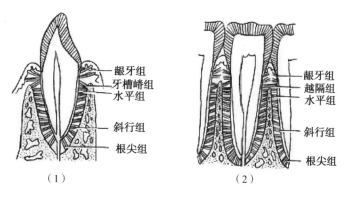

（1）唇舌方向所见的主纤维束　　（2）近远中方向所见的主纤维束

图 12 - 26　牙周膜主纤维束分布情况

（3）**牙槽骨** 牙槽骨是上下颌骨包埋牙根的突出部分，又称牙槽突。牙槽骨的游离缘称为牙槽嵴，容纳牙根的窝称牙槽窝。牙槽骨是可塑性组织，具有受压力被吸收、受牵引力而增生的特性。

二、口腔的生理

口腔是消化道的起始部位，主要有咀嚼食物、味觉、吞咽及协助构语等功能。

（一）咀嚼功能

口腔的咀嚼功能主要由牙齿来完成。食物进入口腔后，经过牙齿的咀嚼作用，将食物研磨粉碎，便于吞咽和胃中的消化。不同形态的牙齿发挥着不同的作用，如切牙主要是切断食物，尖牙能够撕裂食物，磨牙起捣碎和磨细食物的作用。

（二）味觉功能

口腔能够辨别食物的味道，主要是舌部味蕾的作用，但味蕾只能接受化学刺激，这就需要唾液的分泌，促使食物中的化合物溶解，才能刺激味觉。咀嚼动作能够刺激唾液分泌，味觉刺激也能刺激唾液分泌。因为唾液中含有唾液淀粉酶，可消化淀粉，因此食物经过咀嚼粉碎和唾液淀粉酶的作用，在口腔内完成初步的消化过程。

（三）吞咽功能

唾液中含有黏液素，使食物黏合成食物团块，有助于食物下咽，加上舌、唇、颊、咽峡等作用，使食物进入咽部而被咽下。

（四）协助构语功能

声音由声带发出后，经过舌、腭、颊、齿、唇等动作的配合，才能形成语言，唾液可使口腔黏膜表面润滑，利于讲话。

第十三章　耳鼻咽喉口齿的常用检查法

耳鼻咽喉的检查常借助专科器械与人工照明。一般患者与检查者对面而坐（婴幼儿则由父母或护士怀抱，固定其位置），光源置于患者右（或左）后侧，稍高于耳部。检查者头戴额镜，使镜孔置于一眼之前，光线投照于额镜上，转动额镜，使最佳聚焦点反射于检查处（图13-1）。

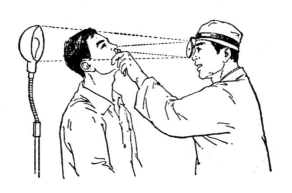

图13-1　耳鼻咽喉检查之光源

第一节　耳的检查法

一、耳郭及耳周检查法

注意耳郭有无肿块、裂伤、渗出、畸形、瘘管等。牵动耳郭或压迫耳屏，如有疼痛，常为外耳道炎或外耳道疖肿的征象。触诊乳突部和其周围组织，查明有无水肿、压痛和肿大的淋巴结等。

二、外耳道及鼓膜检查法

被检者坐于检查椅上，面向一侧，医生以额镜反光射于外耳道口。选择大小适宜的耳镜置入外耳道内。如检查成人，应将其耳郭上部牵向后上方，若检查儿童，则将其耳郭下部向后下方牵拉，以使外耳道变直，利于观察。注意外耳道腔大小，皮肤的色泽。

如有肿块，应探查其硬度，并注意有无疼痛。如有耵聍或分泌物，应予清除。

鼓膜的检查，在临床上有极为重要的意义。应注意观察鼓膜的全部，特别是鼓膜的松弛部。检查时注意下列各项：

1. 鼓膜的颜色　正常鼓膜灰白色而有光泽，周边部分较白，鼓膜前下方可见一光锥。如鼓室有急慢性炎症，鼓膜的正常光泽及光锥可能消失，并有不同程度的充血、增厚、石灰质沉着、穿孔或瘢痕等病变。

2. 鼓膜的位置　鼓室内有病变，鼓膜的位置发生了改变则正常标志消失。如鼓室有急性炎症时，因鼓膜充血，锤骨柄、锤骨短突和前后皱襞等标志不清。当鼓室内有积液，鼓膜呈外凸，透过鼓膜可见液平面或气泡。若咽鼓管堵塞，鼓室气压减低，鼓膜内陷，锤骨柄向后移呈横位，锤骨短突和前后皱襞变得更为明显，光锥不完整。

3. 鼓膜穿孔　要注意穿孔的位置、大小及穿孔的病理变化（图13-2）。如外伤性穿孔，多呈裂缝状、锐角状不规则。如鼓膜中央性小穿孔，并有搏动现象，表示为急性化脓性中耳炎，引流不畅。如中央性小穿孔见于慢性化脓性中耳炎者，多表示病情较轻。若鼓膜中央性大穿孔或鼓膜大部消失，穿孔内有脓液、肉芽组织和腐烂的听骨等情形，表示鼓室有比较严重的慢性病变。若鼓膜有边缘性穿孔，特别是穿孔位于鼓膜松弛部，穿孔内有臭脓和胆脂瘤时，表示鼓室隐窝有严重的病变。

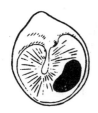 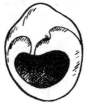 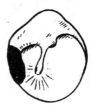 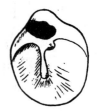

（1）紧张部前下方　（2）紧张部大穿孔，　（3）边缘性穿孔　　（4）松弛部穿孔
　　　穿孔　　　　　　　　锤骨柄部分腐
　　　　　　　　　　　　　烂

图13-2　鼓膜穿孔的位置

利用电耳镜检查，更为方便，并可看到细微病变。

用鼓气耳镜可以观察鼓膜的活动程度。这种耳镜的一端可接上大小不同的耳镜，另一端为一放大镜所封闭，在耳镜旁边有一小管可连接橡皮球，用额镜反光透过放大镜，可观察鼓膜，当挤压橡皮球时，鼓膜向内移动，放松橡皮球时，鼓膜就向外移动。若鼓膜有粘连，则挤压橡皮球时无移动。还可利用此镜进行瘘管试验和盖来试验。

三、咽鼓管吹张法

本法是将空气经咽鼓管吹入鼓室，以检查咽鼓管是否通畅；也可借此以检查鼓膜有无细小穿孔，并有调节鼓室气压、帮助排除鼓室积液、防止听骨粘连等作用（具体方法参见第十四章）。

四、听功能检查法

听功能检查的目的是测定听力是否正常、听力障碍的程度和性质及病变部位，对耳部疾病的诊断极为重要。常用方法有主观测听和客观测听两大类：主观测听（又称行为测听）法包括语音检查法、音叉试验、纯音听阈及阈上功能测试、言语测听等；客观测听法有声导抗测试、电反应测听、耳声发射测试等。以下介绍几种临床上最常用的测听方法。

（一）音叉试验

音叉试验（图 13 - 3）可确定听力减退的性质。常用频率为 256Hz 或 512Hz 的音叉。

1. 林纳试验（Rinne test，RT）　又称气骨导比较试验。借比较空气传导和骨传导时间的长短，来区别耳聋的类型。试验的方法是将振动的音叉臂置于被检者外耳道口约 1cm 处，以检查气导，至被检者不能听到声音后，立即移动音叉，使音叉柄部接触乳突部或鼓窦区以检查骨导，如果此时被检者仍能听到声音，则表示骨导大于气导（BC＞AC），称为林纳试验阴性。重新振动音叉，并检查骨导，至被检者不能听到声音后立即移动音叉检查气导，若此时被检者仍能听到声音，则表示气导大于骨导（AC＞BC），称为林纳试验阳性。若气导与骨导相等（AC＝BC），以"±"示之。正常听力：气导大于骨导约 1~2 倍，传导性耳聋为骨导大于气导，感音神经性耳聋则气导大于骨导，但气导、骨导时间均较正常耳缩短。

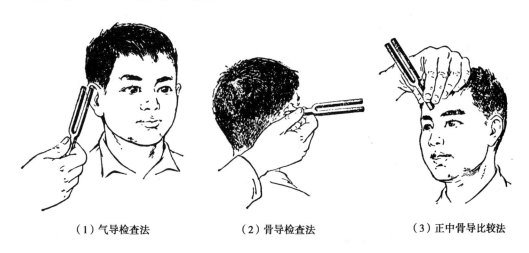

（1）气导检查法　　　　（2）骨导检查法　　　　（3）正中骨导比较法

图 13 - 3　音叉检查法

2. 韦伯试验（Weber test，WT）　又称骨导偏向试验。借比较两耳的骨传导时间来区别耳聋的类型。把振动音叉的柄部放在被检者颅骨的中线上，询问被检者何侧听到声音。正常人两耳听到音叉声音是相等的；传导性耳聋，声音偏向患侧或耳聋较重侧；感音神经性耳聋，声音偏向健侧或耳聋较轻侧。

3. 施瓦巴赫试验（Schwabach test，ST）　又称骨导比较试验。借比较被检者和正常人骨导时间的长短来区别耳聋的类型。把振动音叉的柄部放在被检者的乳突部或鼓窦区，至听不到声音时，立即移至检查者的鼓窦区（检查者的听力必须正常），如此时检查者仍能听闻，则表示被检者的骨导比正常人缩短，反之则为延长。正常听力：被检者与检查者骨导时间相等；传导性耳聋，骨导时间延长；感音神经性耳聋，骨导时间缩短。不同类型耳聋的音叉试验结果见表 13 – 1。

表 13 –1　音叉试验结果比较

音叉试验	传导性耳聋	感音神经性耳聋
林纳试验（RT）	（－），（±）	（＋）
韦伯试验（WT）	→病耳	→健耳
施瓦巴赫试验（ST）	（＋）	（－）

4. 盖莱试验（Gelle test，GT）　用于检查其镫骨底板是否活动。方法：将鼓气耳镜置于外耳道内，当橡皮球向外耳道内交替加、减压力的同时，将振动音叉的叉柄底部置于鼓窦区。若镫骨活动正常，受试者感觉到随耳道压力的变化一致的音叉声强弱变化，为阳性，反之为阴性。耳硬化或听骨链固定者为阴性。

（二）纯音听力计检查法

纯音听力计是通过音频振荡发出不同频率及不同强度的纯音，以测试听觉范围内不同频率的听敏度，判断有无听觉障碍及听觉障碍的程度，对耳聋的类型和病变部位做出初步判断。普通纯音听力计的纯音频率范围为 125～8000Hz，其中 250Hz 以下为低频段，500～2000Hz 为中频段，又称言语频率，4000Hz 以上为高频段。

听力测试应在隔音室内进行，环境噪声不得超过 28dB（A）。听阈是足以引起人耳听觉的最小声强，听阈提高即为听力下降。纯音听阈测试包括气导听阈及骨导听阈测试两种，一般先测试气导，然后测骨导。检查从 1000Hz 开始，以后按 2000Hz、4000Hz、6000Hz、8000Hz、250Hz、500Hz 的顺序进行，最后再对 1000Hz 复查一次。测试骨导时，将骨导耳机置于受试耳乳突区，也可将骨导耳机置于前额正中，测试步骤和方法与气导相同。气导测试除通过气导耳机进行外，尚有自由场测听法，主要用于儿童和佩戴助听器病人的听力测试。

将各频率的听阈在听力坐标图上连线，即听力曲线（或称听力图）。根据纯音听力图的不同特点，可对耳聋的性质进行判断。

1. 传导性聋　各频率骨导听阈正常，气导听阈提高，气骨导间距大于 10dB，最大不超过 60dB，听力曲线一般呈上升型，气骨导差以低频区明显（图 13 –4）。

2. 感音神经性聋　气、骨导听力曲线呈一致性下降（即听阈提高），一般由于高频听力损失较重，故曲线多呈渐降型或陡降型（图 13 –5）。少数感音神经性聋亦可以低频听力损失为主，其曲线呈平坦型。特别严重者，只有部分或个别频率有听力，称岛状听力。

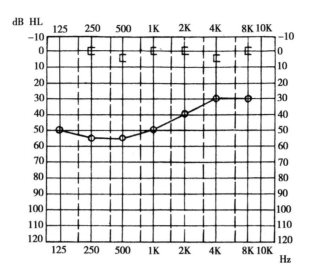

图 13 - 4 传导性聋听力曲线

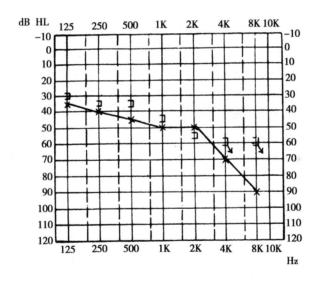

图 13 - 5 感音神经性聋听力曲线

3. 混合性聋 兼有传导性聋与感音神经性聋的听力曲线特点，特征是气导和骨导听阈都提高，但有气、骨导差存在（图 13 - 6）。部分可表现为低频以传导性聋的特点为主，而高频的气、骨导曲线呈一致性下降。亦有全频率气、骨导曲线均下降，但存在一定的气、骨导间距者，此时应注意和重度感音神经性聋相鉴别。

（三）声导抗测试法

外耳道压力变化产生鼓膜张力变化，使声能传导能力发生改变，利用这一特性，能够记录鼓膜反射回外耳道的声能大小。通过计算机分析结果，反映中耳传音系统和脑干听觉通路功能，这一方法称声导抗测试，是临床上最常用的客观听力测试方法之一。

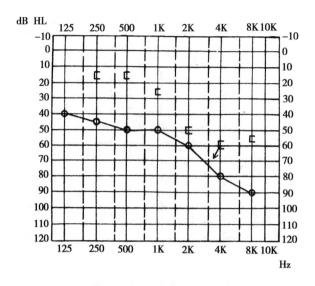

图 13 - 6   混合性聋听力曲线

中耳导抗仪（图 13 - 7）是根据等效容积原理工作，由导抗桥和刺激信号两大部分组成。导抗桥有 3 个小管被耳塞引入密封的外耳道内：上管发出固定频率及强度的探测音，以观察鼓膜在压力变化时的导抗动态变化，并以强度为 40 ~ 125dB，刺激频率为 250Hz、500Hz、1000Hz、2000Hz、4000Hz 的纯音、白噪声及窄频噪声，测试同侧或对侧的镫骨肌声反射。下管将鼓膜反射到外耳道的声能引入微音器，转换成电讯号，放大后输入电桥并由平衡计显示。中管与气泵相连使外耳道气压由 + 2kPa 连续向 - 4kPa 或 - 6kPa 变化。

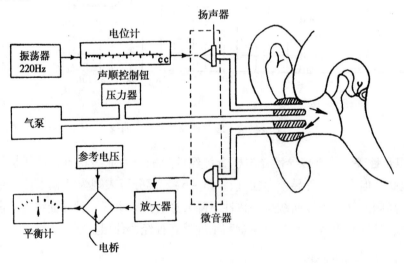

图 13 - 7   声导抗测试仪模式图

1. 鼓室导抗图   随外耳道压力由正压向负压的连续过程，鼓膜先被压向内，逐渐恢复到正常位置，再向外突出，由此产生的声顺动态变化，以压力声顺函数曲线形式记录下来，称鼓室功能曲线（图 13 - 8）。曲线形状，声顺峰在压力轴的对应位置（峰压点），峰的高度（曲线幅度），以及曲线的坡度、光滑度较客观地反映鼓室内病变的情况。A 型：中耳功能正常；As 型：见于耳硬化、听骨固定和鼓膜明显增厚等中耳传音系统活动度受限时；Ad 型：鼓膜活动度增高，如听骨链中断、鼓膜萎缩、愈合性穿孔及咽鼓管异常开放时；B 型：鼓室积液和中耳明显粘连者；C 型：咽鼓管功能障碍。

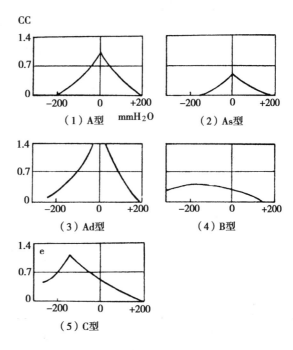

图 13 - 8　鼓室导抗图（鼓室功能曲线）

2. 静态声顺值　鼓膜在自然状态和被正压压紧时的等效容积毫升数（声顺值）之差，代表中耳传音系统的活动度。正常人因个体差异此值变化较大，应结合镫骨肌声反射与纯音测听综合分析。

比较捏鼻鼓气法或捏鼻吞咽法前后的鼓室导抗图，若峰压点有明显移动，说明咽鼓管功能正常，否则为功能不良。

3. 镫骨肌声反射　声刺激在内耳转化为听神经冲动后，由神经传至脑干耳蜗腹侧核，经同侧或交叉后从对侧上橄榄核传向两侧面神经核，再经面神经引起所支配的镫骨肌收缩，随后鼓膜松弛，鼓膜顺应性的变化由声导抗仪记录，称镫骨肌声反射。正常人左右耳分别可引出交叉（对侧）与不交叉（同侧）两种反射。镫骨肌声反射的用途较广，目前主要用在估计听敏度、鉴别传导性与感音性聋、鉴别耳蜗性和蜗后性聋等方面，并可用于识别非器质性聋、对周围性面瘫进行定位诊断和预后估价、对重症肌无力进行辅助诊断及疗效评估等。

五、前庭功能检查法

前庭功能检查有两大类：前庭脊髓反射系统的平衡功能和前庭眼动反射弧的眼震现象。

（一）平衡功能检查

分为静平衡和动平衡功能检查两大类。常用的方法有：

1. 闭目直立检查法　该方法是门诊最常用的静平衡功能检查法。请受试者直立，两脚并拢，两手手指互扣于胸前，观察受试者睁眼及闭目时躯干有无倾倒。迷路病变倒向眼震慢相（前庭功能低）侧，小脑病变者倒向病侧或向后倒。

2. 过指试验 受试者睁眼、闭目各数次，用两手食指轮流碰触置于前下方的检查者食指。迷路病变双臂偏向眼震慢相侧，小脑病变时仅有一侧上臂偏移。

3. 行走试验 这是一种动平衡功能检查法。受试者闭眼，向正前方行走 5 步，继之后退 5 步，前后行走 5 次，观察其步态，并计算起点与终点之间的偏差角。偏差角大于 90°者，示两侧前庭功能有显著差异。受试者闭目向前直线行走，迷路病变者偏向前庭功能弱的一侧，此法对平衡功能障碍的判定和平衡功能恢复程度有较大的临床意义。中枢性病变病人常有特殊的蹒跚步态。

（二）眼震检查

眼球震颤是眼球的一种不随意的节律性运动，简称眼震。常见的有前庭性眼震、中枢性眼震、眼性眼震和分离性眼震等。前庭性眼震由交替出现的慢相和快相运动组成，慢相为眼球转向某一方向的缓慢运动，由前庭刺激所引起，快相是眼球的快速回位运动，为中枢的矫正性运动。一般来说，慢相朝向前庭兴奋性较低的一侧，快相朝向前庭兴奋性较高的一侧。因快相便于观察，故通常将快相所指方向作为眼震方向。按眼震方向可分为水平性、垂直性、旋转性及对角性等。眼震方向经常以联合形式出现，如水平 - 旋转性、垂直 - 旋转性等。

眼震的检查方法有裸眼检查法、Frenzel 眼镜检查法、眼震电图描记法等三种。根据检查时是否施加诱发因素的不同可分为自发性眼震与诱发性眼震两大类。

1. 自发性眼震检查 自发性眼震是一种无须通过任何诱发措施即已存在的眼震。检查者立于受检者的正前方，用手指在距受试眼 40~60cm 处引导受试者向左、右、上、下及正前方 5 个基本方向注视，观察有无眼震及眼震的方向、强度等。注意眼球移动偏离中线的角度不得超过 30°，以免引起生理性终极性眼震。眼震强度可分为 3 度：Ⅰ 度即眼震仅出现于向快相侧注视时。Ⅱ 度为向快相侧及向前正视时均有眼震。Ⅲ 度是向前及向快、慢相侧方向注视时皆出现眼震。按自发性眼震的不同，可初步鉴别眼震属周围性、中枢性或眼性。

2. 诱发性眼震检查

（1）**位置性眼震** 当头部处于某一特定位置时方才出现的眼震称位置性眼震。检查一般在暗室内，首先坐位时扭转头向左、右、前俯、后仰各 45°~60°，其次为仰卧位时头向左、右扭转，最后仰卧悬头位时向左、右扭转头，变换位置时均应缓慢进行，每一头位观察记录 30 秒。

（2）**变位性眼震** 在迅速改变头位和体位时诱发的眼震称变位性眼震。受试者先坐于检查台上，头平直。检查者立于受试者右侧，双手扶其头，按以下步骤进行：坐位→仰卧悬头位→坐位→头向右转→仰卧悬头→坐位→头向左转→仰卧悬头→坐位。每次变位应在 3 秒内完成，每次变位后观察、记录 20~30 秒。注意潜伏期，眼震性质、方向、振幅、慢相角速度及持续时间等，记录有无眩晕感、恶心、呕吐等。如有眼震，应连续观察、记录 1 分钟，眼震消失后方可变换至下一体位。变位性眼震主要出现于椭圆囊斑耳石脱落刺激半规管壶腹嵴引起的良性位置性眩晕。

（3）**温度试验**　通过将冷、温水或空气注入外耳道内诱发前庭反应。尚可用以研究前庭重振与减振、固视抑制等，以区别周围性和中枢性前庭系病变。①微量冰水试验：受试者正坐，头后仰60°，使外半规管呈垂直位，向外耳道注入4℃融化冰水0.2ml，记录眼震。若无眼震，则每次递增0.2ml 4℃水，直至2ml冰水刺激无反应，示该侧前庭无反应。5分钟后再试对侧耳。前庭功能正常者0.4ml可引出水平性眼震，方向向对侧。②冷热试验：受试者仰卧，头前倾30°后向外耳道内分别注入44℃和30℃的水（或空气），每次注水（空气）持续40秒，记录眼震。一般先注温水（空气），后注冷水（空气），先检测右耳，后检测左耳，每次检测间隔5分钟。有自发性眼震者先刺激眼震慢相侧之耳。一般以慢相角速度作为参数来评价半规管轻瘫（CP）和优势偏向（DP）。计算公式为：

$$CP = \frac{(RW + RC) - (LW + LC)}{RW + RC + LW + LC} \times 100\% \qquad （\pm 20\% 以内为正常）$$

$$DP = \frac{(RW + LC) - (LW + RC)}{RW + RC + LW + LC} \times 100\% \qquad （> \pm 30\% 为异常）$$

RW ＝ 右侧44℃，RC ＝ 右侧30℃，LW ＝ 左侧44℃，LC ＝ 左侧30℃

（4）**旋转试验**　基于以下原理：半规管在其平面上沿一定方向旋转，开始时，管内淋巴液由于惰性作用而产生和旋转方向相反的壶腹终顶偏曲；旋转骤停时，淋巴液又因惰性作用使壶腹终顶偏曲，但方向和开始时相反。旋转试验常用脉冲式旋转试验、正旋摆动旋转试验和慢谐波加速度试验等。

（5）**视眼动反射检查**　视眼动反射检查可以了解前庭功能状态，有助于区别病变是周围性的还是中枢性的。常用的方法有视动性眼震检查、扫视试验、平稳跟踪试验、注视试验等。

（6）**瘘管试验**　将鼓气耳镜紧贴于受试者外耳道内并交替加、减压力，观察眼球运动情况和有无眩晕。出现眼球偏斜或眼震伴眩晕感，为瘘管试验阳性，提示有迷路瘘管存在；仅感眩晕而无眼球偏斜或眼震者为弱阳性，示有可疑瘘管；无任何反应为阴性。需要注意的是，瘘管试验阴性并不能排除迷路瘘管的存在。

第二节　鼻的检查法

一、外鼻及鼻前庭检查法

主要观察有无形态色泽改变及损伤，触诊可检查有无压痛、骨折等。注意鼻前庭部皮肤有无红肿、溃疡、结痂、皲裂、脓疱等。如前鼻孔有痂皮堵塞时，可用双氧水将其软化后除去，再行检查。

二、鼻腔检查法

（一）前鼻镜检查法

前鼻镜的用法：左手持前鼻镜，拇指置于两叶的交叉点上，一柄置于掌内，另一柄由其余四指扶持。将前鼻镜的两叶合拢后与鼻底平行地伸入鼻前庭，注意勿超过鼻阈，以防造成疼痛或碰伤鼻中隔引起出血。然后将前鼻镜的两叶轻轻地上下张开，以扩大前鼻孔。取出前鼻镜时勿使两叶完全合拢，以免夹住鼻毛而增加受检者的痛苦（图13-9）。

鼻腔检查一般可按由鼻下部向上部，由鼻前部向后部，由内壁向外壁的次序进行，以免遗漏。

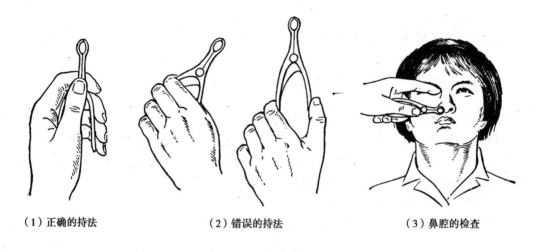

（1）正确的持法　　　　　　（2）错误的持法　　　　　　（3）鼻腔的检查

图13-9 鼻镜的使用法

被检者头部略向前低下时（第一位置），可见鼻腔底部、鼻中隔前部和下部、下鼻甲和下鼻道；若头向后仰约30°（第二位置），可见鼻中隔中段以及中鼻甲、中鼻道和嗅裂的一部分；再使头部后仰至约60°（第三位置），可见到鼻中隔上部、鼻丘、中鼻甲前端、嗅裂和中鼻道的前下部，少数患者也可以看到上鼻道。如果鼻黏膜肿胀，可先用1%~2%麻黄素液使黏膜收缩后再观察。

正常鼻黏膜呈淡红色，湿润，光滑，鼻甲黏膜柔软而有弹性，鼻底及各鼻道无分泌物潴留。

在检查过程中，须注意观察鼻甲有无充血、水肿、肥大、干燥及萎缩等；中鼻甲有无息肉样变，鼻道中有无分泌物积聚，并注意分泌物的性质；鼻中隔有无偏曲或骨嵴、棘突、穿孔等；鼻腔内有无异物、息肉或肿瘤等。

（二）后鼻镜检查法（间接鼻咽镜检查法）

此法可检查鼻腔后部及鼻咽部。被检者头略前倾，张口，咽部完全放松，用鼻呼吸。检查者左手持压舌板，压下舌前2/3，右手持加温而不烫的后鼻镜（即间接鼻咽镜），镜面向上，由张口之一角送入，置于软腭与咽后壁之间，避免触及咽后壁或舌根，以免引起恶心而影响检查（如被检者咽部反射过于敏感，可用1%丁卡因溶液喷雾麻醉咽部）。当镜面向上向前时，可见到软腭的背面、鼻中隔后缘、后鼻孔、各鼻甲及鼻道的后段；将镜面移向左右，可见咽鼓管咽口及其周围结构；镜面移向水平，可观察鼻咽顶部及腺样体。检查中应注意黏膜有无充血、粗糙、出血、浸润、溃疡、新生物等（图13-10）。

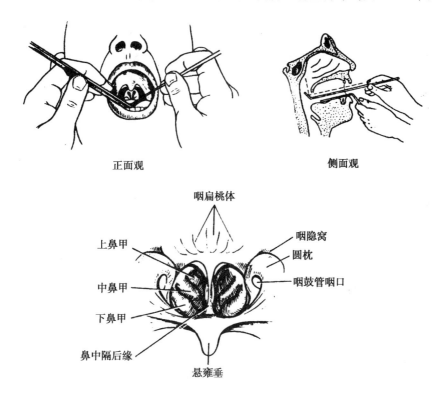

正面观　　　　　　　　　　侧面观

咽扁桃体

上鼻甲　　　　　　　　　　咽隐窝
　　　　　　　　　　　　　圆枕
中鼻甲　　　　　　　　　　咽鼓管咽口

下鼻甲

鼻中隔后缘

悬雍垂

图13-10　间接鼻咽镜检查法及所见鼻咽部像

（三）鼻内镜检查法

鼻内镜是一种光学硬管镜，镜长20~23cm，直径有2.7mm和4mm两种，并有0°、30°、70°等不同的视角，配有光源和图像系统，可对鼻腔及鼻咽各个部位（包括一些隐蔽的部位）进行仔细观察。检查时先用表面麻醉剂和血管收缩剂麻醉及收缩鼻黏膜，根据不同的需要选用不同角度的鼻内镜伸入鼻腔进行检查，必要时还可在直视下用吸引器吸除鼻腔分泌物、取活组织检查或行电凝止血等操作。

三、鼻窦检查法

（一）视、触、叩诊

观察面颊部、内眦及眉根附近皮肤有无红肿，局部有无隆起，眼球有无移位及运动障碍，面颊部或眶内上角处有无压痛，额窦前壁有无叩痛等。

（二）前后鼻镜检查及鼻内镜检查

主要观察鼻道中有无脓液及脓液所在部位，如中鼻道有脓性引流，多提示前组鼻窦炎，而嗅裂积脓，多提示后组鼻窦炎。此外，尚须注意鼻道内有无息肉或新生物，鼻甲黏膜有无肿胀或息肉样变。

（三）鼻窦影像学检查

X 线、CT 或 MRI 等影像学检查可显示鼻窦的形状和大小、黏膜是否增厚、骨壁和周围组织有无破坏，以及窦内是否有息肉、肿瘤、异物或分泌物存在等，因此对鼻窦疾病的诊断很有帮助。

（四）上颌窦穿刺冲洗法

用于对上颌窦疾病的诊断（方法详见第十四章）。应注意冲出物的数量和性质，必要时可将冲出物进行细菌培养与癌细胞检查。

四、鼻功能检查法

（一）呼吸功能检查法

主要检查病人的鼻腔通气功能。除常规前鼻镜及后鼻镜检查外，还可借助鼻测压计和鼻声反射测量计等仪器进行检查。

（二）嗅觉检查法

用小瓶分装各种气味的液体，如醋、酱油、麻油、酒精、香水等，病人用手指闭一鼻孔，向各瓶嗅味分辨。检完一侧鼻腔再检另侧。此法用于一般门诊或大批体检，只能检查嗅觉的有无。

第三节　咽喉的检查法

一、喉的外部检查法

喉的外部检查主要是视诊和触诊。观察喉的外部大小是否正常，位置是否在颈前正中部，两侧是否对称。甲状软骨和环状软骨的前部可用手指触诊，注意喉部有无肿胀、触痛、畸形，以及颈部有无肿大的淋巴结或皮下气肿等。还可用拇指、食指按住喉体，向两侧推移，可扪及正常喉关节的摩擦和移动感觉。如喉癌发展到喉内关节，这种感觉往往消失。

二、口咽部检查法

被检查者正坐张口，平静呼吸。检查者手持压舌板，轻轻压下舌前 2/3，过深则容易引起恶心呕吐，过浅则无法充分暴露口咽部。压舌板的近端不可下压，以防将舌尖压于齿上，引起疼痛。对反射敏感者，可用 1% 丁卡因溶液喷雾 1~2 次。

注意观察口咽部形态；黏膜的色泽，有无充血、分泌物、假膜、溃疡、新生物等；软腭是否对称及其活动情况；咽后壁有无淋巴滤泡及咽侧索有无红肿；扁桃体的大小及前后腭弓的情况。若用拉钩将前腭弓拉开，则能更好地看清扁桃体真实情况，用压舌板挤压前腭弓，检查隐窝内有无干酪样物或脓液溢出。

三、鼻咽部检查法

常用后鼻镜检查（间接鼻咽镜检查）及鼻咽纤维镜或电子镜检查。

四、喉咽部及喉腔检查法

（一）间接喉镜检查法

嘱受检者正坐，头稍后仰，张口，将舌伸出，平静呼吸。检查者用纱布块包裹舌前 1/3 部，以左手拇指（在上方）和中指（在下方）捏住舌前部并拉向前下方，食指推开上唇，抵住上列牙齿，以求固定。右手持加温而不烫的间接喉镜由受检者左侧口角伸入咽部，镜面朝向前下方，镜背紧贴悬雍垂前面，将软腭推向上方，观察镜中影像。先调整镜面角度和位置以观察舌根、舌扁桃体、会厌谷、会厌舌面及游离缘、喉咽后壁、喉咽侧壁、梨状窝等结构。然后嘱受检者发"衣"声，使会厌上举，观察会厌喉面、杓会厌襞（披裂）、杓间区、室带、声带及其闭合情况。要注意的是，间接喉镜内的影像与实际喉头的位置前后正好颠倒，而左右不变。若咽反射过于敏感，可先用 1% 丁卡因喷雾咽部，数分钟后再进行检查。

正常情况下，喉及喉咽左右两侧对称，梨状窝无积液，黏膜呈淡红色，声带呈白色条状（图 13-11）。检查时应注意观察喉咽及喉腔黏膜色泽和有无充血、肥厚、溃疡、瘢痕、新生物或异物等，同时观察声带及杓状软骨活动情况等。

（二）纤维喉镜及电子喉镜检查法

纤维喉镜或电子喉镜的优点是可弯曲，鼻黏膜、口咽及喉咽黏膜表麻后，纤维喉镜或电子喉镜从鼻腔导入，通过鼻咽、口咽到达喉咽，可对鼻咽、喉咽及喉腔进行详细检查，还可进行活检、息肉摘除、异物取出等手术。

五、咽喉的影像学检查

X 线、CT 及 MRI 等影像学检查可显示鼻咽、口咽、喉咽及喉部的形态，尤其在显示咽喉部肿瘤的大小和浸润范围方面具有较大的优势。

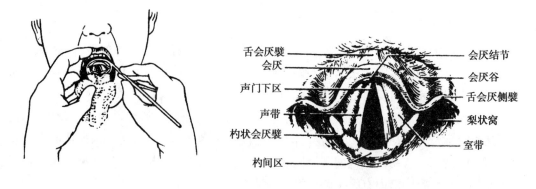

图 13 - 11　间接喉镜检查法及所见喉像

第四节　口齿的检查法

一、常用检查器械

口腔检查常用器械为口镜、探针和镊子。

口镜：为一带长柄的小圆镜，利用镜面的反光及映像作用，以增加局部照明和检查不能直视的部位，亦可用口镜牵拉口角，推压唇、颊、舌等软组织。此外，镜柄可用于叩诊牙齿。

探针：常用来检查牙面的沟裂、点隙、龋洞及发现感觉过敏点，还可用以探测牙周袋的深度和龈下牙结石情况，检查充填物及修复体与牙体的密合程度。有一种带刻度（以毫米计）的探针专用于检查牙周袋的深度。

镊子：用来夹取敷料、药物、腐败组织和异物等，检查牙齿的松动度，其柄还可叩诊牙齿用。

二、一般检查方法

1. 望诊　包括望颌面部、牙齿、牙周、口腔黏膜等。

（1）望颌面部　注意左右是否对称，有无肿胀、畸形或创伤；关节和肌肉功能有无障碍；皮肤有无瘢痕、窦道或瘘管及颜色改变等。

（2）望牙齿　注意牙的数目、形态、质地、位置、排列和咬合关系等，有无龋病、残冠、残根及牙石等。

（3）望牙周　牙龈的形态与颜色；是否有牙龈乳头肿胀、出血与增生；是否有牙周溢脓、牙龈窦道或牙松动等。

（4）望口腔黏膜　对于唇、颊、腭、舌、口底应注意其对称性，黏膜有无颜色改变，完整性是否被破坏；有无水肿、溃疡、疱疹、丘疹、糜烂、过度角化、瘢痕、色素沉着等；观察舌背表面舌乳头情况等。

2. **探诊** 临床常用探针来进行探诊。探诊时动作应轻柔，切忌粗鲁，以免损伤牙周、黏膜及其他口腔软组织。

（1）探龋损情况 确定龋洞的位置、深浅、大小与牙本质软化程度，有无探痛及牙髓是否暴露等。此外，对已充填的龋洞，可检查充填物与牙体组织间的密合程度，有无继发龋，有无悬突等。

（2）探牙周袋及窦道 钝头且带有毫米刻度的探针可探测牙周袋的深度及范围，亦可探查黏膜窦道的方向和深度。

3. **叩诊** 用口镜或镊子柄对牙齿𬌗面或切端进行力量适中的垂直叩击，以检查根尖周组织的反应，这对于根尖周疾病的诊断有较大的帮助，有时亦可作水平方向叩击，以检查牙周膜的反应。叩诊时一般先叩可疑病牙的邻牙，然后再叩病牙，以便对照。

4. **触诊** 用手指直接触摸或用镊子夹持棉球扪压，用以检查病损的性质、大小、深度等。触诊时应轻柔，不能给患者增加额外的痛苦。

（1）牙的触诊 检查牙齿是否有尖锐的牙尖和边缘嵴。

（2）牙周病及根尖周病的触诊 用手指触压相当于病牙根尖区的牙龈及黏膜转折处，以检查是否有波动、压痛等；触压牙龈，观察龈缘是否有脓液溢出。检查牙齿的松动度，可用牙科镊子进行，前牙以镊子夹持牙冠的唇、舌面，后牙将镊尖合拢置于牙齿𬌗面，摇动镊子，即可查出牙齿松动情况。临床按牙齿松动程度的轻重分为：

Ⅰ度松动：牙齿向唇（颊）舌侧方向活动，幅度在1mm以内。

Ⅱ度松动：牙齿向唇（颊）舌侧方向活动，幅度在1~2mm，且伴有近远中方向活动。

Ⅲ度松动：牙齿向唇（颊）舌侧方向松动，幅度在2mm以上，且伴有近远中及垂直方向活动。

（3）肿胀部位的触诊 可检查肿胀的范围、质地、表面温度，周界是否清楚、是否有压痛等。

（4）黏膜溃疡、斑块的触诊 了解基底有无硬结、突起等。

（5）淋巴结的触诊 了解淋巴结大小、数目、硬度、有无粘连、压痛等，对于判断有无炎症、肿瘤是否转移有着重要的临床意义。

5. **咬诊** 由于牙周病或牙齿形态、排列、咬合关系的异常，可使个别牙呈早接触或咀嚼运动受阻。咬诊检查从正中𬌗开始，然后为前伸及侧向𬌗运动。注意各方向运动时是否存在障碍，重点注意在运动过程中个别牙或一组牙有无松动，以手指扪压患牙早接触点的位置及大小，此为临床上简便而常用的方法。

三、特殊检查方法

1. **牙髓活力测验** 利用温度和电流刺激检查牙髓的反应。正常的牙髓对温度和电流的刺激有一定的耐受能力，一般情况下对20℃~50℃的温度刺激不产生反应。一旦发生炎症，则对温度刺激反应敏感，如发生变性或坏死，则反应迟钝或消失。

（1）温度测验 可分别使用冷诊法和热诊法。

冷诊法：用冷水喷注、小冰棒，或用小棉球蘸酒精、氯乙烷，置于受检牙的颈部、窝洞底部，观察病人的疼痛反应。临床上最简易的方法是用牙科三用枪喷注，冷水喷注时，应由下颌牙开始，缓慢向上颌牙喷注，逐个测试，以免误诊。

热诊法：将热水或烤热的牙胶（温度为50℃～60℃）置于事先已拭干的受检牙的牙面上，以观察病人的疼痛反应。测试时应以相邻牙或对侧同名牙作对照。

（2）电流测验　利用微弱电流通过牙体硬组织，传导至牙髓神经，引起兴奋，产生知觉，由此来判断牙髓的活力。一般要与邻近的正常牙或正常同名牙进行反应对照。不要在有充填物、龋洞或过度磨耗的牙面测验。测试时，先将牙面擦干，严格隔离唾液，将牙膏涂于活力计探头上，然后放置在被测牙面，将活力计电位从"0"开始逐渐加大到牙有刺激感时，让病人举手示意，记下测试器数值，作为诊断的参考。

当全身患有某种慢性疾病，或在月经期、妊娠期，以及精神紧张时，可使牙髓的敏感性增强。儿童牙髓的敏感程度较高，随着年龄增长，牙髓敏感程度逐渐降低，检查时应注意这些情况。

2. 局部麻醉检查　对于放射性疼痛又难以区别上下颌牙的情况下，可使用局部麻醉来区别疼痛发生的部位。此外，对三叉神经痛患者，也可局部麻醉以明确是哪一支所引起的疼痛。

3. 涎腺分泌功能检查　涎腺分泌功能检查包括唾液分泌的定性、定量检查和对唾液成分的分析，对涎腺疾病及某些代谢性疾病的诊断有一定参考价值。

第十四章　耳鼻咽喉口齿科常用的治疗操作

第一节　耳科常用治疗操作

一、外耳道冲洗法

主要用于外耳道异物或耵聍。患者取侧坐位，头偏向健侧，患侧颈及肩部围以治疗巾，患者手托弯盘，紧贴患侧耳垂下方的皮肤，以盛装冲洗时流出的水液。操作者左手将患侧耳郭轻轻向后上方（小儿向后下）牵拉，使外耳道成一直线，右手持吸满温生理盐水的冲洗器（或注射器）向外耳道后上壁方向冲洗（图 14 - 1）。反复冲洗直至耵聍或异物冲净为止，最后用干棉签拭净外耳道，并检查外耳道有无损伤。

二、鼓膜穿刺抽液

成人可用鼓膜麻醉剂进行鼓膜表面麻醉，用 75% 酒精进行外耳道及鼓膜表面消毒，以针尖斜面较短的 7 号针头，在无菌操作下从鼓膜前下方（或后下方）刺入鼓室（图 14 - 2），抽吸积液。必要时可重复穿刺，亦可于抽液后注入药物。

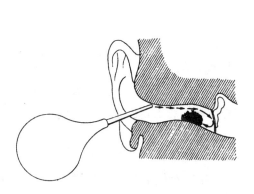

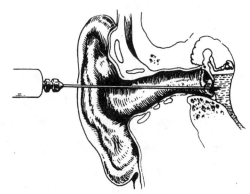

图 14 - 1　外耳道冲洗法　　　　图 14 - 2　鼓膜穿刺术位置示意图

三、鼓膜切开术

鼓室积液较黏稠，鼓膜穿刺不能吸出，或小儿不合作，局麻下无法行鼓膜穿刺时，应行鼓膜切开术。手术可于局麻（小儿需全麻）下进行。用鼓膜切开刀在鼓膜前下象限做放射状或弧形切口（图14-3），注意勿伤及鼓室内壁黏膜，鼓膜切开后应将鼓室内液体全部吸尽。

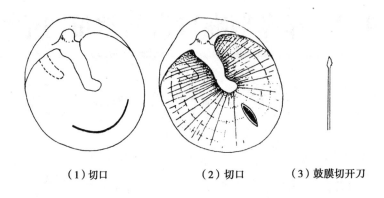

（1）切口　　　　　　（2）切口　　　　（3）鼓膜切开刀

图14-3　鼓膜切开术示意图

四、鼓膜置管术

成人局麻，儿童采用全麻，在鼓膜或外耳道底壁置入通气管（图14-4），使鼓室与外耳道相通，以改善中耳的通气引流。术后三天内每日由外耳道加压通气一次（咽鼓管通畅者），1个月内每周观察一次，以后每月观察一次，直至通气管脱落。

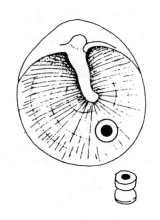

图14-4　鼓膜置管术

五、咽鼓管吹张术

可采用捏鼻鼓气法、波氏球吹张法或导管吹张法。

1. 捏鼻鼓气法　将一听诊管分别插入病人和医师的外耳道口，嘱病人用拇指和食指捏住两鼻翼，紧闭嘴，使前鼻孔和嘴均不出气，然后用力呼气，这样呼出的气体沿两侧咽鼓管进入鼓室，医师可通过听诊管听到鼓膜振动声，同时可观察鼓膜向外运动，病人自己也能感受到鼓膜向外运动的振动声。但咽鼓管狭窄或不通者则不出现上述情况。

2. 波氏球吹张法　嘱受试者含水一口，检查者将鼓气球［图14-5（1）］前端的橄榄头塞于受试者一侧前鼻孔［图14-5（2）］，并压紧对侧前鼻孔。受试者吞咽水的瞬间软腭上举、鼻咽腔关闭、咽鼓管开放，检查者迅速挤压橡皮球，将气流压入咽鼓管达鼓室［图14-5（3）］，检查者从听诊管内可听到鼓膜振动声，或可观察鼓膜的活动情况。

3. 导管吹张法　先用1%麻黄素和1%丁卡因收缩、麻醉鼻腔黏膜，将咽鼓管导管沿鼻底缓缓伸入鼻咽部（图14-6），将原向下的导管口向外侧旋转90°（图14-7），并向外前沿着鼻咽部外侧壁缓缓退出少许，越过咽鼓管圆枕，进入咽鼓管咽口（图14-8）。导管抵达鼻咽后壁后，亦可将导管向内侧旋转90°，缓缓退出至钩住鼻中隔后缘，再向下、向外旋转180°，进入咽鼓管咽口。然后左手固定导管，右手用橡皮球向导管内吹气，注意用力要适当，避免压力过大导致鼓膜穿孔。此时病人自己可感到有空气进入耳内，若将听诊管一端塞入受试耳外耳道，另一端塞入检查者外耳道，则吹气时可通过听诊管的声音判断咽鼓管是否通畅。临床上此法常用于对咽鼓管功能不良（如分泌性中耳炎）进行治疗。

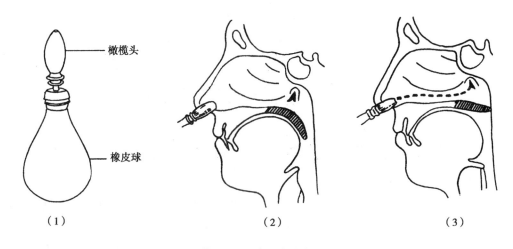

橄榄头

橡皮球

（1）　　　　　　　　（2）　　　　　　　　（3）

图14-5　波氏球吹张法

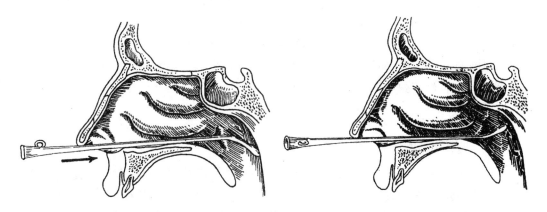

图14-6　咽鼓管吹张导管法之一　　　　图14-7　咽鼓管吹张导管法之二

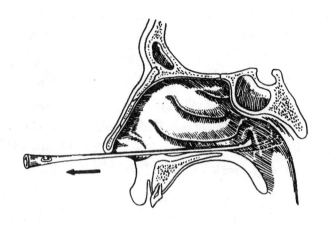

图 14 - 8　咽鼓管吹张导管法之三

第二节　鼻科常用治疗操作

一、鼻骨骨折复位法

清理鼻腔后，以 1% 丁卡因加 1‰肾上腺素液麻醉鼻腔黏膜，约 10～15 分钟。儿童患者，必要时可采取全身麻醉。用鼻骨复位钳或用大小适宜的手术刀柄，套上乳胶管，伸入鼻腔，置于塌陷的鼻骨下方，均匀用力将鼻骨向上、向外抬起。同时，另一手的食指和拇指可按在鼻梁部协助复位，力求使其与健侧鼻骨相对称（图 14 - 9）。若双侧鼻骨塌陷时，可从两侧鼻腔同时进行复位。注意复位器械伸入鼻腔后，不宜超过两眼内眦连线，以免损伤筛板。若鼻中隔骨折而脱位时，也可用复位钳伸入鼻腔夹住鼻中隔，扶正其位置。复位后，鼻腔用消毒凡士林纱条填塞，保留 24～48 小时，以达到固定骨折及压迫止血的目的。必要时，在鼻外用鞍状白铝片做夹板，盖于鼻梁上并贴以胶布，以资保护。术后，严防触动鼻部及再受撞伤，避免擤鼻，以防皮下气肿。外鼻固定夹于一周后取下。

二、下鼻甲黏膜下注射法

本法适用于下鼻甲肥大，对血管收缩剂不敏感者。下鼻甲注射药物后，促使黏膜下产生疤痕组织，减轻肿胀，改善鼻腔通气情况。操作方法：先用蘸有 1% 丁卡因溶液的棉片，置于双下鼻甲表面进行表麻后，用细腰椎穿刺针，由前端刺入黏膜下，沿与下鼻甲游离缘平行方向直达后端，注意不能穿破后端黏膜，然后边退针边注射（图 14 - 10）。每侧下鼻甲可注射药液 1～2ml，注射后局部塞一棉花球止血，15～30 分钟后可取出棉球。

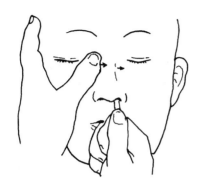
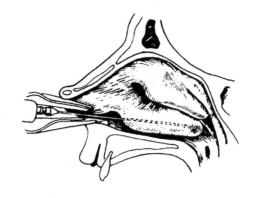

图 14-9　鼻骨骨折整复法　　　　图 14-10　下鼻甲黏膜下注射法

三、填塞止血法

1. 鼻腔可吸收性物填塞　可吸收性材料有淀粉海绵、明胶止血海绵或纤维蛋白绵等，也可用明胶海绵蘸上凝血酶粉、三七粉或云南白药。填塞时仍须加以压力，必要时可辅以小块凡士林油纱条以加大压力。此法之优点是填塞物可被组织吸收，可避免因取出填塞物造成鼻黏膜的再出血。

2. 鼻腔纱条填塞　可用凡士林油纱条、抗生素油膏纱条、碘仿纱条等。方法：将纱条一端双叠约 10cm，将其折叠端置于鼻腔后上部嵌紧，然后将双叠的纱条分开，短端贴鼻腔上部，长端平贴鼻腔底，形成一向外开放的"口袋"。然后将长端纱条填入"口袋"深处，自上而下、从后向前进行填塞，使纱条紧紧填满鼻腔（图 14-11），剪去前鼻孔多余纱条。凡士林油纱条填塞时间一般 1~2 天，如必须延长填塞时间，须辅以抗生素抗感染，一般不宜超过 3~5 天，否则有引起局部压迫性坏死和感染之虞。抗生素油膏纱条和碘仿纱条填塞则可适当增加留置时间。

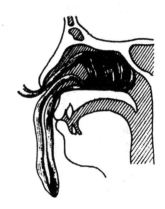

图 14-11　前鼻孔填塞法

3. 后鼻孔填塞　方法和步骤（图 14-12）：①先用凡士林纱条做成与病人后鼻孔大小相似的锥形小球（可做成较后鼻孔略大的枕形纱球），纱球尖端系粗丝线 2 根，纱球底部系 1 根。②用小号导尿管头端于出血侧前鼻孔插入鼻腔直至口咽部，用长弯血管钳将导尿管头端牵出口外，导尿管管尾端仍留在前鼻孔外。③将纱球尖端丝线缚于导尿管头端（注意缚牢）。④回抽导尿管尾端，将纱球引入口腔，用手指或器械将纱球越过软腭纳入鼻咽腔，同时稍用力牵拉导尿管引出纱球尖端丝线，使纱球紧塞后鼻孔。⑤鼻腔随即用凡士林油纱条填塞。⑥拉出的两根丝线缚于一小纱布卷，固定于前鼻孔。⑦纱球底部之丝线自口腔引出松松固定于口角旁。填塞留置期间应给予抗生素，填塞时间一般不超过 3 天，最多不超过 5~6 天。

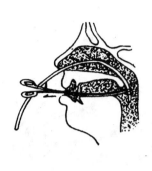
（1）将导尿管头端拉出口外

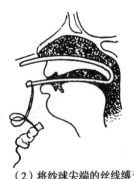
（2）将纱球尖端的丝线缚于
导尿管头端，回抽导尿管

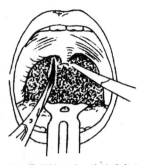
（3）借器械之助，将纱球向上
推入鼻咽部

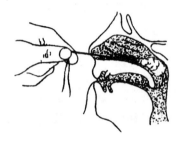
（4）将线拉紧，使纱球嵌入后鼻孔

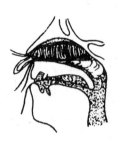
（5）再做鼻腔填塞

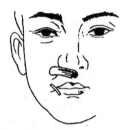
（6）纱球尖端上的系线固
定于前鼻孔处，底部
单线固定于口角

图 14 - 12 后鼻孔填塞法

取出方法：①先撤除鼻腔内填塞物。②牵引留置口腔的丝线，并借助血管钳，将纱球迅速经口取出。

4. 鼻腔或鼻咽气囊或水囊填塞 用指套或气囊缚在小号导管头端，置于鼻腔或鼻咽部，囊内充气或充水以达到压迫出血部位的目的。此方法可代替后鼻孔填塞。

四、上颌窦穿刺冲洗法

用于上颌窦炎。此方法既有助于诊断，也可用于治疗，但应在全身症状消退和局部炎症基本控制后施行。具体方法和步骤是（图 14 - 13）：

1. 表面麻醉 用 1% 麻黄素棉片收缩下鼻甲和中鼻道黏膜，然后用浸有 1% ~ 2% 丁卡因（可加少许肾上腺素）的棉签置入下鼻道外侧壁、距下鼻甲前端约 1 ~ 1.5cm 的下鼻甲附着处稍下的部位（该处骨壁最薄，易于穿透，是上颌窦穿刺的最佳进针部位）。麻醉时间约 10 ~ 15 分钟。

2. 穿刺操作 在前鼻镜窥视下，将上颌窦穿刺针尖端引入上述进针部位，针尖斜面朝向下鼻道外侧壁并固定。一般穿刺右侧上颌窦时，左手固定病人头部，右手拇指、食指和中指持针，掌心顶住针之尾端，穿刺左侧上颌窦时则相反。亦可无论穿刺何侧上颌窦均是左手固定头部，右手持针。针之方向对向同侧耳郭上缘，稍加用力钻动即可穿通骨壁进入窦内，此时有一"落空"感觉。

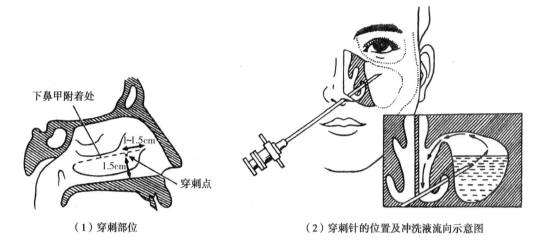

（1）穿刺部位　　　　　　（2）穿刺针的位置及冲洗液流向示意图

图 14-13　上颌窦穿刺冲洗法

3. 冲洗　拔出针芯，接上注射器，回抽检查有无空气或脓液，以判断针尖是否确在窦内，抽出之脓液送培养和药物敏感试验。证实针尖确在窦内后，撤下注射器，用一橡皮管连接于穿刺针和注射器之间，徐徐注入温生理盐水以冲洗。如上颌窦内积脓，即可随生理盐水一并经窦口自鼻腔冲出。可连续冲洗，直到脓液冲净为止。必要时可在脓液冲净后，注入抗炎药液。冲洗完毕，按逆进针方向退出穿刺针。一般情况下，穿刺部位出血极少，无须处理，前鼻孔放置棉球以避免少许血液流出。

每次冲洗应记录脓液之性质（黏脓、脓性、蛋花样或米汤样）、颜色、气味和脓量。一般可根据病情每周1次或2次重复穿刺冲洗，亦可经穿刺针腔引入硅胶管留置窦腔内，一端固定于前鼻孔外，以便连续冲洗。

上颌窦穿刺术虽是一简单技术，但操作不当或不慎亦可发生下列并发症：①面颊部皮下气肿或感染。乃因进针部位偏前，针刺入面颊部软组织所致。②眶内气肿或感染。进针方向偏上，用力过猛，致针穿通上颌窦顶壁（即眶底壁）入眶内所致。③翼腭窝感染。多为针穿通上颌窦后壁入翼腭窝所致。④气栓。针刺入较大血管，并注入空气所致。

上颌窦穿刺冲洗术应注意：①进针部位和方向正确，用力要适中，一有"落空"感即停。②切忌注入空气。③注入生理盐水时，如遇阻力，则说明针尖可能不在窦内，或在窦壁黏膜中，此时应调整针尖位置和深度，再行试冲，如仍有较大阻力，应即停止。有时因窦口阻塞亦可产生冲洗阻力，如能判断针尖确在窦内，稍稍加力即可冲出，如仍有较大阻力，亦应停止。④冲洗时应密切观察病人之眼球和面颊部，如病人诉述有眶内胀痛或眼球有被挤压出的感觉时应停止冲洗。若发现面颊部肿起亦应停止冲洗。⑤穿刺过程中病人如出现昏厥等意外，应即刻停止冲洗，拔除穿刺针，让病人平卧，密切观察并给予必要处理。⑥拔除穿刺针后，若遇出血不止，可在穿刺部位压迫止血。⑦若疑发生气栓，应急置病人头低位和左侧卧位（以免气栓进入颅内血管和冠状动脉），并立即给氧及采取其他急救措施。

第三节　咽部常用治疗操作

一、扁桃体周围脓肿切开排脓

在悬雍垂根部做一假想之水平线，腭舌弓外侧缘之下端做一垂直线，两线交点处为切口点。用2%丁卡因溶液涂于切口周围。切开时刀尖刺入深度不宜超过1cm，以免损伤大血管。随后用止血钳向后方逐层分离，直达脓腔，将切口扩大至脓排尽为止（图14－14）。

二、咽后脓肿切开排脓

病人仰卧头低位，咽部用1%丁卡因溶液行表麻（小儿不用表麻）。用压舌板压下舌前2/3，暴露咽部，用长穿刺针先行穿刺，抽出脓液，再以食指引导长尖刀插入脓肿最突出处，直达脓腔，向上切开黏膜，随用吸痰器抽吸脓液，以免脓液流入气管。然后用细长血管钳扩张切口，吸出脓液，至无脓为止（图14－15）。

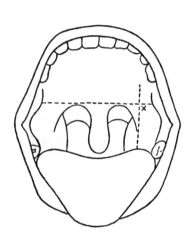

图14－14　扁桃体周围脓肿切口点

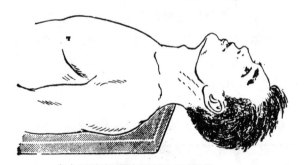

（1）咽后壁脓肿切开时之正确体位

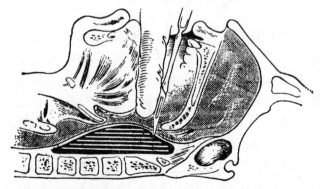

（2）咽后壁脓肿切开法（食指引导切刀并可避免刺入过深）

图14－15　咽后脓肿切开排脓术

第四节　口腔常用治疗操作

一、冠周冲洗

用配有钝针头的注射器，抽取适量生理盐水、1%～3%过氧化氢溶液、1∶5000高锰酸钾液、0.1%洗必泰液等反复冲洗龈袋，至溢出液清亮为止。拭干后，以探针蘸2%碘酒、碘甘油或少量碘酚上入龈袋内，每日1～3次，并用含漱液漱口。

二、颞下颌关节脱位复位法

口内法：病员端坐在口腔手术椅上（或普通椅子上），头背紧靠墙壁。下颌牙殆面的位置应低于术者两臂下垂肘关节水平。术者位于病员前方，两拇指缠以纱布放于病员双下颌牙殆面上，尽可能向后，其余手指握住下颌体下缘，拇指向下压，力量逐渐加大，其余手指将颏部缓慢上推，当髁突移到关节结节水平以下时，再轻轻将下颌向后推动，此时髁状突即可滑入关节窝而复位。有时能听到清脆的弹响声。当复位后，术者拇指应迅速滑向两侧口腔前庭，防止咬伤。双侧脱位者同时复位有困难时，可先复位一侧，紧接着复位另一侧。

口外法：病员和术者体位同口内法。复位时，术者两拇指放在病员两侧突出于颧弓下方的髁状突前缘，即下关穴处，然后用力将髁状突向后下方挤压。此时，病员感觉下颌酸麻，术者其余四指握住下颌骨体部向前上方推，髁状突下降并可向后滑入关节窝。

关节复位后，在检查咬合关系确已恢复正常的基础上，采用颏、顶、枕颅颌绷带包扎，固定下颌2～3周，限制下颌运动，开口不宜超过1cm。这样可以使被牵拉撕裂的组织得到修复，防止继发的复发性脱位和颞下颌关节紊乱病，宜进软饮食。

三、局部麻醉方法

（一）表面麻醉

将1%或2%丁卡因涂布或喷雾于黏膜表面以麻醉末梢神经，适用于表浅的黏膜下脓肿切开、极松动牙齿的拔除及软腭舌根部位的检查等。

（二）局部浸润麻醉

局部浸润麻醉是指注射麻药于手术区的组织内，利用药物的弥漫、渗透作用，以麻醉神经末梢，使其失去传导痛觉的功能，达到麻醉的作用。适用于拔上颌前牙、双尖牙、下颌前牙，以及牙槽部手术和口内脓肿切开等（图14-16）。

一般采用5号注射针头及5号注射器，注射前用1%～2%碘酊消毒局部黏膜。注射时，以执笔式握住注射器，针头进入注射部位后，按常规回抽无血液时，方可注入麻醉剂。唇（颊）侧注射时，于根尖部近中侧前庭沟处进针，针与黏膜成45°，待针头抵触骨面后，退针0.2cm，注入麻醉剂0.5～2.0ml。舌（腭）侧注射时，于距牙龈0.5～

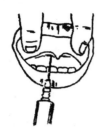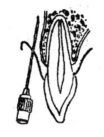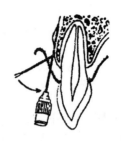

图 14 - 16　局部浸润麻醉

1.0cm 处进针，注射麻醉剂 0.5ml。

（三）阻滞麻醉

1. 上牙槽后神经阻滞麻醉　又称上颌结节注射法。将麻药注射于上颌结节处，以麻醉上牙槽后神经，使同侧上颌第二、三磨牙，以及第一磨牙远中颊根和腭根及其颊侧牙龈、黏膜、骨膜、牙周膜、牙槽骨均被麻醉。

病人取坐位，头后仰，上颌牙𬌗平面与地面呈 45°，半张口，术者用口镜将口颊向后上方牵拉，显露上颌磨牙区前庭沟。在第二磨牙远中颊侧前庭处进针，如为第二磨牙尚未萌出的儿童，则针刺点前移一个牙位，对上颌磨牙已脱落的成年人，以颧牙槽嵴为注射标志，因其位置正对上颌第一磨牙，可以估计第二、三磨牙的正确位置（图14 - 17）。注射针与上牙之咬合面成 45°，向后上方推进，同时将注射器外转，使针尖沿骨面向后、上、内方向前进，深约 2cm，即可抵达上牙槽后神经区域，回吸无血，推注麻药 2ml。进针过程中始终要保持针尖贴近骨面，不宜刺入过深，以免刺破后上的翼静脉丛，引起深部血肿。若拔除上颌第一磨牙，还要补充颊侧局部浸润麻醉，因为其近中颊侧根由上牙槽中神经支配。

2. 腭前神经阻滞麻醉　又称腭大孔注射法。将麻药注射于腭大孔或其附近，以麻醉腭前神经，使同侧上颌双尖牙及磨牙腭侧牙龈黏膜、骨膜、牙槽骨被麻醉。

嘱病人大张口，穿刺点在第二、三磨牙之间，腭侧龈缘至腭中缝所做连线的中 1/3 与外 1/3 交界处。如第三磨牙未萌出，穿刺点则在第二磨牙腭侧。注射针以对侧口角方向刺入腭黏膜，直达骨面，不须寻找腭大孔，注射麻药 0.3 ~ 0.5ml。注射点不可过于向后，注射量勿过多，否则，容易引起咽部压迫感及恶心等症状（图 14 - 18）。

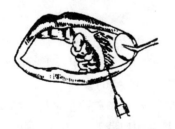

图 14 - 17　上颌结节麻醉

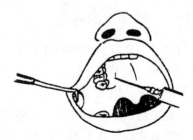

图 14 - 18　腭大孔麻醉

3. 鼻腭神经阻滞麻醉 又称腭前孔注射法。将麻药注射于硬腭前方的切牙孔处，使切牙、尖牙腭侧黏膜、骨膜、牙龈、牙槽骨被麻醉。

将头位调到稍后仰，嘱病人大张口，注射针从侧面刺入切牙孔乳头基底部，达骨面即为孔之边缘处，推注麻药0.3ml。此处龈黏膜紧贴骨面，组织致密，阻力大，故推药宜缓慢，以免压力过大致针头挤脱（图14-19）。

4. 下牙槽神经阻滞麻醉 又称翼下颌注射法。将麻药注射到翼下颌间隙内，可麻醉下牙槽神经。

嘱病人大张口，头稍仰，使下牙咬合平面与地面平行。术者用口镜将注射侧口角及颊部拉向外侧，显露上下颌磨牙后部之颊脂垫尖及翼下颌皱襞。右手持注射器从对侧口角以水平方向，于翼下颌皱襞外侧之颊脂垫尖处刺入，向后外方进针2~2.5cm，深度即可触及骨面，回抽无血后，注射麻药2ml。如触到骨面时进针深度不足2cm，说明针尖抵达之部位过于向前，如达2.5cm深度仍未触到骨面，则为过于向后。矫正方法是退针至黏膜下，调整方向，再行进针（图14-20）。

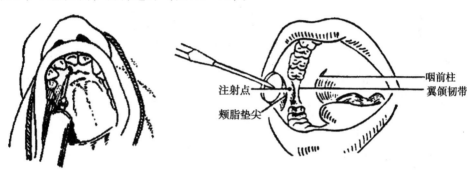

图14-19　切牙孔麻醉　　　　　图14-20　下牙槽神经阻滞麻醉口内标志

四、龈上洁治术

手用器械洁治法：以改良握笔法持洁治器，中指的指腹放于洁治器的颈部，同时以中指或中指加无名指放在被治牙附近的牙面作为支点，将洁治器的刃口放在牙石的下方，紧贴牙面，刀刃与牙面形成80°左右夹角，再使用腕力，以有力的动作向𬌗面方向将牙石整块从牙面刮除。按序使用每根器械刮除相应部位的牙石，后用橡皮杯轮或杯状刷磨光，使牙面光洁。

超声波洁治法：超声洁治器主要由发生器和换能器组成，通过工作头的高频振动而除去牙石，具有高效、省时、省力等优点。使用时将工作头轻轻以15°角接触牙石，利用工作头顶端的超声振动波击碎牙石。要注意的是，超声洁治不宜用于放置心脏起搏器的患者，以免因电磁辐射的干扰造成眩晕及心律紊乱等症状。

方剂名录

二　画

二陈汤（《太平惠民和剂局方》）

　　半夏　橘红　白茯苓　甘草

十全大补汤（《太平惠民和剂局方》）

　　人参　肉桂　川芎　地黄　茯苓　白术　炙甘草　黄芪　白芍　当归

七厘散（《同寿录》）

　　血竭　冰片　红花　麝香　乳香　没药　儿茶　朱砂

八珍汤（《正体类要》）

　　当归　川芎　白芍　熟地黄　人参　白术　茯苓　甘草

人参紫金丹（《医宗金鉴》）

　　人参　丁香　当归　血竭　骨碎补　五味子　甘草　五加皮　没药　茯苓

九一丹（《药蔹启秘》）

　　熟石膏　红升丹

　　两药比例为9∶1。

三　画

三拗汤（《太平惠民和剂局方》）

　　甘草　麻黄　杏仁

三甲复脉汤（《温病条辨》）

　　干地黄　生白芍　麦冬　生牡蛎　阿胶　火麻仁　生鳖甲　生龟板　炙甘草

大补元煎（《景岳全书》）

　　人参　炒山药　杜仲　熟地黄　当归　枸杞子　山茱萸　炙甘草

大定风珠（《温病条辨》）

　　生白芍　干地黄　麦冬　阿胶　生龟板　生牡蛎　炙甘草　生鳖甲　火麻仁　五味子　生鸡子黄

川芎茶调散（《太平惠民和剂局方》）

　　川芎　荆芥　白芷　羌活　甘草　细辛　防风　薄荷

四 画

天麻钩藤饮（《中医内科杂病证治新义》）

　　天麻　钩藤　生石决明　山栀　黄芩　川牛膝　杜仲　益母草　桑寄生　夜交藤　茯神　云南白药

　　中成药，处方略。

五味消毒饮（《医宗金鉴》）

　　金银花　野菊花　蒲公英　紫花地丁　紫背天葵子

止嗽散（《医学心悟》）

　　荆芥　桔梗　白前　紫菀　百部　甘草　陈皮

贝母瓜蒌散（《医学心悟》）

　　贝母　瓜蒌　天花粉　茯苓　橘红　桔梗

化毒丸（《医学正传》）

　　生大黄　穿山甲（炙）　当归尾　白僵蚕（炒）　蜈蚣（炙黄）

月华丸（《医学心悟》）

　　天冬　麦冬　生地黄　熟地黄　山药　百部　沙参　川贝母　茯苓　三七　獭肝　菊花　桑叶　阿胶

丹栀逍遥散（《内科摘要》）

　　柴胡　白芍　茯苓　当归　白术　甘草　生姜　薄荷　牡丹皮　栀子

六君子汤（《医学正传》）

　　人参　白术　茯苓　炙甘草　陈皮　半夏

六味地黄丸（《小儿药证直诀》）

　　山茱萸　干山药　泽泻　牡丹皮　茯苓　熟地黄

六味汤（《喉科秘旨》）

　　荆芥　防风　桔梗　僵蚕　薄荷　甘草

六神丸（《雷氏方》）

　　中成药，处方略。

双解通圣散（《医宗金鉴》）

　　防风　荆芥　当归　白芍　连翘　白术　川芎　薄荷　麻黄　栀子　黄芩　石膏　桔梗　甘草　滑石

五 画

玉屏风散（《医方类聚》）

　　黄芪　白术　防风

正骨紫金丹（《医宗金鉴》）

　　丁香　木香　血竭　儿茶　熟大黄　红花　归头　莲肉　茯苓　牡丹皮　白芍　生甘草

正容汤（《审视瑶函》）

　　羌活　白附子　防风　秦艽　胆南星　白僵蚕　制半夏　木瓜　甘草　茯神

甘露饮（《阎氏小儿方论》）

　　熟地黄　生地黄　天冬　麦冬　枳壳　生甘草　茵陈　枇杷叶　石斛　黄芩

甘露消毒丹（《医效秘传》）

　　白豆蔻　藿香　绵茵陈　滑石　木通　石菖蒲　黄芩　川贝母　射干　薄荷　连翘

左归丸（《景岳全书》）

　　熟地黄　炒山药　山茱萸　枸杞子　川牛膝　制菟丝子　鹿角胶　龟板胶

右归丸（《景岳全书》）

　　熟地黄　炒山药　山茱萸　枸杞子　制菟丝子　鹿角胶　当归　杜仲　制附子　肉桂

龙虎二仙汤（《时疫白喉捷要》）

　　龙胆草　生地黄　生石膏　犀角（水牛角代）　牛蒡子　板蓝根　知母　玄参　马勃　木通　黄连　焦栀子　黄芩　僵蚕　大青叶　粳米　甘草　鼠黏子

龙胆泻肝汤（《医方集解》）

　　龙胆草　栀子　黄芩　泽泻　木通　车前子　当归　柴胡　生地黄　甘草

归脾汤（《正体类要》）

　　人参　炒白术　黄芪　茯神　龙眼肉　当归　远志　炒酸枣仁　木香　炙甘草　生姜　大枣

四君子汤（《太平惠民和剂局方》）

　　人参　白术　茯苓　甘草

四物汤（《仙寿理伤续断秘方》）

　　当归　熟地黄　白芍　川芎

四物消风饮（《外科证治》）

　　生地黄　当归　赤芍　川芎　荆芥　薄荷　柴胡　黄芩　生甘草

四黄散（《证治准绳》）

　　黄连　黄芩　黄柏　大黄　滑石　五倍子

　　研细末。

生肌散（《医宗金鉴》）

　　煅石膏　血竭　乳香　轻粉　冰片

生脉散（《医学启源》）

　　人参　麦冬　五味子

仙方活命饮（《校注妇人良方》）

　　穿山甲　天花粉　甘草　乳香　白芷　赤芍　贝母　防风　没药　炒皂角刺　当归尾　陈皮　金银花

白虎汤（《伤寒论》）

　　石膏　知母　甘草　粳米

半夏白术天麻汤（《医学心悟》）

　　半夏　白术　天麻　茯苓　陈皮　甘草　生姜　大枣

半夏厚朴汤（《金匮要略》）

　　半夏　厚朴　茯苓　生姜　苏叶

加味导赤汤（《简明中医喉科学》）

　　生地黄　木通　淡竹叶　甘草　黄连　黄芩　金银花　连翘　牛蒡子　玄参　桔梗　薄荷

六　画

地黄饮（《医宗金鉴》）

　　生地黄　熟地黄　首乌　当归　牡丹皮　玄参　白蒺藜　僵蚕　红花　甘草

芎归二术汤（《外科正宗》）

　　川芎　当归　白术　苍术　人参　茯苓　薏苡仁　皂角刺　厚朴　防风　木瓜　木通　穿山甲　独活　金银花　甘草　精猪肉　土茯苓

耳聋左慈丸（《重订广温热论》）

　　熟地黄　怀山药　山茱萸　牡丹皮　泽泻　茯苓　五味子　磁石　石菖蒲

百合固金汤（《慎斋遗书》）

　　生地黄　熟地黄　麦冬　百合　贝母　当归　白芍　甘草　玄参　桔梗

托里消毒散（《外科正宗》）

　　黄芪　皂角刺　金银花　甘草　桔梗　白芷　川芎　当归　白芍　白术　茯苓　人参

至宝丹（《灵苑方》引郑感方，录自《苏沈良方》）

　　生乌犀屑　朱砂　雄黄　生玳瑁　琥珀　麝香　龙脑　金箔　银箔　牛黄　安息香

血府逐瘀汤（《医林改错》）

　　当归　生地黄　桃仁　红花　枳壳　赤芍　柴胡　桔梗　川芎　牛膝　甘草

会厌逐瘀汤（《医林改错》）

　　桃仁　红花　甘草　桔梗　生地黄　当归　玄参　柴胡　枳壳　赤芍

冰硼散（《外科正宗》）

　　冰片　硼砂　朱砂　玄明粉

交泰丸（《新民医通》）

　　黄连　肉桂

安宫牛黄丸（《温病条辨》）

　　牛黄　郁金　犀角（水牛角代）　黄连　朱砂　栀子　雄黄　黄芩　珍珠　冰片　麝香　金箔衣

导赤散（《小儿药证直诀》）

　　生地黄　木通　竹叶　生甘草梢

导痰汤（《妇人良方》）

　　半夏　陈皮　枳实　赤茯苓　甘草　制南星　生姜

如意金黄散（《外科正宗》）

　　大黄　黄柏　姜黄　白芷　生南星　陈皮　苍术　厚朴　甘草　天花粉

七　画

杞菊地黄丸（《医方考》）

　　枸杞子　菊花　熟地黄　山茱萸　山药　泽泻　牡丹皮　茯苓

苍耳子散（《重订严氏济生方》）

　　白芷　薄荷　辛夷花　苍耳子

苏叶散（《冰玉堂验方集》）

　　紫苏叶　防风　桂枝　生姜　甘草

苏合香丸（《太平惠民和剂局方》）

白术　青木香　乌犀屑　香附子　朱砂　诃黎勒　白檀香　安息香　沉香　麝香　丁香　荜茇　龙脑　苏合香油　熏陆香

辰砂定痛散（《医宗金鉴》）

朱砂　煅石膏　胡黄连　冰片

连理汤（《张氏医通》）

白术　人参　茯苓　黄连　干姜　炙甘草

辛夷清肺饮（《外科正宗》）

辛夷花　生甘草　石膏　知母　栀子　黄芩　枇杷叶　升麻　百合　麦冬

沙参麦冬汤（《温病条辨》）

北沙参　麦冬　玉竹　生甘草　桑叶　生扁豆　天花粉

补中益气汤（《内外伤辨惑论》）

黄芪　人参　白术　炙甘草　当归　陈皮　升麻　柴胡

补阳还五汤（《医林改错》）

黄芪　当归尾　川芎　赤芍　桃仁　红花　地龙

附子理中丸（《太平惠民和剂局方》）

人参　白术　甘草　干姜　附子

八　画

青蛤散（《医宗金鉴》）

青黛　蛤粉　石膏　轻粉　黄柏

青黛散（《赵炳南临床经验集》）

青黛粉　黄柏　滑石粉

肾气丸（《金匮要略》）

干地黄　山药　山茱萸　泽泻　茯苓　牡丹皮　桂枝　炮附子

知柏地黄丸（《医方考》）

山茱萸　怀山药　泽泻　牡丹皮　茯苓　熟地黄　知母　黄柏

和荣散坚丸（《外科正宗》）

熟地　当归　白芍　川芎　人参　白术　茯苓　甘草　陈皮　香附　天花粉　昆布　贝母　夏枯草　红花　升麻　桔梗

金黄油膏（《中医耳鼻咽喉科学》五版教材）

如意金黄散加凡士林，配成20%油膏。

金锁匙（《外科发挥》）

硝石　硼砂　冰片　僵蚕　雄黄

金蟾脱甲酒（《外科正宗》）

白酒　大蛤蟆

鱼脑石散（《中医耳鼻喉科学》四版教材）

鱼脑石粉　冰片　辛夷　细辛

泻心汤（《金匮要略》）

大黄　黄芩　黄连

泻白散（《小儿药证直诀》）

　　桑白皮　地骨皮　甘草　粳米

泽泻汤（《金匮要略》）

　　泽泻　白术

治漏外塞药（《证治准绳》）

　　炉甘石　牡蛎粉

参附龙牡汤（《世医得效方》）

　　人参　附子　龙骨　牡蛎

参附汤（《妇人良方》）

　　人参　附子　生姜　大枣

参苓白术散（《太平惠民和剂局方》）

　　炒扁豆　人参　白术　茯苓　陈皮　怀山药　莲子肉　薏苡仁　砂仁　桔梗　炙甘草

细辛膏（《外台秘要》）

　　细辛　蜀椒　干姜　吴茱萸　皂角　附子　猪油

　　先将各药渍苦酒中一宿，再以猪脂煎至附子呈黄色为止，膏成去滓，俟凝即成。

九　画

栀子清肝汤（《杂病源流犀烛》）

　　栀子　黄连　黄芩　牡丹皮　菖蒲　柴胡　当归　甘草

荆防败毒散（《摄生众妙方》）

　　荆芥　防风　柴胡　前胡　川芎　枳壳　羌活　独活　茯苓　桔梗　甘草

茯苓汤（《万病回春》）

　　土茯苓　桔梗　防风　乳香　没药

牵正散（《杨氏家藏方》）

　　白附子　白僵蚕　全蝎

复元活血汤（《医学发明》）

　　柴胡　瓜蒌根　当归　红花　生甘草　穿山甲　大黄　桃仁

香苏散（《太平惠民和剂局方》）

　　香附　紫苏叶　陈皮　甘草

香砂六君子汤（《古今名医方论》）

　　人参　茯苓　白术　炙甘草　制半夏　陈皮　木香　砂仁

独参汤（《伤寒大全》）

　　人参

养心汤（《证治准绳》）

　　柏子仁　枣仁　远志　当归　川芎　人参　五味子　黄芪　茯神　肉桂　半夏曲　甘草

养阴清肺汤（《重楼玉钥》）

　　玄参　生甘草　白芍　麦冬　生地黄　薄荷　贝母　牡丹皮

养金汤（《类证治裁》）

　　沙参　麦冬　生地黄　知母　杏仁　桑白皮　阿胶　白蜜

活血止痛汤（《外科大成》）

当归 苏木 落得打 川芎 红花 三七 赤芍 陈皮 地鳖虫 紫金藤

活络效灵丹（《医学衷中参西录》）

当归 丹参 乳香 没药

穿粉散（《医宗金鉴》）

轻粉（研隔纸微炒） 穿山甲（炙） 黄丹（水飞过）

共研极细，香油调敷。

神仙活命汤（《时疫白喉捷要》）

龙胆草 金银花 黄芩 土茯苓 生地黄 木通 生石膏 浙贝 杏仁 马勃 蝉蜕 僵蚕 生青果

除瘟化毒汤（《白喉治法抉微》）

桑叶 葛根 薄荷 川贝母 甘草 木通 竹叶 金银花 苦丁香 麝香

结毒紫金丹（《外科正宗》）

龟板 石决明 朱砂

十　画

珠黄青吹口散（《张赞臣临床经验选编》）

薄荷 石膏 人中白 犀黄 西瓜霜 老月石 天竺黄 黄连 青黛 珍珠粉 大梅片 生甘草

桂枝汤（《伤寒论》）

桂枝 白芍 生姜 炙甘草 大枣

桃红四物汤（《医垒元戎》）

桃仁 红花 川芎 当归 熟地黄 白芍

真武汤（《伤寒论》）

茯苓 白芍 白术 生姜 附子

柴胡清肝汤（《医宗金鉴》）

生地黄 当归 赤芍 川芎 柴胡 黄芩 栀子 天花粉 防风 牛蒡子 连翘 甘草

柴胡疏肝散（《证治准绳》）

柴胡 白芍 枳壳 甘草 香附 川芎 陈皮

逍遥散（《太平惠民和剂局方》）

柴胡 白芍 茯苓 当归 白术 薄荷 生姜 甘草

凉营清气汤（《喉痧证治概要》）

栀子 薄荷 连翘 黄连 生石膏 犀角 丹皮 生地 赤芍 玄参 石斛 竹叶 芦根

凉膈散（《太平惠民和剂局方》）

朴硝 大黄 栀子 黄芩 连翘 薄荷 甘草

益气聪明汤（《东垣试效方》）

黄芪 人参 升麻 葛根 蔓荆子 白芍 黄柏 甘草

益胃汤（《温病条辨》）

沙参 麦冬 生地 玉竹 冰糖

消风散（《外科正宗》）

当归 生地黄 防风 蝉蜕 知母 苦参 胡麻 荆芥 苍术 牛蒡子 石膏 木通 甘草

涤痰汤（《奇效良方》）

　　制半夏　制南星　陈皮　枳实　茯苓　人参　石菖蒲　竹茹　甘草　生姜

调胃承气汤（《伤寒论》）

　　甘草　芒硝　大黄

桑菊饮（《温病条辨》）

　　桑叶　菊花　桔梗　连翘　杏仁　薄荷　芦根　甘草

通气散（《医林改错》）

　　柴胡　香附　川芎

通关散（《丹溪心法附余》）

　　皂角　细辛

通窍汤（《古今医鉴》）

　　麻黄　白芷　防风　羌活　藁本　细辛　川芎　升麻　葛根　苍术　川椒　甘草

通窍活血汤（《医林改错》）

　　桃仁　红花　赤芍　川芎　老葱　麝香　黄酒　红枣

十一画

萆薢渗湿汤（《疡科心得集》）

　　萆薢　薏苡仁　黄柏　赤茯苓　牡丹皮　泽泻　滑石　通草

黄芩汤（《医宗金鉴》）

　　黄芩　栀子　桑白皮　麦冬　赤芍　桔梗　薄荷　甘草　荆芥穗　连翘

黄连解毒汤（《肘后备急方》，名见《外台秘要》引催氏方）

　　黄连　黄柏　黄芩　山栀子

黄连膏（《医宗金鉴》）

　　黄连　当归尾　黄柏　生地黄　姜黄　麻油　黄蜡

　　上药除黄蜡外，浸入麻油内，一天后，用文火熬煎至药枯，去渣滤清，加入黄蜡，文火徐徐收膏。

硇砂散（《外科正宗》）

　　硇砂　轻粉　冰片　雄黄

银花解毒汤（《疡科心得集》）

　　金银花　紫花地丁　犀角（水牛角代）　赤茯苓　连翘　牡丹皮　黄连　夏枯草

银翘散（《温病条辨》）

　　金银花　连翘　薄荷　淡豆豉　荆芥穗　牛蒡子　桔梗　甘草　淡竹叶　芦根

麻杏甘石汤（《伤寒论》）

　　麻黄　杏仁　甘草　石膏

麻黄汤（《伤寒论》）

　　麻黄　杏仁　桂枝　甘草

羚羊钩藤汤（《通俗伤寒论》）

　　羚羊角　霜桑叶　贝母　鲜生地黄　双钩藤　滁菊花　茯神木　生白芍　生甘草　淡竹茹

清气化痰丸（《医方考》）

　　陈皮　制半夏　杏仁　枳实　黄芩　瓜蒌仁　茯苓　胆南星

姜汁为丸。

清心凉膈散（《太平惠民和剂局方》）

生石膏　连翘　黄芩　竹叶　山栀　薄荷　桔梗　甘草

清咽双和饮（《喉症全科紫珍集》）

桔梗　金银花　当归　赤芍　生地黄　玄参　赤茯苓　荆芥　牡丹皮　川贝母　甘草　葛根　前胡　灯心

清咽利膈汤（《外科正宗》）

连翘　栀子　黄芩　薄荷　牛蒡子　防风　荆芥　玄明粉　金银花　玄参　大黄　桔梗　黄连甘草

清咽养荣汤（《疫喉浅论》）

西洋参　天冬　麦冬　生地　玄参　白芍　甘草　知母　天花粉　茯神

清胃汤（《脉因证治》）

石膏　黄芩　生地黄　牡丹皮　黄连　升麻

清胃散（《兰室秘藏》）

当归身　生地黄　牡丹皮　升麻　黄连

清宫汤（《温病条辨》）

玄参心　莲子心　竹叶卷心　麦冬　连翘　犀角尖（水牛角代）

清营汤（《温病条辨》）

犀角（水牛角代）　生地黄　玄参　竹叶心　麦冬　丹参　黄连　金银花　连翘

清瘟败毒散（《疫疹一得》）

石膏　生地黄　玄参　竹叶　犀角（水牛角代）　黄连　栀子　桔梗　黄芩　知母　赤芍　连翘牡丹皮　甘草

清燥救肺汤（《医门法律》）

冬桑叶　石膏　胡麻仁　麦冬　阿胶　人参　甘草　杏仁　枇杷叶

续断紫金丹（《中医方剂大辞典》）

当归　熟地黄　菟丝子　骨碎补　川断　制首乌　焦白术　茯苓　牡丹皮　怀牛膝　红花　血竭儿茶　乳香　没药　狗胫骨（古书为虎胫骨）　鹿角霜　自然铜

十二画

葱豉汤（《肘后备急方》）

葱白　淡豆豉

越鞠丸（《丹溪心法》）

苍术　香附　川芎　神曲　栀子

雄黄解毒丸（《三因极一病证方论》）

雄黄　郁金　巴豆霜

共研细末，醋糊为丸，如绿豆大，每服1.5g。

紫金锭（《百一选方》）

山慈姑　五倍子　千金子仁　红芽大戟　麝香

紫雪丹（一名紫雪。苏恭方，录自《外台秘要》）

石膏　寒水石　滑石　磁石　犀角屑（水牛角代）　羚羊角屑　青木香　沉香　玄参　升麻　甘

草　丁香　朴硝　硝石　麝香　朱砂　黄金

普济消毒饮（《东垣试效方》）

黄芩　黄连　陈皮　甘草　玄参　柴胡　桔梗　连翘　板蓝根　马勃　牛蒡子　薄荷　僵蚕　升麻

温肺止流丹（《辨证录》）

人参　荆芥　细辛　诃子　甘草　桔梗　鱼脑石

犀角地黄汤（《小品方》，录自《外台秘要》）

犀角（水牛角代）　生地黄　赤芍　牡丹皮

疏风清热汤（《中医喉科学讲义》）

荆芥　防风　牛蒡子　甘草　金银花　连翘　桑白皮　赤芍　桔梗　黄芩　天花粉　玄参　浙贝母

十三画

锡类散（《金匮翼》）

象牙屑　珍珠　青黛　冰片　壁钱　牛黄　人指甲

解毒天浆散（《外科正宗》）

金银花　连翘　蝉蜕　防风　防己　南藤　木瓜　薏苡仁　土茯苓　皂角刺　白鲜皮　天花粉　川芎　当归　甘草

攀龙汤（《医醇賸义》）

藕节　白茅根　薄荷炭　黑荆芥　牛膝　牡丹皮　牡蛎　羚羊角　夏枯草　青黛　石斛　麦冬　川贝母　南沙参　茜草根

十四画

碧云散（《医宗金鉴》）

鹅不食草　川芎　细辛　辛夷　青黛
共为细末。

蔓荆子散（《东垣十书》）

蔓荆子　生地黄　赤芍　甘菊花　桑白皮　木通　麦冬　升麻　前胡　炙甘草　赤茯苓

十六画

薄荷连翘方（《冰玉堂验方集》）

连翘　金银花　鲜竹叶　薄荷　牛蒡子　绿豆衣　生地　知母

二十一画

麝香散（《世医得效方》）

麝香　水蛭
共研细末。

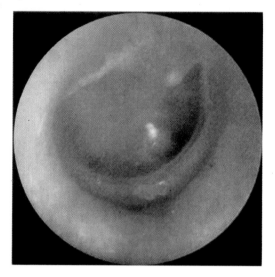

彩图 1　正常鼓膜

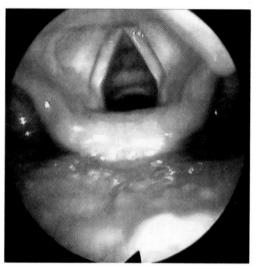

彩图 2　正常喉腔

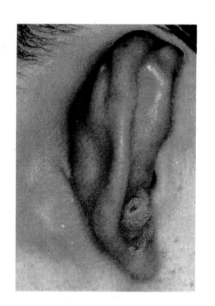

彩图 3　断耳疮

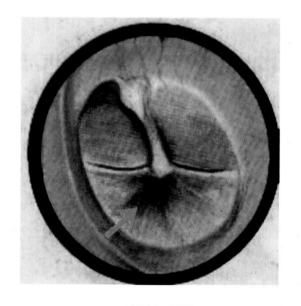

彩图 4　耳胀
（鼓室积液）

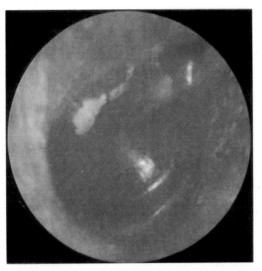

彩图 5　脓耳
（风热外侵型，鼓膜充血）

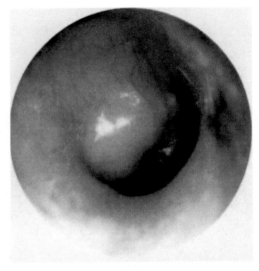

彩图 6　脓耳
（肝胆湿热型，鼓膜充血、膨隆）

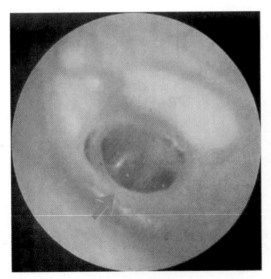

彩图 7　脓耳
（脾虚湿困型，鼓膜大穿孔及钙化斑）

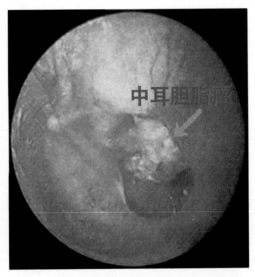

彩图 8　脓耳
（肾元亏损型，鼓膜边缘性穿孔及胆脂瘤）

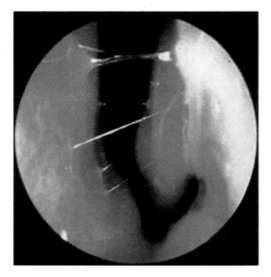

彩图 9　伤风鼻塞

（风热外袭型）

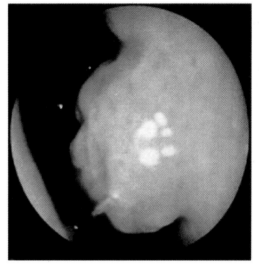

彩图 10　鼻窒

（邪毒久留，血瘀鼻窍型）

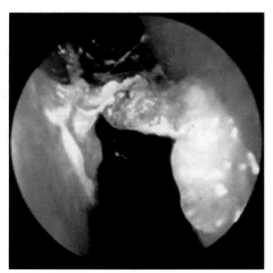

彩图 11　鼻槁

（肺肾阴虚型）

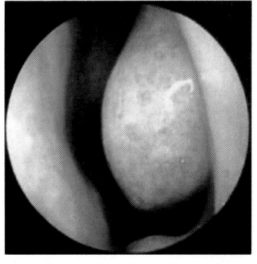

彩图 12　鼻衄

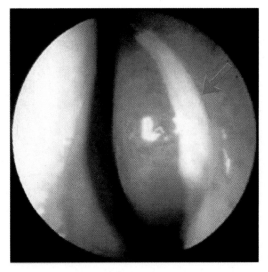

彩图 13　鼻渊

（中鼻道脓性分泌物）

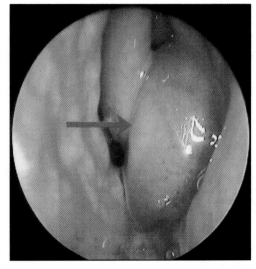

彩图 14　鼻息肉

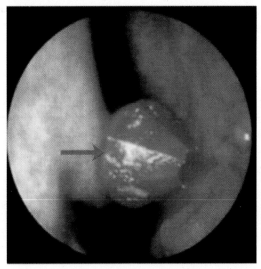

彩图 15　鼻异物

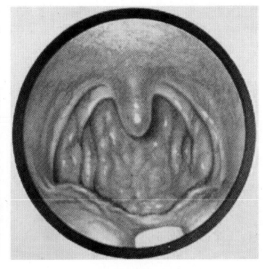

彩图 16　喉痹

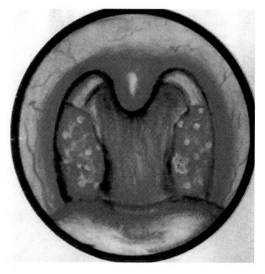

彩图 17　乳蛾

（邪热传里，肺胃热盛型）

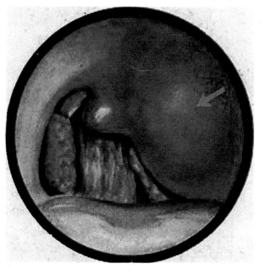

彩图 18　喉关痈

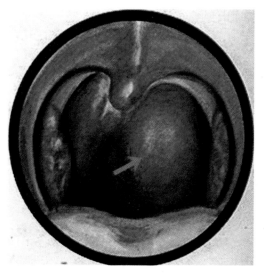

彩图 19　里喉痈

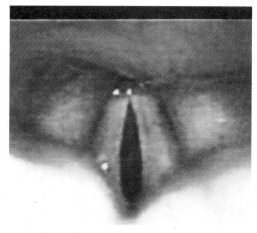

彩图 20　喉瘖

（肺脾气虚型，声门闭合不全）

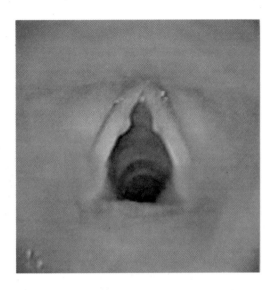

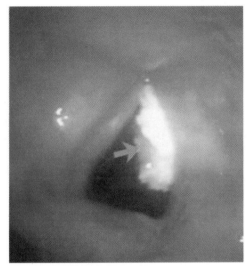

彩图 21　喉瘤
（血瘀痰凝型，双声带小结）

彩图 22　喉乳头状瘤

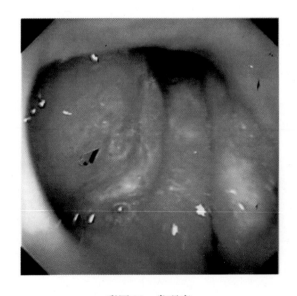

彩图 23　鼻咽癌